CAROLINE DOONER

Die Fuck-it-Diät

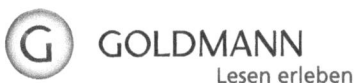

GOLDMANN
Lesen erleben

Buch

Viele Diäten ausprobiert und immer wieder auf große Versprechungen reingefallen? So geht es vielen Menschen, die versuchen, ihr Gewicht zu reduzieren. Die weltweite Abnehm-Industrie hat einen Jahresumsatz von über 50 Milliarden Euro und lässt sich jeden Tag neue Ideen einfallen, um vermeintlich rasend schnell und ganz mühelos eine Traumfigur zu zaubern. Die meisten Produkte sind allerdings Bullshit und kosten nichts als Geld und Nerven. Die Fuck-it-Diät setzt nicht auf Ananas oder Kohlsuppe, sondern beleuchtet die eigene Ernährungsbeziehung und stellt durch die richtigen Fragen einen natürlichen Umgang mit Essen her. Intuitiv findet man damit zum richtigen Maß und kann emotionales Frustessen abwenden.

Autorin

Caroline Dooner, Autorin, darstellende Künstlerin und Yogalehrerin, hat mit vierzehn Jahren ihre erste Diät ausprobiert und seither nur leere Versprechungen und Enttäuschungen erlebt. Kalorienzählen, Unterversorgungserscheinungen und Binge-Eating waren ihre regelmäßigen Begleiter. Vom Frust zur Lust am Essen fand sie erst über einen selbstentwickelten intuitiven Zugang zu Nahrungsmitteln, den sie mit diesem Buch nun ihren zahlreichen Fans auf der ganzen Welt ermöglicht.

www.thefuckitdiet.com

Dieses Buch widme ich *dir*, Käse.
Ich werde dich nie wieder verlassen.

CAROLINE DOONER

DIE FUCK-IT-DIÄT

Ernährung kann so einfach sein

Aus dem amerikanischen Englisch
von Jochen Lehner

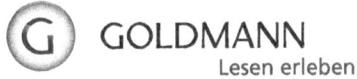

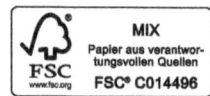

Verlagsgruppe Random House FSC® N001967

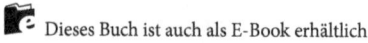 Dieses Buch ist auch als E-Book erhältlich.

1. Auflage
Deutsche Erstausgabe Februar 2020
Copyright © der Originalausgabe: Harper Wave, New York, U.S.
Copyright © 2020 der deutschsprachigen Ausgabe:
Wilhelm Goldmann Verlag, München,
in der Verlagsgruppe Random House GmbH,
Neumarkter Str. 28, 81673 München
Umschlag: Uno Werbeagentur, München
Lektorat: Annette Gillich-Beltz, Essen
Satz: Satzwerk Huber, Germering
Druck und Bindung: GGP Media GmbH, Pößneck
Printed in Germany
SSt . Herstellung: CB
ISBN 978-3-442-17835-3

Besuchen Sie den Goldmann Verlag im Netz:

Inhalt

Inhalt

Inhalt

Dieses Buch habe ich für chronische Diäthalter oder kurz »Diäter« geschrieben. Ich gehöre keinem Heilberuf an, wenn du also extrem wenig isst und stark untergewichtig bist oder andere selbstschädigende Verhaltensweisen hast, musst du unbedingt professionelle medizinische Hilfe in Anspruch nehmen. Dieses Buch ersetzt keine Behandlung, die bei Essstörungen erforderlich ist, und es eignet sich nicht zur Selbstbehandlung körperlicher oder psychischer Störungen.

Damit klar ist, dass ich keine durchgeknallte, Brownies futternde Einzeltäterin bin, die es auf deine Gesundheit und dein Glück abgesehen hat, werde ich auch über die Arbeit von Ärzten und Ernährungsspezialisten berichten sowie von Wissenschaftlern, die sich auf Körpergewicht und Stoffwechsel spezialisiert haben – aber noch einmal, ich bin keine Ärztin, und dieses Buch ist kein medizinischer Ratgeber.

Gut, das haben wir geklärt. Dann los.

Einleitung: Dies ist kein Diätbuch

Wenn du so viele Bücher über Ernährung gelesen hast wie ich, ist dir vielleicht auch aufgefallen, dass die Einleitungen immer ziemlich ähnlich klingen. Normalerweise handelt es sich um eine Art Sensationsmeldung, nämlich dass du jetzt endlich die Ernährungsform kennenlernen wirst, auf die du schon lange gewartet hast. Eine solche fiktive Allzweck-Einleitung könnte folgendermaßen lauten:

Einleitung: Die Diät, auf die Sie gewartet haben

Sie haben eine Diät nach der anderen ausprobiert und fühlen sich doch immer noch ~~wertlos und unansehnlich~~ zu dick und irgendwie ungesund? Mit dieser bahnbrechenden und zugleich uralten und bewährten Diät verfügen Sie jetzt endlich über die erprobte, wissenschaftlich fundierte und einfach anzuwendende Ernährungsform, mit der Ihre Träume von ~~Schönheit und Liebe~~ Fitness und Gesundheit wahr werden können.

*Und das Beste daran: Wenn Sie sich ganz genau an die Anleitung in diesem Buch halten, werden Sie **nie wieder Essgelüste** haben. Lassen Sie es sich gesagt sein: Essgelüste sollten in Ihrem Leben überhaupt nicht vorkommen.*

Alle Ihre früheren Versuche mit dem Abnehmen haben Ihnen nichts gebracht, weil Sie nicht die **richtigen** *Sachen in den* **richtigen** *Mengen gegessen haben. Wie hätten sie da wirken sollen?*

Also, mit dem Ernährungsprogramm, das Sie jetzt kennenlernen, wird Ihr Körper so gut funktionieren, dass Sie sich über Ernährungsfragen nie wieder Gedanken machen müssen.

Das hier ist nämlich nicht einfach eine Diät, sondern eine **Lebensweise***, ein ganz neuer Lifestyle. Sicher, das haben andere Diätbücher auch versprochen, aber war es auch so? Nein, bei diesen handelte es sich in Wirklichkeit um* **reine Diätbücher***. Das ist hier anders.* **Das hier ist keine Diät***, es ist eine Lebensweise.*

Sie werden das bereits im ersten Kapitel merken, denn dort erkläre ich Ihnen, wieso alles, was Sie derzeit essen, schlecht für Sie ist.

Du liest das und denkst:»Ah, sieh an. Jetzt werde ich endlich meine Fressgelüste los. Ich hab's so satt, immer Hunger zu haben.« Du deckst dich also mit den erlaubten Lebensmitteln ein und fängst an, konsequent genau das zu essen, was da vorgeschrieben ist – und jeder Tag bringt einen kleinen Adrenalin-Kick, damit du bei der Stange bleibst. Du findest es total toll und spannend, auf diese altbewährte, wissenschaftlich fundierte Ernährungsweise gestoßen zu sein, die dir die Bürde deiner menschlichen Schwäche für Essbares abnimmt. Dein ewig lüsternes Menschsein macht dir so sehr zu schaffen, dass du zu allem bereit bist, um in dieser Gesellschaft nicht mehr Raum einzunehmen als unbedingt nötig.

Dieser wissenschaftlich geprüften Methode der Eliminierung deines Körperfetts und deiner Gelüste widmest du dich drei unwahrscheinlich engagierte Monate lang, und was soll ich dir sagen – es läuft ganz großartig. Du bist voller Energie und so happy, wie du nur sein kannst mit deiner perfekten und perfekt portionierten Ernährung. Es kommt vor, dass du vergisst zu essen; du überlegst, ob du nicht ein Roboter werden könntest, der nur ab und zu ein paar Pellets braucht.

Und das Tollste: Alle deine Beziehungen entwickeln sich prächtig, weil du jetzt in deiner neuen Unabhängigkeit vom Essen so umgänglich bist. Alle lieben dich noch mehr als bisher und haben dich gern um sich. Du gehst mit deinen Freundinnen und Freunden essen und lächelst sie nur an, während sie es sich schmecken lassen, und dabei denkst du, wie großartig dein Leben doch ist. Alle finden dich schön und lustig und ganz toll und wünschen sich heimlich, sie wären mehr so wie du.

Reich wirst du auch, und so etwas wie Langeweile kennst du nicht einmal.

———

Keine Sorge, dieses Buch ist anders. Die Fuck-it-Diät ist nämlich in Wirklichkeit keine Diät.

———

Zwischen den Fressanfällen, heute spricht man von »Binge Eating«, nahm ich es mit meinen Diäten sehr genau, und diese Diätbucheinleitungen fand ich absolut faszinierend.

»Au ja, das mach ich jetzt«, sagte ich mir. »Das zieh ich durch, und dann wird das hier ein anderes Leben, aber hallo.« Ich habe es dann auch wirklich so gemacht, bis ich schließlich nicht mehr konnte und das ganze Engagement vom Fressen-Reue-Jo-Jo abgelöst wurde oder bis ich ein Besäufnis folgen ließ oder bis ich eine neue und natürlich bessere Diät begann.

Das Diäthalten fing bei mir mit vierzehn an, als mir auffiel, dass meine Shorts richtig eng saßen und mein Gesicht ölig und aufgedunsen wirkte und ich mir außerdem richtig große BHs kaufen musste, und zwar die von Oprah empfohlene Marke, weil die von Victoria's Secret zu klein waren.

»Ich muss das irgendwie hinkriegen. Mit dem Futtern ist jetzt Schluss.« Damit war ich die nächsten zehn Jahre entweder »auf Diät« – und das mit geradezu zwanghafter Regeltreue –, oder ich hatte gerade eine Diät hinter mir, ergab mich dem Heißhunger und fühlte mich ganz grässlich dabei.

Ausprobiert habe ich: Atkins-Diät, South-Beach-Diät, Insulinresistenz-Diät, pH-Diät, Blutgruppendiät, Rosedale-Diät, vegane Rohkostdiät, Schlanke-Linie-Gebet-Diät (etliche Formen), The Secret® (keine Diät im eigentlichen Sinne, aber in der New-Age-Selbsthilfeszene gibt es eigentlich nichts, was nicht auch als Diät fungieren könnte), dann die Ich-werde-jetzt-sooo-gut-auf-meinen-Körper-hören-Diät (auch als intuitives oder achtsames Essen bekannt), die Französinnen-werden-nicht-dick-Diät (eine Kreuzung aus intuitivem Essen und Kaffee-Wein-Diät), Paleo-Diät, GAPS-Diät und was es sonst noch so gibt.

Dann kam es plötzlich. Das große Aha-Erlebnis. An meinem vierundzwanzigsten Geburtstag. Ich hatte neun selbst gebackene Kürbis-»Pfannkuchen« und zwölf zuckerfreie »Cupcakes« aus

Mandelmehl verdrückt (außer mir aß sie keiner), und als Bläh-
bauch und Herzklopfen ihren Höhepunkt erreichten, hatte ich
eine Erleuchtung. Ich stand in meinem bröckelnden kleinen Bad
an der Upper West Side in Manhattan und sprach laut mit meinem Spiegelbild: »Was machst du hier eigentlich? Soll das dein Leben lang so weitergehen?«

Zehn Jahre lang hatte ich meinen Körper richtig gehasst, ich
widerte mich selbst an, ich wollte so dringend schlank sein, nichts
war mir wichtiger. Und all die Jahre gingen mir Diätregeln im
Kopf herum, ständig musste geplant werden, wann ich wieder etwas essen durfte, ununterbrochen mussten Kalorien gezählt und
Kohlenhydrate addiert werden. Gewichtskontrolle und die Rettung meiner Gesundheit kosteten mich alle Energie, die ich hatte,
aber ich konnte so engagiert ringen, wie ich wollte, es kam doch
immer wieder zum Binge Eating. So ging das Jahr für Jahr, ich bekam einfach keinen Fuß auf den Boden.

Zucker und andere Kohlenhydrate, aber auch das Sattessen
fürchtete ich wie den Teufel, und überhaupt betrachtete ich alles in
meinem Leben unter dem Gesichtspunkt des Körpergewichts. Für
gut und schlecht gab es nur diesen einen Maßstab, nämlich die
Anzeige der Waage im Verhältnis zu dem, was ich gegessen hatte.
Ich glaubte im Sinne meiner Gesundheit zu handeln – Gesundheit
und Körpergewicht waren für mich ein und dasselbe.

Alle meine Fantasien kreisten um das Gleiche: Ich bin schlank
und rank und hübsch und irgendwie auch noch mit Prinz Harry
oder so zusammen, jedenfalls schlank und sehr ansehnlich. Als
wäre das wirklich mein Traum, als wäre es das, worauf ich letztlich

aus war – als würde es mich glücklich machen, schlank und hübsch zu sein.

Und was war mit meinen tatsächlichen Träumen, die ich begraben hatte oder die in vollkommen weite Ferne gerückt waren? »Na, wenn ich erst schlank bin, kann ich sie endlich verwirklichen. Wenn ich dauerhaft schlank bin, kann ich mich endlich ernst nehmen.«

Aber wenn ich einmal gut abgenommen hatte, war es doch nie genug. Ich *fühlte* mich dann trotzdem nicht schlank oder schätzenswert, es gab mir kein Selbstbewusstsein. Und wenn ich mich mal schlank genug fühlte? Dann war ich schon wieder in Panik, dass es nicht anhalten würde, und trieb es mit dem Diäthalten eher noch schlimmer.

Zehn Jahre hatte ich alles darangesetzt, etwas Unmögliches zu erreichen: Ich wollte mir durch Abnehmen Selbstachtung und Glück erkämpfen, und das geht einfach nicht!

Schlank sein macht nicht glücklich – frag irgendein Model, frag Leute, die mit ihrer Diät »Erfolg« hatten. Sicher, wenn du dein angestrebtes Gewicht erreichst, bist du erst einmal happy. Aber glaub mir, das hält nicht an. Deshalb ist eines der wichtigsten Themen dieses Buchs die Frage, wie man aus der Suche nach Glück durch schlanke Schönheit etwas Realitätsnahes, Erreichbares und Lebensbejahendes machen kann.

Aber genauso wichtig ist das Thema, dem wir uns zuerst zuwenden werden, nämlich *dass Diäten gar nicht erst anschlagen*. Die Herrschaft über den Körper zu erlangen ist schon biologisch unmöglich und das Bemühen darum von vornherein verfehlt. Immer wenn wir versuchen, unsere Überlebensreaktionen außer Kraft zu setzen, werden sie sich durchsetzen.

Das alles werden wir uns ganz genau ansehen, aber erst muss ich jetzt noch erzählen, wie es nach meiner Offenbarung vor dem Badezimmerspiegel weiterging.

Ich fasste den Entschluss, mich von jetzt an ganz normal zu ernähren, und das bedeutete, wie ich endlich auch begriff, dass ich deutlich mehr essen musste, als ich bis dahin für akzeptabel gehalten hatte. Ich sagte mir, dass ich alles essen würde, wovor ich mich ängstigte, dass ich diesem ganzen Hunger nachgeben würde, den ich all die Jahre im Zaum zu halten versucht hatte. Uneingeschränkt. Und Hunger gab es wirklich eine Menge.

Außerdem würde ich mich schlaumachen über die Frage, weshalb Diäten nicht wirken. Also fing ich an zu lesen, zu recherchieren. Ich saugte alles, was es zum Thema gab, wie ein Schwamm auf, um für den Kampf gegen den Diätwahn gerüstet zu sein. Ich brauchte jedes Fitzelchen wissenschaftliche Information, damit ich immer sicher sein konnte, dass der eingeschlagene Weg der richtige war. Ich stieß auf eine ganze Bewegung, die sich zum Ziel gesetzt hat, die Welt darüber aufzuklären, weshalb unsere Art, mit Gesundheit und Körpergewicht umzugehen, grundfalsch ist. Und ich musste mir sagen lassen, dass ich mich mit meinen Diäten selbst reinlegte – im biologischen, chemischen und hormonellen Sinne.

Und das Allerwichtigste: Ich beschloss, dass ich lernen würde, mich mit genau dem Gewicht, bei dem ich schließlich landen würde, zu akzeptieren und zu mögen. Natürlich kannte ich dieses Gewicht noch nicht. Vielleicht war es das Gewicht, bei dem ich am

Ende meiner Jo-Jo-Runden nur allzu oft gelandet war und bei dem ich mich immer als totale Niete empfunden hatte. Aber von jetzt an würden für mich ganz andere Dinge an erster Stelle stehen. Nichts brachte mich so zuverlässig in Panik, wie wenn der Zeiger auf der Waage nach oben kletterte, aber ich sagte mir: »Fuck it. Echt, fuck it.« Ich fühlte mich so mies, das musste einfach sein.

Ich würde lernen, mich mit jeder Figur zu lieben, keinen Tag länger würde ich es ertragen, gegen mich selbst anzukämpfen und mein Glück immer wieder auf den Moment zu verschieben, in dem ich endlich und endgültig schlank genug war. Damit war die *Fuck-it-Diät* geboren. Ich wusste einfach, dass ich der Falle nur so entkommen konnte.

Für wen dieses Buch gedacht ist

Dies ist ein Buch für chronische Diäter, ein Buch für alle, die endlich wissen wollen, weshalb ihre Diäten nicht anschlagen und weshalb ihre gesammelten Kenntnisse auf dem Gebiet der Ernährung und Gesundheit nichts bringen. Sie haben jede Diät gemacht, sich endlos über den Kalorien- und Toxingehalt der Nahrungsmittel den Kopf zerbrochen und deren Aufnahme minutiös gesteuert, und sie möchten das einfach nicht mehr.

Es ist für alle, die ihren eigenen Wert Jahr für Jahr immer nur daran festgemacht haben, was sie am Tag gegessen haben und was die Waage angezeigt hat. Die von Diät zu Diät gewandert sind und immer gehofft haben, dass die nächste funktioniert. Und schließlich auch für alle, die sich nicht einmal eingestehen mochten, wie übel sie drauf waren, weil es vielleicht diesmal doch irgendwie gelingen würde, so viel abzunehmen, dass sie sich wieder achten könnten und das ganze Elend sich gelohnt hätte.

Wenn deine Ernährung und deine Beziehung zu deinem Körper und Körpergewicht ganz unproblematisch sind, brauchst du dieses Buch nicht. Aber wenn du zu denen gehörst, die ihr krankes Verhältnis zur Ernährung richtig dick haben und sich eine andere Beziehung zum Essen und zu sich selbst wünschen, möchte dieses Buch dir vermitteln, dass es tatsächlich einen Ausweg aus diesem Dilemma gibt.

Ich selbst habe heute ein völlig entspanntes, normales, ja beiläufiges Verhältnis zum Essen – was ich nie für möglich gehalten hätte. Seit ich auf Fuck-it-Diät bin, denke ich nicht einmal mehr ans Essen, solange ich keinen Hunger habe – auch das wäre früher unmöglich gewesen. Sehr lange habe ich geglaubt, dass bei der Fixierung auf Essen und Fressattacken das Heil vor allem in mehr Willenskraft liegt. Wenn ich nur weiterhin Diäten machen würde, würde ich endlich gesund und glücklich und vor allem schlank und schön sein, dachte ich.

Dumm nur, dass Verzicht und Diäten ein sehr reales Suchtproblem erzeugen, dem man mit noch mehr Regeln und noch mehr Beschränkung nicht beikommt. Die Natur hat uns physisch und psychisch so angelegt, dass wir futtersüchtig werden, sobald unser Körper den Eindruck bekommt, das Nahrungsangebot könnte zu knapp werden. Es handelt sich um eine chemisch und hormonell abgesicherte Automatik.

Wie dick oder dünn du auch sein magst, Diäten ruinieren deinen Stoffwechsel und machen dich unfähig, auf deinen Körper zu hören. Wir werden ausgiebig über das sprechen, was heute immer häufiger als »Weight Science« bezeichnet wird: die Erforschung der Zusammenhänge zwischen Körpergewicht und Gesundheit. Dabei wird sich zeigen, dass und weshalb Gesundheit und Körpergewicht nicht so eng zusammenhängen, wie dir eingeredet wurde, und wie der ganze Diäthype dich dazu gebracht hat, Krieg gegen dich selbst zu führen.

Dieses Buch kann jedem etwas nützen, der mit der Ernährung oder dem eigenen Körperbild auf Kriegsfuß steht, unabhängig von Geschlecht oder Gewicht. Da ich aber als Frau herausfinden musste, weshalb ich Angst vor zu großer Leibesfülle hatte, ist dieses Buch auch eine feministische Antwort auf die Diätkultur unserer Zeit. Den tückischen Einfluss der Gesellschaft auf unser zerrüttetes Verhältnis zu Ernährung und Körpergewicht können wir nicht außer Acht lassen. Deshalb sage ich allen Frauen, die meinen, sie müssten schlank und straff sein, um respektiert oder auch nur zur Kenntnis genommen zu werden: »Pfeif drauf!« Du darfst das ganze Sandwich essen. Du darfst so viel Raum einnehmen, wie dein Körper benötigt.

In meinen Kursen, aber auch in Einzelarbeit habe ich über tausend Frauen (und einige Männer) an die Fuck-it-Diät herangeführt und erlebe dabei immer wieder, dass zwanghafte Beschäftigung mit der Ernährung und exzessives Futtern zum Erstaunen aller am ehesten dann zu heilen sind, wenn *alle* Nahrungsmittel zugelassen werden. Die am weitesten verbreitete Angst ist ja die, dass man nicht mehr aufhören kann zu essen, wenn man einmal richtig angefangen hat. Jedes Mal ist das Erstaunen groß, wenn die Leute erleben, wie sich ihr Appetit vollkommen verändert, sobald sie sich endlich sattessen dürfen: Die Heißhungerattacken verschwinden von selbst, ohne dass sie viel Willenskraft aufbringen müssen.

Dass die Fuck-it-Diät auch dann noch Hilfe verspricht, wenn Diäten, Selbsthilfegurus und achtsames Essen nichts bringen, liegt daran, dass sie zwei entscheidende Dinge berücksichtigt: die biologischen Gründe für anhaltendes zwanghaftes Essverhalten und die mentalen, emotionalen und gesellschaftlichen Gründe dafür, wie es überhaupt zu dieser Fixierung auf Essen und Körpergewicht kommt.

In diesem Buch lege ich dar, weshalb man nach meiner Erfahrung und der meiner Klienten sowie nach den Aussagen etlicher wissenschaftlicher Studien gut beraten ist, *keine* Diäten zu machen. Für mich war das schwer zu lernen, aber als ich es einmal verstanden hatte, erschien es mir naheliegend und folgerichtig. Heute frage ich mich, wie ich je glauben konnte, Nahrungsverzicht sei die Lösung.

I
WESHALB HABEN WIR
EINE SUCHTBEZIEHUNG
ZUM ESSEN?

Wir spielen Hungersnot

Stell dir bitte mal vor, du bist von einer echten Hungersnot betroffen und hast nur ganz wenig zu essen. Was machst du?

Erstens teilst du dir dein bisschen Nahrung sehr genau ein, und zugleich machst du dich auf die Suche nach mehr. Du suchst nach irgendwo zurückgebliebenen Nahrungspflanzen, vielleicht plünderst und hamsterst du. Du jagst Kaninchen. Du sammelst. Die Not macht dich bald ziemlich erfinderisch.

Schon beim Einsetzen der Knappheit schüttet dein Körper mehr Adrenalin aus, das macht dich ein bisschen euphorisch und gibt dir Kraft und Zuversicht für die Nahrungssuche. Zugleich wird dein Stoffwechsel heruntergefahren, damit alles, was du zu essen bekommst, optimal genutzt und eingelagert werden kann. Da du wenig isst, wirst du wahrscheinlich abnehmen, aber der Stoffwechsel ist so stark verlangsamt, dass du nicht zu schnell zu viel Gewicht verlierst – dann würdest du nämlich sterben.

Nachdem du eine Weile gehungert hast oder mit sehr wenig auskommen musstest, gibt es vielleicht wieder mal etwas mehr. Du hast mit dem Speer ein Wildschwein erlegt. Du hast bei reichen Leuten im Dorf Brot geklaut. Egal. Jedenfalls ist dir was zu essen in die Hände gefallen, und etwas in dir setzt sich jetzt einfach über deine besten Rationierungsabsichten hinweg: Du verdrückst alles, was du erobern konntest, auf einen Sitz. Du schaffst es nicht, dich zurückzuhalten.

So ist dein Körper eingerichtet, so reagiert er einfach, wenn es ums Überleben geht, und das ist gut so. Dein Körper speichert alle

Nährstoffe und Energieträger, die er bekommen kann, für die Zukunft. So steht dir immer ein wenig Energie zur Verfügung, auch hat der Körper weiterhin einen geringeren Umsatz als normal. Du kannst dich ja nicht endlos weiter vollschlagen. Es besteht immer noch diese Hungersnot, selbst wenn du eben zwei ganze Brote verschlungen hast. Dein Körper weiß, dass du nach wie vor ständig auf Nahrungssuche bist.

Um am Leben zu bleiben, musst du bei jeder Gelegenheit so viel essen, wie du finden kannst, und dein Stoffwechsel wird dabei so gering wie möglich sein, damit du nicht zu viel verbrauchst und dein Überleben gesichert ist.

Und wie geht die Sache nun aus?

Im ungünstigsten Fall endet die Hungersnot gar nicht oder zu spät für dich. Du verbrauchst nach und nach deine Nährstoff- und Fettreserven, bis du ganz abgemagert und schließlich ausgezehrt bist. Irgendwann hast du nicht einmal mehr Hunger, weil dein Körper glaubt, dass es nichts mehr gibt und es keinen Sinn hat, Hungersignale zu senden und damit kostbare Energie zu vergeuden. So lebst du noch eine Weile, bis deine körperliche Verfassung immer schlechter wird und du schließlich stirbst.[1]

Im günstigsten Fall findest du immer gerade genug zu essen, bis die Nahrungsknappheit von selbst endet. Aber bis dahin isst du immer so viel, wie du findest, und wenn du einmal mehr hast, schlägst du dir richtig den Bauch voll. So muss es sein. Dein Körper setzt das in Fett um für den Fall, dass du wieder über längere Zeit gar nichts findest. Zwischen diesen absolut notwenigen üppigen Mahlzeiten ist dein Appetit ungebremst, du hast kaum etwas anderes im Sinn, als mehr zu finden, und was du auftreibst, wird sofort verzehrt. Na klar.

Solange die Knappheit anhält, bleibt es bei diesem Ernährungsmuster, das von weiteren körperlichen Erscheinungen begleitet ist: Dein Hormonhaushalt gerät aus dem Gleichgewicht, dein Sexualtrieb lässt nach (es ist nicht sehr sinnvoll, während einer Hungersnot Kinder zu machen), du bist reizbar, und das Adrenalin wirkt nicht mehr anregend. Da dein Körper seine Energiereserven schont und den Stoffwechsel herunterfährt, hat deine Energie jetzt eher mit vermehrter Ausschüttung von Adrenalin und anderen Stresshormonen zu tun.

Im zweiten Fall überlebst du also, bis die Nahrungsknappheit irgendwann endet. Vielleicht fällt Manna vom Himmel, oder du findest eine Gegend, die von Natur aus mehr Nahrung bietet, Fische und Mangos, Brownies.

Jetzt gibt es also wieder was, und du isst weiterhin alles, was du bekommen kannst. Du nimmst zu, und es wird alles *ganz toll* sein. Der Körper braucht seine Zeit, bis Kraft und Vitalität wieder voll aufgebaut sind. Du wirst dich ziemlich matt fühlen, denn der Körper repariert jetzt nach und nach alles, was in der Zeit der Nahrungsknappheit geopfert und abgebaut werden musste, um dich irgendwie durchzubringen.

Wenn du in dieser Aufbauphase nach der Hungersnot irgendwo etwas Essbares siehst, greifst du zu – was denn sonst? Du hast ein halbes Jahr gehungert! Oder fünf Jahre! Jetzt isst du erst mal ordentlich, und das wird eine ganze Weile so bleiben. Du wirst auch viel Zeit zum Ausruhen brauchen. In dieser Erholungsphase wirst du zunehmen und am Ende sehr wahrscheinlich mehr wiegen als zuvor. Das ist alles richtig so.

Sobald dein Körper wieder wohlgenährt ist und keine Angst mehr vor einer Hungersnot hat, stellt sich nach und nach wieder Normalität ein. Die Ernährung ist nicht mehr mit Stress verbunden, du vertraust zunehmend darauf, dass genug zu essen da ist, und irgendwann pendelt sich der Stoffwechsel wieder auf seine normale Aktivität ein. Das gilt auch für deinen Appetit und dein Verlangen nach Nahrung. Dein Körpergewicht wird sich auf einem für dich normalen und gesunden Stand stabilisieren – vielleicht wegen der Sorge um künftigen Nahrungsmangel ein wenig höher als vor der Hungersnot, vielleicht aber auch nicht.

Ich nehme an, du bist inzwischen selbst darauf gekommen, aber ich will es lieber noch einmal deutlich sagen: *Mit einer Diät mutest du deinem Körper eine Hungersnot zu.* Das klingt vielleicht ein bisschen überzogen, aber ich kann dir versichern, dass es wirklich so ist. Du magst einwenden, dass du sogar bei einer Diät noch eine Menge isst oder dass dich immer wieder Fressattacken überkommen, daher könne eigentlich gar kein echter Mangel entstehen.

Der Einwand sticht nicht. Auch wenn du weiterhin isst, aber dich eben nicht satt isst, oder wenn du zwischen Diät und Fressattacken pendelst – dein Körper versteht das als Anzeichen einer Krise. Deshalb noch einmal: *Wenn du zwischen Diät und exzessivem Essen pendelst, fühlt sich dein Körper ständig von Hungersnot bedroht.*

Das ist ein Krisenzustand, der den Körper in den Überlebensmodus zwingt. Vor der heutigen Diätwelle, die erst ein paar Jahrzehnte alt ist, gab es nur einen einzigen Grund, sich nicht satt zu essen: wenn nicht genug da war, etwa in Kriegs- und Nachkriegszeiten. Wenn du weniger isst, als du möchtest, löst das den Überlebensmodus des Körpers aus. Der Stoffwechsel wird gedrosselt, und du denkst nur noch ans Essen. Kurz, die mentale Fixierung wird tatsächlich durch die körperliche Einschränkung ausgelöst.

Die Fixierung auf das Essen und exzessives Essen bedeuten, dass dein Körper um dein Überleben besorgt ist und dich aus dem Diät- bzw. Hungersnot-Modus herausholen möchte. Alles würde wieder in Ordnung kommen, wenn du deinem Körper vertrauen würdest, wenn du deinem natürlichen Hunger folgen würdest, bis die Folgen der Diät bzw. Hungersnot abklingen. Du würdest dich relativ schnell erholen. Dein Körper weiß, wie das geht. Es würde ein paar Wochen oder Monate dauern, und irgendwann würden dein Appetit, dein Stoffwechsel und dein Gewicht sich normalisieren.

Leider gestatten wir es uns einfach nicht, ordentlich zuzulangen, weil wir nicht darauf vertrauen, dass sich unser Appetit und unser Körpergewicht schon richtig einpendeln werden. Viel essen ist nicht gut, haben wir gelernt, es ist ein Hinweis auf eine suchtartige Beziehung zum Essen. Also lassen wir uns nicht von unserem Körper oder Appetit leiten. Wir kämpfen gegen den natürlichen Drang nach reichlicher Nahrungsaufnahme und ausgedehnten Ruhephasen an, damit nicht der Verdacht entsteht, wir seien faul und verantwortungslos. Folglich bleiben wir im Hungersnot-Modus, der biologische Zyklus setzt sich fort, die Fixierung auf das Essen bleibt bestehen. Wir enden als eine dieser alten Damen im Pflegeheim, die sich sorgen, dass der Pudding sie dick macht.

Sobald du weniger isst, fährt dein Körper den Stoffwechsel herunter, hat nur noch Futter im Sinn und hält zäh an seinen Fettreserven fest. Bei verlangsamtem Stoffwechsel kümmert er sich weniger um deine Gesundheit, sondern setzt ganz darauf, dich irgendwie am Leben zu halten, bis du irgendwann wieder so viel zu essen bekommst, dass er sich erholen und notwendige Reparaturen vornehmen kann.

Das passiert auch, wenn du dich nur »ein bisschen« einschränkst oder dich besonders gesund ernährst, nur eben nicht ganz ausreichend. Es geschieht, wenn du öfter mal nicht richtig satt wirst. Wichtig ist außerdem zu wissen, dass dein Körper auch dann in diesen Zustand kommen kann, wenn du nicht zu den Schlanken gehörst. Viele, die ganz und gar nicht unterernährt aussehen, sind trotzdem in der Hungersnot-Verfassung. Zu dieser biologischen Stoffwechselreaktion kommt es bei allen, ob dick oder dünn. Wir glauben einfach nicht, dass die Lösung darin bestehen könnte, mehr zu essen, damit sich der Körper vom Hungersnot-Zyklus erholen kann. Zu sehr fürchten wir Kalorien und zuzunehmen, und folglich bleibt es beim Hungern und Vollstopfen, beim verlangsamten Stoffwechsel und gesteigerten Nahrungsverlangen – mit dem Ergebnis, dass unser Körper immer mehr Reserven anzulegen versucht und folglich dicker wird. Weiterhin glauben wir, das Problem liege darin, dass wir zu viel essen. Doch es liegt darin, dass wir zu wenig essen. Man könnte sogar sagen, dass ein übergewichtiger Körper eher noch mehr gegen Diät und Hunger eingestellt ist. Er möchte nichts von seinem Gewicht hergeben, es könnte ja eine Hungersnot bevorstehen, und da hat ein dicker Körper einfach bessere Chancen.

Im Übrigen mag es der Körper gar nicht, wenn du ihm vorschreibst, wie viel Nahrung er braucht. Er versteht nicht, weshalb du ihn in viel zu enge Jeans zwängst. Er wehrt sich, und zwar umso entschiedener, je mehr du darauf beharrst, Diät zu halten.

Das Minnesota-Starvation-Experiment

Während des Zweiten Weltkriegs führte der Ernährungswissenschaftler Ancel Benjamin Keys an der University of Minnesota ein Hungerexperiment durch: das Minnesota-Starvation-Experiment. Er wollte herausfinden, wie man halb verhungerten Menschen nach dem Krieg am besten wieder auf die Beine helfen konnte. Dazu musste er zunächst einmal Freiwillige hungern lassen.

Über vierhundert Männer, die den Kriegsdienst aus Gewissensgründen verweigerten, boten sich als Probanden an, davon wurden sechsunddreißig angenommen. Sie mussten von besonders robuster körperlicher und psychischer Gesundheit sein und voll hinter den Zielen des Experiments stehen.

Die Männer lebten während des Experiments in gemeinsamen Wohn- und Schlafräumen, die an die Laborräume angeschlossen waren. Sie durften das Gelände verlassen, aber es war ihr Standort, hier wohnten sie. In den ersten drei Monaten ernährten sie sich normal, wobei ihre gesundheitliche Verfassung genau überwacht wurde. Sie bekamen 3.200 Kalorien pro Tag (die auch heute noch als normal geltende Menge). Ihnen wurden bestimmte Aufgaben auf dem Gelände zugeteilt, und sie mussten wöchentlich etwa 35 Kilometer zu Fuß zurücklegen.

Dann kam die eigentliche Hungerphase, die ein halbes Jahr dauerte. In dieser Zeit konnten die Männer nur die Hälfte ihres täglichen Kalorienbedarfs decken, etwa 1.600 Kalorien, auf zwei magere Mahlzeiten verteilt. Ihre täglichen Fußmärsche sollten sie beibehalten.

Dieser Teil des Experiments wurde als *semi-starvation* oder »Halb-Verhungern« bezeichnet. Besonders interessant daran: Diese Kalorienzufuhr gilt als »Erhaltungsernährung« beim »Kampf gegen Fettleibigkeit«. Auf ungefähr diese Zahl wirst du in Fitnessmagazinen, aber auch bei ärztlich verordneten Diäten stoßen. Bei Diäten gelten derzeit 1.200 bis 1.500 Kalorien als die angemessene tägliche Kalorienzufuhr für Männer und Frauen. Auf den Umstand, dass Männer wegen ihrer Größe und Muskelzusammensetzung mehr Kalorien verbrauchen als Frauen, gehe ich gar nicht erst ein, weil 1.500 Kalorien sowohl für Männer als auch für die meisten Frauen einfach zu wenig sind. Inzwischen werden 2.000 Kalorien für Männer wie auch für Frauen empfohlen, aber auch hierzu schreibt die Ärztin Marion Nestle, Professorin für Ernährungsforschung an der New York University: »Von 2.000 Kalorien können nur Kinder existieren.«[2] Lass das einfach mal sacken.

Bei lediglich 1.600 Kalorien nahmen die Kräfte und Energiereserven der Teilnehmer am Minnesota-Experiment schnell ab. Erst klagten sie über ständige Müdigkeit, dann wurden sie apathisch. Sie alle hatten den Kriegsdienst sehr bewusst verweigert, aber jetzt wurden ihnen die Dinge, für die sie sich engagiert hatten, zunehmend gleichgültig. Als Nächstes verloren sie das Interesse an Liebe und Sex.

Alle Gedanken drehten sich ums Essen. Sie waren völlig auf Essen fixiert, es wurde zum einzigen Thema für Gespräche oder für die Lektüre. (Kommt dir das bekannt vor?) Manche fingen an, Kochbücher zu lesen oder stundenlang darin zu blättern, die Essenszeiten waren die Highlights des Tages, und die Männer konnten sehr ungehalten werden, wenn sich eine Mahlzeit verzögerte. Es gab nur fade Gerichte aus Brot, Milch, Bohnen oder Gemüse, aber die Männer fanden den Geschmack ganz großartig. Manche streckten das Essen mit Wasser und zogen die Mahlzeit über zwei Stunden hin, oder sie nahmen heimlich etwas aufs Zimmer mit, um noch weiter zu schwelgen.

Zwischen den Mahlzeiten standen Kaffee, Wasser und Kaugummi in unbegrenzter Menge zur Verfügung. Es entwickelten sich Süchte, so verbrauchten manche bis zu fünfzig Päckchen Kaugummi pro Tag oder tranken bis zu fünfzehn Tassen Kaffee.

Zu Beginn des Experiments waren die Männer im Durchschnitt muskulös und bei guter Gesundheit gewesen, aber im Verlauf dieser sechs Monate magerten sie bis zum Skelett ab. Die Pulsfrequenz ging stark zurück, und sie fröstelten ständig – Folgen des gedrosselten Stoffwechsels, mit dem der Körper seinen Energiehaushalt zu stabilisieren versucht. Das Blutvolumen ging zurück, das Herz schrumpfte. Es bildeten sich Ödeme, also Wasseransammlungen. Die Haut wurde rau, den Männern war schwindelig, die Bewegungskoordination ließ nach, und sie litten unter einer Art Muskelkater.

Erfreuliches gab es auch zu berichten: Das Weiße in den Augen wurde strahlend weiß, weil alle Blutgefäße schrumpften. Wenn du also diese Porzellanpuppenaugen möchtest, musst du dich nur ordentlich aushungern. Natürlich musst du dich dann auch mit all den anderen Problemen herumschlagen.

Irgendwann fingen die Männer an, sich Essen von außerhalb zu beschaffen. Sie waren wegen ihres besonders starken Engagements ausgewählt worden, trotzdem schummelten sie. Das wurde ein großes Problem, schließlich durften sie den Komplex nicht mehr ohne Begleitung verlassen. Drei Männer stiegen ganz aus dem Experiment aus.

Alle erlebten bei dieser Hungerdiät deutliche psychische Veränderungen. Bei einem Teilnehmer traten nach einigen Wochen verstörende Träume von Kannibalismus auf. Er setzte sich heimlich ab und schlug sich den Bauch mit Milkshakes und Eis voll. Vom Leiter des Experiments zur Rede gestellt, brach er in Tränen aus und drohte, er werde sich das Leben nehmen. Er wurde aus dem Experiment ausgeschlossen und in eine psychiatrische Klinik geschickt. Nach einigen Wochen normaler Ernährung normalisierte sich auch seine psychische Verfassung vollständig! Das muss man sich mal auf der Zunge zergehen lassen. Um wieder zu Verstand zu kommen, brauchte dieser Mann nichts weiter als genug zu essen.

Sicher, bei ihm war es ziemlich extrem, aber bei allen Teilnehmern zeigte sich eine Neigung zu Angst und depressiver Verstimmung. Ein Mann erinnert sich, seinen besten Freund bei diesem Experiment immer wieder angefahren zu haben. Oft musste er sich wegen seiner aufbrausenden Art entschuldigen.

Und ganz besonders beunruhigend: Alle Männer boten einen ausgezehrten Anblick, aber sie nahmen sich nicht als ungewöhnlich mager wahr, sondern empfanden andere Menschen als zu dick! Sie hatten das, was man in der Physiatrie als »Körperbildstörung« bezeichnet und wovon vor allem Menschen mit Essstörungen betroffen sind: Sie nehmen ihren Körper anders wahr, als er tatsächlich aussieht. Es wird vermutet, dass Essstörungen aufgrund solcher Körperbildstörungen entstehen, aber diese Männer waren ja überhaupt nicht darauf aus abzunehmen. Bei ihnen führten die physiologischen Auswirkungen des Hungerns zu einer verzerrten Körperwahrnehmung. Erklären kann ich das nicht, aber ich finde es höchst aufschlussreich.

Was bedeutet das für eine Gesellschaft, die uns vorschreiben möchte, wie wir uns ernähren sollen und wie unser Körper auszusehen hat? Nichts Gutes, oder? Diät und Nahrungsentzug bringen unsere Gehirnchemie total durcheinander und besetzen uns derart, dass wir schließlich nur noch an Essen und Gewicht denken können. Das funktioniert einfach nicht, da haben wir Besseres verdient.

Rehabilitation

Bei dem Minnesota-Starvation-Experiment ging es darum zu ermitteln, wie man ausgehungerten Menschen wieder auf die Beine hilft, wie man ihre Genesung am besten unterstützt. Es ging also nicht in erster Linie um die körperlichen und psychischen Auswirkungen des Hungerns, sondern die Phase des Halb-Verhungerns sollte die Männer nur in den Zustand versetzen, von dem aus man ihre Rehabilitation studieren und steuern konnte.

Als Keys, der Leiter der Studie, die Phase des Wiederaufbaus für die teilnehmenden Männer einleitete, vergrößerte er die Tagesrationen sehr zurückhaltend, bei manchen um 400 Kalorien, bei anderen um 800 oder 1.600 Kalorien. Er ging davon aus, dass eine langsame Rückkehr zu normaler Ernährung die gesündeste Methode sei. Es stellte sich aber heraus, dass diese Vergrößerung der Tagesration um maximal 1.600 Kalorien keine Verbesserung erbrachte. Keys verabfolgte dann zusätzlich Nahrungsergänzungen und Proteinshakes, aber der Erfolg blieb aus. Die einzige wirksame Methode bestand darin, den Männern mehr zu essen zu geben, viel mehr. Die Kalorienzufuhr musste höher liegen als vor dem Experiment, dann war unmittelbar eine positive Wirkung zu erkennen.

Bei vielen Teilnehmern blieben aber die psychischen Probleme auch in der Rehabilitationsphase bestehen. Manche sagten sogar, Ängste und depressive Verstimmung machten ihnen in der Aufbauphase noch mehr zu schaffen als in der Hungerzeit. Und das ist wirklich gut zu wissen, schließlich bedeutet es ja, dass du nach einer Diät oder Hungerperiode damit rechnen kannst, dass die Aufbauphase ein ziemlicher Schleuderkurs wird.

Zwölf Männer setzten die Studie über das Ende des Experiments hinaus fort und blieben für die Phase des »Aufbaus ohne Beschränkungen«, wie Keys sie bezeichnete, noch einige Monate vor Ort. In dieser Phase aßen die Männer durchschnittlich 5.000 Kalorien, aber bis zu 11.500 Kalorien pro Tag. Sie sprachen häufig von einem Hunger, der nicht zu stillen war: Sie wurden einfach nicht satt, so viel sie auch aßen und so vollgestopft sie sich auch fühlten.

Die Männer gaben auch an, dass die Nachwirkungen des Experiments lange bestehen blieben, und bei einigen kam immer wieder die Angst hoch, die Nahrung könne ihnen wieder entzogen werden. Drei der Männer, die sich vor dem Experiment nicht für Ernährung und Kochen interessiert hatten, wurden Köche.

Viele Teilnehmer blieben Monate oder sogar Jahre über das Experiment hinaus aufs Essen fixiert. Bei meinen eigenen Recherchen zu dieser Studie habe ich mehrfach den therapeutischen Effekt vieler, vieler Milchshakes erwähnt gefunden. Nur damit du weißt, wie es in den Vierzigerjahren des vorigen Jahrhunderts zuging.

Was bedeutet das für deine Diät?

Was bedeuten die Ergebnisse des Hungerexperiments für dich? Ich nehme an, du weißt, worauf die Frage zielt. Du bist dir sicher darüber im Klaren, dass all die Diäten mit ihren 1.200 bis 2.000 Kalorien pro Tag, mit denen du abnehmen und dein Gewicht halten sollst, ganz in der Nähe dessen liegen, was bei den Männern des Hungerexperiments deutliche Symptome der Unterernährung und eine anhaltende Fixierung aufs Essen auslöste. Dir ist bewusst, dass 1.600 Kalorien pro Tag drastische physische und mentale Auswirkungen haben: Körper und Geist dieser Männer schrien nach Essen, und das Ganze endete damit, dass sie am Ende einfach über einen sehr langen Zeitraum massenhaft futterten.

Menschen, die Diäten machen oder ihren Körper aus der Diätkrise herauszuholen versuchen, erleben ungefähr das Gleiche wie diese Männer beim Minnesota-Hungerexperiment. Wenn du die Nahrungsaufnahme reduzierst, sei es auch geringfügig und nach einem maßvoll klingenden Plan aus einer dieser Illustrierten, versetzt du deinen Körper in den Überlebensmodus, sodass er nur noch auf Nahrung aus ist. Diese Fixierung hat nichts damit zu tun, dass du dich gehen lässt. Es handelt sich um einen unausweichlichen Schutzmechanismus, der dein Überleben sicherstellen soll.

Und wenn du große Mühe hast, auch nur einen Tag bei deiner Diät zu bleiben? Glückwunsch, das ist eine gute Sache! Wo Kalorienreduzierung »gelingt«, kommt es sofort zu erheblichen körperlichen und geistigen Folgeerscheinungen. Hätte man die Männer des Experiments nicht so penibel überwacht, wären sie alle ausgestiegen.

Diät und die Biologie deines Körpers vertragen sich nicht gut miteinander. Ein besonders trauriger Aspekt unserer Diätversessenheit ist, dass wir unseren Körper, sobald er es einmal schafft, uns von unserer Diät abzubringen, gleich wieder unter diese Knute zwingen. Wenn du wieder eine normale Beziehung zum Essen haben möchtest, musst du ganz bewusst aus diesem Zyklus aussteigen. Nur so kannst du deinen Körper aus seinem chronischen Krisenzustand und Überlebendmodus heraus- und in eine gewisse Normalität zurückholen.

Was ist ein normales Verhältnis zum Essen?

Vor der Fuck-it-Diät war ich von normaler Ernährung meilenweit entfernt und außerdem so auf Essen und Gewicht fixiert, dass ich nicht einmal wusste, wie Normalität hier aussehen soll. Wenn ich mit Leuten zu tun hatte, deren Gedanken nicht ständig ums Essen kreisten, dachte ich: »Tja, die haben wohl einfach Glück, dass sie keine Essstörung haben.« Ich verstand nicht, dass meine »Fresssucht« biologisch bedingt war und mit jedem meiner Diätversuche schlimmer wurde.

Ich verstand nicht, dass eine gewisse Fixierung aufs Essen von der Natur so vorgesehen ist. Ernährung ist entscheidend wichtig für unser Überleben, und da ist es ganz verständlich, dass wir bei knappem Nahrungsangebot zunehmend aufs Essen fixiert sind. Zum Glück trifft auch das Gegenteil zu: Sobald der Körper das Zutrauen gewinnt, dass er genug bekommen wird, beruhigt er sich wieder.

Hier ein paar Dinge, mit denen du rechnen kannst, wenn du nicht mehr im Überlebensmodus bist und wieder normal isst:

- Du denkst im Verlauf eines Tages nur dann ans Essen, wenn du tatsächlich Hunger hast.
- Du hast einen gesunden Appetit auf alles Mögliche, aber dein Gewicht bleibt trotzdem stabil, weil dein Stoffwechsel nicht mit Diäten durcheinandergebracht wird.
- Du isst, wonach dir ist, aber dir ist nach dem, was du brauchst, manchmal Salat, manchmal Kekse, manchmal Obst, manchmal Steak ...

- Wenn du satt bist, kannst du mit dem Essen aufhören, ohne dass es dich gedanklich noch weiter beschäftigt.
- Auch wenn du beim Essen abgelenkt, müde oder gestresst bist, kannst du aufhören, sobald du satt bist.
- Du wirst ziemlich gut wissen, was du wann und in welcher Menge essen möchtest.

Das ist nur ein Vorgeschmack auf alles, was ganz von selbst passieren kann, wenn du die biologische Hungersnot-Verfassung einmal hinter dir hast. Witzigerweise muss man einiges neu lernen, bis man beim Essen wieder ganz unbeschwert ist. Aber du schaffst das. Und beim Teutates – ich bring dich da hin, und wenn es das Letzte ist, was ich tue.

Das große Diätmärchen

Eine Diät ist eine Kur, die nicht funktioniert, für eine Krankheit, die nicht existiert.

Sara Fishman und Judy Freespirit

Dicksein ist ungesund, haben wir gelernt. Jeder hat das so gelernt, auch dein Arzt. Es gehört zu unserem kollektiven Glaubenssystem. Wir fragen nicht mehr groß, wir *wissen* einfach, dass es so ist. Dick = ungesund. Nur dass die Wissenschaft dies einfach nicht bestätigt. Viele Untersuchungen lassen erkennen, dass zwischen Körpergewicht und Gesundheit längst kein so direkter Zusammenhang besteht, wie man uns glauben macht, und dass weniger essen *nicht* das Heilmittel ist.[3]

Zu diesem Thema hat Linda Bacon, die Autorin von *Health at Every Size* und *Body Respect*, höchst aufschlussreiche Forschungen angestellt.[4] Sie besitzt einen Doktortitel in Physiologie, hat außerdem Psychologie und Exercise Metabolism mit Schwerpunkt auf Ernährung studiert, und sie hat im Rahmen ihrer Promotion unterschrieben, dass sie kein Geld von Diät-, Pharma- oder Nahrungsmittelfirmen annimmt. Vor vielen Jahren hat sie angefangen, zum Thema Abnehmen zu forschen, um herauszufinden, wie man abnehmen und das erreichte Gewicht dann halten kann. Doch nach und nach wurde immer deutlicher, dass Diäthalten und sportliches Training, um abzunehmen, auf Dauer ins Gegenteil umschlagen: Nach ersten Abnehmerfolgen landeten die Leute so gut wie immer wieder bei ihrem alten Gewicht (oder sogar darüber). Manchmal nahmen sie schon während ihrer Diät zu, auch wenn sie die Ernährungsvorgaben und ihr Bewegungsprogramm gewissenhaft umsetzten. Linda begann zu dämmern, dass unsere Annahmen darüber, wie man abnehmen könne, überhaupt nicht stimmen. Deshalb entwickelte sie die Studie »Health at Every Size«, in der sie diesen Annahmen auf den Grund gehen wollte.

Diese Studie lief über zwei Jahre und begleitete zwei Gruppen von Frauen, die nach ihrem BMI (engl. Body Mass Index, eine Maßzahl, die das Körpergewicht zur Körpergröße in Beziehung setzt) als adipös (fettleibig oder stark übergewichtig) einzustufen waren.

Die erste Gruppe nenne ich Diätgruppe. Diese Frauen sollten nach einem Standardverfahren, also mit kalorienreduzierter Ernährung und viel Bewegung, abnehmen. Alles war perfekt durchorganisiert, die Leitung hatte einer der führenden Adipositas-Experten der USA. Die Frauen konnten auf genaue und detaillierte Anleitungen zurückgreifen und bekamen einen lückenlosen Support geboten, mit dem erreicht werden sollte, dass sie bei der Stange blieben.

Die zweite Gruppe nenne ich intuitiv. Diese Frauen hatten nicht den Auftrag abzunehmen, sondern sollten lernen, sich so anzunehmen, wie sie waren. Sie sollten sich beim Essen nach ihren Instinkten richten, was für viele das erste Mal war, nachdem sie jahrelang versucht hatten abzunehmen. Den Frauen wurde beigebracht, auf ihre Gelüste und Hungersignale zu achten. Sie wurden dazu ermutigt, ihr Essen zu genießen und das zu essen, womit sie sich wohlfühlten. Sie machten Übungen für Selbstvergebung und Selbstliebe, um zu lernen, wie sie ihre mit Essen und Übergewicht verbundenen Scham- und Schuldgefühle ablegen konnten. Schamfreies intuitives Essen, darum ging es im Wesentlichen.

Eine von Lindas Kolleginnen sorgte sich um die Gesundheit der Frauen, die sich intuitiv ernährten. Sie bestand darauf, dass man drei Monate nach dem Beginn der Studie die Blutfettwerte und den Blutdruck überprüfte. Sollten sich die Werte verschlechtert haben, würde man die Studie abbrechen. Linda stimmte zu, und die Untersuchungen nach drei Monaten ergaben, dass mit den Frauen alles in Ordnung war – sie konnten weiterhin essen, was sie wollten.

Zu Beginn der Studie wurde in der Diätgruppe sehr deutlich abgenommen, und die Gesundheitsindikatoren ließen einen Aufwärtstrend erkennen, was den Erwartungen entsprach. Kalorien-reduzierung lässt uns abnehmen, Gewichtsverlust bedeutet mehr Gesundheit.

Doch nach zwei Jahren bot sich ein anderes Bild: 41 Prozent der Frauen aus der Diätgruppe waren ausgestiegen, und die anderen hatten wieder zugenommen – und wie! Ausnahmslos alle brachten sie mehr auf die Waage als zu Beginn des Experiments, obwohl sie sich nach wie vor bemühten, sich an die Vorgaben zu halten.

Besonders interessant ist hier, dass es um ihre Gesundheits-marker und ihr Selbstwertgefühl schlechter bestellt war als zwei Jahre zuvor. Bei beiden Gruppen wurden im Verlauf der Studie wiederholt Blutdruck, Gesamtcholesterin, LDL-Cholesterin (das als besonders gefährlich gilt), Depressionssymptome und mehr kontrolliert. Für die Diätgruppe hatte sich das Ganze als totaler Flop erwiesen. Um die Gesundheit der Frauen war es nach zwei Jahren Diät schlechter bestellt, auch hatten sie wieder zugenommen. Die Frauen der Diätgruppe waren daher, wie man sich denken kann, überhaupt nicht mit sich einverstanden.

Und die Frauen der intuitiven Gruppe, die so, wie sie waren, gesund und munter sein sollten? Nach zwei Jahren hatte die Gruppe ihr Gesamtgewicht nicht verringert, aber die Gesundheitsparameter (Blutdruck, Gesamtcholesterin, LDL-Cholesterin, Depressions-symptome und so weiter) ließen einen Aufwärtstrend erkennen. Sie hatten gelernt, auf allen Gebieten ihrer Intuition zu vertrauen, vor allem im Hinblick auf ihre Ernährung und ihr Bewegungspensum. Sie konnten nun nachsichtig mit sich selbst sein und sich mehr mit Dingen beschäftigen, die ihnen einfach Freude machten.

Sie waren gesünder, obwohl sie nicht abgenommen hatten und ihrem BMI nach weiterhin fettleibig waren. Halten wir das fest: Gesundheitlich ging es ihnen besser, ohne ihr Gewicht reduziert zu haben.

Das entlarvt zwei Glaubenssätze als Märchen. Erstens zeigt sich, dass Diäten langfristig nichts bringen. Du magst über alle Unterstützung und Willenskraft der Welt verfügen und dich strikt an deine Diät halten, es wird doch zu stoffwechselbedingten biologischen Rückschlägen kommen. Wir glauben an Diäten, weil sie anfänglich tatsächlich wirken: Wir nehmen ab, und mit der Gesundheit geht es aufwärts. Wenn es dann wieder bergab geht und schließlich alles futsch ist, denken wir, wir selbst hätten es vermasselt. Tatsächlich ist aber einfach nur das Selbstregulationssystem unseres Körpers am Werk, das dafür sorgt, dass der Gewichtsverlust wettgemacht wird. Leider wissen wir nicht, wie schlecht Diät für unsere Gesundheit und den Stoffwechsel ist; und wir merken nicht, wie wir in den Sog der Selbstvorwürfe geraten.

Dem zweiten Märchen zufolge ist dünn gesund und dick ungesund. Lindas Experiment zeigte jedoch, dass man die gesundheitliche Verfassung eines Menschen nicht an seinem Gewicht ablesen kann. Man sieht auch niemandem seine Gewohnheiten an. Viele Übergewichtige tun das, was ihnen ständig eingeredet wird, sie halten Diät. Sie würden gern abnehmen, aber es gelingt ihnen nicht. Man sieht es einem Menschen einfach nicht an.

Das Körpergewicht bestimmt also nicht so sehr über unsere Gesundheit, wie wir meinen. Die Bewegung »Health at Every Size« (etwa »Gesundheit bei jeder Figur/Kleidergröße«) fordert uns auf, mehr Wert auf gesunde, lebensbejahende Gewohnheiten statt aufs Abnehmen zu legen. Gewohnheiten sind entscheidend für den Teil unserer Gesundheit, den wir beeinflussen können, während die Gene, gesellschaftliche und seelische Faktoren sowie Umwelteinflüsse über den Rest bestimmen.

Es ist weder fair, noch bringt es uns weiter zu sagen, jeder sei selbst für seine gesundheitliche Verfassung verantwortlich. Ganz so einfach ist es nämlich nicht. Schön wär's, wenn wir lediglich auf eine bestimmte Ernährung und ein bestimmtes Bewegungspensum achten müssten. Aber so ist es eben nicht. Es gibt nichts, was uns mit Sicherheit vor Krankheiten bewahren könnte. Auch Gesundheitsapostel sind nicht gegen Krebs und Herzinfarkt gefeit. Und Ärzte und Wissenschaftler streiten sich ständig über die Frage, wie man sich am besten ernährt.

Natürlich möchten wir gesund sein, das ist überhaupt keine Frage. Es wird nur gern übersehen, dass wir längst nicht alles selbst in der Hand haben. Es wird übersehen, dass wir genau in diesem Moment nicht nur gesund und munter sind, sondern auch sterben. Hätten wir das alles wirklich in der Hand, wären wir wie diese kleine hundertsechsjährige Italienerin, die rauchte, sich jeden Tag reichlich Olivenöl gönnte und auf die Frage nach dem Geheimnis ihres langen Lebens sagte: »Nicht noch einmal heiraten.« Wir würden es auf Kombucha und Sprossen zurückführen und so was von stolz auf uns sein. Aber so läuft das Leben nicht. Und es ist auch kein Rezept für Gesundheit und langes Leben.

Viele Forschungsergebnisse deuten sogar darauf hin, dass Menschen, die ihrem BMI nach übergewichtig sind, länger leben als andere, die als normalgewichtig gelten. Sogar leicht Fettleibige leben mindestens so lange wie Menschen mit »normalem« BMI. Doch, es ist wirklich so.[5]

Wissenschaftliche Studien zur Gewichtsabnahme betrachten selten über längere Zeiträume die Entwicklung des Körpergewichts und die gesundheitlichen Auswirkungen, das ist nämlich schwierig und teuer. Meist konzentrieren sie sich auf den unmittelbaren – und vorübergehenden – Abnehmeffekt.

Für alle, die jetzt immer noch meinen, sie setzten ihre Gesundheit auf Spiel, wenn sie keine Diäten mehr machen, habe ich hier ein paar kleine Leckerbissen, die ganz nützlich sein können:

Zu den wichtigsten Faktoren für unser Körpergewicht gehören die Gene.[6] Wir alle haben einen bestimmten »Sollwert« oder »Korridor« für unser Körpergewicht, den unser Organismus einzuhalten bemüht ist. Ziemlich unabhängig von deinem Ess- und Bewegungsverhalten wird dein Körper in diesem Bereich bleiben wollen, der bei manchen höher und bei anderen niedriger liegt. Der Körper passt seinen Umsatz so an, dass du immer in der Nähe deines Sollwerts bleibst.[7] Es ist bekannt, dass Diäten diesen Sollwert *erhöhen* können.[8] Das bedeutet, dass der Sollwert deines Körpergewichts nach einer Diät höher liegt als vorher. Stichwort Überleben.

Es gibt für unsere Gesundheit kaum etwas Besseres als Bewegung, aber Bewegung *in Maßen*.[9] Training muss dich nicht strapazieren oder mitnehmen. Es tut dir viel besser, wenn es muntere Bewegung ist und sich gut anfühlt – auf keinen Fall wie eine Strafe. Von strapaziösem Training[10] kann ich, auch was deinen Körper und deine Lebenserwartung angeht[11], nur abraten. Außerdem bewirkt Training, ähnlich wie Diäthalten, nicht unbedingt, dass du langfristig abnimmst.

Gesellschaftlicher Status und die Möglichkeit, dein eigener Herr zu sein, haben für deine Gesundheit mehr Gewicht als deine Gewohnheiten.[12] Eigenständigkeit und die Möglichkeit, über deinen Tagesablauf, deinen Job, deine sonstigen Aktivitäten, dein Geld und überhaupt dein Leben selbst zu bestimmen, bedeuten mehr Lebenszufriedenheit, und das macht für deine gesundheitliche Verfassung eine Menge aus. Ganz schlecht für deine Gesundheit – und zwar unabhängig von deinem Gewicht und deiner Ernährungsweise – ist dagegen der Stress, der entsteht, wenn du nur ein kleines Rädchen im Getriebe bist, dich machtlos fühlst, wenn du bloßgestellt wirst oder Vorurteilen ausgesetzt bist.[13]

Dich machtlos zu fühlen kann dich mehr »kränken« als ungesunde Angewohnheiten.[14] Das ist allerhand, oder? Diskriminierung, auch eingebildete Diskriminierung[15], ist ganz schlecht für deine Gesundheit. Traumatisierende Ereignisse, auf die du keinen Einfluss hast, können deine Gesundheit ebenfalls langfristig erheblich beeinträchtigen. Beispielsweise hat man bei KZ-Überlebenden festgestellt, dass sie noch Jahrzehnte später deutlich stärker zu Fibromyalgie neigten als der Durchschnitt der Bevölkerung.[16] Und wer in der Kindheit Misshandlungen ausgesetzt ist, entwickelt eher eine Autoimmunerkrankung.[17]

Damit will ich sagen, dass wir uns oft selbst die Schuld für unsere gesundheitliche Verfassung und unser Körpergewicht zuschieben, obwohl wir auf viele Faktoren gar keinen Einfluss haben.

Außerdem will ich sagen, dass wir mit gesellschaftlichen Veränderungen, Freundlichkeit und Ermächtigung unserer selbst und anderer viel mehr für unsere kollektive Gesundheit erreichen werden als mit jedem »Krieg gegen die Fettleibigkeit«. Es gibt gesunde Übergewichtige und ungesunde Übergewichtige, es gibt schlanke Menschen mit schlechter und mit guter Gesundheit. Mit dem Abnehmen tun wir nicht unbedingt viel für unsere Gesundheit, vor allem dann nicht, wenn es etwas von Selbstbestrafung hat.

Hier kann die Studie »Health at Every Size« aufklärend und befreiend wirken, aber manch einen bringt sie auch auf die Palme: »Was, ich bin für immer an diesen Körper gefesselt, auch wenn ich mich ganz normal ernähre?« Wir müssen uns wirklich klarmachen, dass wir unser Gewicht langfristig nicht wirklich beeinflussen können. Wir haben es alle versucht, du auch. Da du jetzt dieses Buch liest, wird es dir wohl immer wieder misslungen sein – und da stehst du jetzt.

Aber Kopf hoch, wenn dein Körper gut ernährt ist und in Ruhe gelassen wird, kannst du damit rechnen, dass er gut funktioniert und dein Körpergewicht und Appetit ihr gesundes und stabiles Maß finden. Ein Körper, dem man keine Diät aufzwingt, pendelt sich da ein, wo er sein soll. Und das haben wir wirklich in der Hand: uns gut zu behandeln und normal zu ernähren. Lass dich darauf ein, dass dein Körper diese Gewichtssache schon für dich regeln wird, und du wirst bald feststellen können, dass es mit deiner Gesundheit und deinem Leben überhaupt aufwärts geht.

Das Multimilliardengeschäft

Überleg mal, wie viel Geld du bei all deinen Bemühungen abzunehmen und schlank zu werden schon ausgegeben hast. Wie viele Bücher hast du gekauft, wie viele Ernährungspläne hast du abonniert? Eiweißriegel – wie viele mögen das gewesen sein? Und wie viel Geld hast du in Fitnessarmbänder und ähnliche gruselige Gerätschaften gesteckt? Wie viele Packungen Mandelmehl hast du verbraucht? Alles in allem: Wie viel Geld hast du der Diätindustrie in den Rachen geworfen? Und was hat es dir gebracht – außer chronischer Schlappheit und wachsendem Misstrauen gegenüber deinem Appetit, der anscheinend doch nicht zu zügeln ist?

Rund um das Thema Diät ist ein riesiger Industriezweig entstanden, zu dem international agierende Verbände und Produktanbieter wie Weight Watchers und Slim-Fast gehören, pharmazeutische Firmen für Nahrungsergänzungen und Schlankmacher aller Art und Darbietungsform und schließlich all die Unternehmen, die *Schönheit und Gesundheit* feilbieten. Sie alle leben von Leuten, die sich für esssüchtig halten und wirklich glauben, alles wäre gut, wenn sie nur endlich abnehmen könnten. Sie schlagen Profit aus unserer Verunsicherung, aus unserem Körperhass, aus diesem Glauben, wir seien nur zwei, drei Kilo von der Person entfernt, als die wir *eigentlich gemeint* sind (und umgekehrt nur zwei, drei Kilo vom Ruin unserer Gesundheit). Aber was die Angehörigen der Diätindustrie dir auch einzureden versuchen, sie sind nicht von reiner Menschenliebe getrieben, sondern sie wollen Geschäfte machen. Du bist ihnen ziemlich schnuppe. Sie können dir nicht versprechen, dass du keinen Schaden nimmst. Und sie alle scheffeln Millionen über Millionen, weil ihre Produkte und Lösungen auf lange Sicht nichts bringen. Wäre es nämlich so, würden die Leute nur ein einziges Buch oder eine Mitgliedschaft erwerben und dies umsetzen, bis sie »geheilt« sind. Die Schlankheitsfirmen stünden dann ohne diese Kundin da, die Einnahmequelle würde entsprechend weniger sprudeln.

Man könnte meinen, diese Schlankheitsindustrie sei als Reaktion auf eine »Epidemie der Fettleibigkeit« entstanden, aber wenn wir uns den tatsächlichen Verlauf ansehen, könnte es genauso gut umgekehrt sein. Diagnostiziert wurde diese Epidemie erstmals Mitte der Achtzigerjahre des vorigen Jahrhunderts – da hatten die Leute ihren Appetit schon jahrzehntelang mit Zigaretten gedämpft, sie hatten Amphetamine, Ephedra und weitere Mittel angewendet, die neben Koffein, Grünteeextrakt und Ginsengwurzelextrakt auch bedenkliche hormonähnliche Stoffe enthielten. In den Dreißigerjahren hatte es die Grapefruitdiät gegeben, in den Fünfzigerjahren die Kohlsuppendiät. Weight Watchers fingen in den Sechzigerjahren an, Slim-Fast folgte in den Siebzigern. Aber die Zahl der nach dem BMI fettleibigen erwachsenen US-Amerikaner schnellte erst in den Achtziger- und Neunzigerjahren in die Höhe, sie verdoppelte sich in dieser Zeitspanne.[18] Wir lesen überall, dass dies an den immer größer werdenden Portionen und an unserer sitzenden Lebensweise lag, aber gerade in den Achtzigern und Neunzigern kam sportliche Bewegung groß in Mode, Low Fat und Zuckerersatzstoffe waren in aller Munde. Das wurde dann von Low-Carb-Diäten abgelöst, aber Adipositas – oder schlicht

Fettsucht – nahm und nimmt trotzdem immer weiter zu. Das ist nicht so ganz stimmig, meinst du nicht auch? Zuerst griff der Diätwahn um sich, dann wurde starkes Übergewicht zum Massenproblem – vermutlich *wegen* unserer Diäten und der ganzen hoffnungslos verkorksten Ernährungsweise.

Seit es Werbung gibt, sagt die Diätindustrie uns Frauen, was ansehnlich und attraktiv ist. Und wir haben das immer geglaubt. Wir möchten schön sein, was auch verständlich ist, schließlich bringt man uns ja bei, wie wichtig das für unser künftiges Glück ist, für unsere Karriere, unser Liebesleben, unseren Auftritt bei Instagram und was nicht alles. Aber ständig Diät zu halten und mit seinem Körper unzufrieden zu sein ist wohl eher ein Grund für das immer weiter steigende Gewicht als ein Gegenmittel. Diäten haben ganz direkt damit zu tun, dass man sich immer machtloser fühlt, was das eigene Körpergewicht angeht.

Trotzdem haben Firmen, die Gewichtsreduzierung feilbieten, schon immer ein gutes Image, schließlich möchten sie uns zu Schlankheit, Gesundheit und Glück verhelfen. Weight Watchers will sich seit neuestem als ein Unternehmen verkaufen, das nichts anderes im Sinn hat, als uns zu unserem Wunschleben zu verhelfen.

Scheiße, nein! Sie machen sich überhaupt nichts aus dir, sie tun so, als wären sie dazu da, uns vor uns selbst zu schützen. Aber es ging ihnen schon immer darum, unser Gewichts-Vorurteil zu schüren, damit sie uns weiterhin Produkte und Programme andienen können, die nur vorübergehend etwas bewirken, und die uns dazu bringen, immer wieder zu ihnen zu kommen.

Traurig, aber wahr: Die Anbieter von Programmen und Mitteln zum Abnehmen mischen in der Politik mit und finanzieren oft die Studien, an denen sich die Medizin orientiert. Viele dieser Firmen sponsern Ärzte und Initiativen des öffentlichen Gesundheitswesens. Ein Beispiel ist der Schwachsinn des BMI-Standards.

Der Körpermasseindex (engl. Body Mass Index; BMI) erfasst keine Größen, die für deine Gesundheit wirklich relevant sind. Er sagt dir nichts über deinen Blutdruck, deinen Blutzucker, deine Hormone, deinen Stoffwechsel, deine Körperkraft, deine Ausdauer, deine Knochendichte, dein Cholesterin, deine Krankheitsabwehr, deine Zellatmung oder sonst irgendetwas Wissenswertes. Er ist buchstäblich nichts weiter als eine mathematische Gleichung, die eine Korrelation zwischen Körpergröße und Gewicht herstellt. Eingeführt wurde der BMI 1959 von einer Lebensversicherungsgesellschaft, die damit die Höhe ihrer Prämien begründete. Wissenschaftler kritisierten, dass die Gleichung nie als Instrument der individuellen Diagnostik gedacht war. Den Ärzten und Versicherungsgesellschaften gefiel aber gerade das Simple an dieser Gleichung, und so kam es, dass der BMI in den Vereinigten Staaten ab 1985 auf breiter Basis angewendet wurde. Ein paar Jahre später, 1998, veröffentlichte die Weltgesundheitsorganisation neue BMI-Empfehlungen, die von der International Obesity Task Force ausgegeben worden waren. Diese Organisation, die sich dem weltweiten Kampf gegen Übergewicht widmet, wurde zu der Zeit hauptsächlich von zwei pharmazeutischen Firmen finanziert, die die einzigen damals verfügbaren Medikamente zum Abnehmen vertrieben. Die BMI-Schwellenwerte wurden ohne triftige

Gründe geändert, was zur Folge hatte, dass Millionen »normalge-wichtige« Amerikaner plötzlich »übergewichtig« waren.[19] Tausend Dank auch an die Lobbyisten.

Das Ganze ist so willkürlich. Wissenschaftliche Untersuchun-gen zeigen immer wieder, dass bei einem höheren BMI tatsächlich eine geringere Sterberate besteht.[20] Und viele andere Studien las-sen erkennen, dass Abnehmen oder zu viel Sport mit schlechter Gesundheit, stärkerer Ausschüttung von Stresshormonen und ei-ner höheren Sterberate einhergeht.[21] Trotzdem sagt man den Leu-ten nach wie vor aufgrund ihres BMI, es sei um ihre Gesundheit schlecht bestellt, auch wenn es ihnen blendend geht. Das wird ein-fach so angenommen. Du hast Übergewicht? Dann *kannst* du nicht gesund sein. Basta.

Die Diätindustrie (oder »Big Diet«) lässt sich ohne Weiteres mit dem militärisch-industriellen Komplex, mit Big Pharma, Big Oil oder Big Tobacco vergleichen. Sie alle bestehen aus sehr einfluss-reichen Firmen, denen ihr Profit weitaus mehr bedeutet als unser Wohlergehen und unsere Sicherheit oder die Zukunft der Erde. Und sie verfügen über Mittel und Wege, die öffentliche Meinung und die politische Entscheidungsfindung so zu manipulieren, dass ihren eigenen Interessen optimal gedient ist. Alicia Mundy be-zeichnet dieses mächtige Diät-Konglomerat in ihrem Buch *Dis-pensing with the Truth* als »Obesity, Inc.«, und sie schreibt, dass Weight Watchers und andere Firmen Millionen Dollar in eine Or-ganisation namens Shape Up America! gesteckt haben, deren Zweck es war, Übergewicht zu einer Krankheit (!!!) zu machen, die dann mit Medikamenten und Diäten zu »behandeln« war. Bei der

Diagnose »Übergewicht« handelt es sich um eine Schöpfung von Lobbyisten.

Unsere verzerrte Wahrnehmung, was das Körpergewicht angeht, sitzt so tief, dass nicht einmal die wissenschaftliche Forschung dagegen gefeit ist. Voreingenommenheit sorgt dafür, dass Forschungsergebnisse so oder so gedeutet beziehungsweise vermittelt werden. Man nennt das Publikationsbias oder Publikationsverzerrung. Da kann es passieren, dass Forschungsresultate vom wissenschaftlichen Establishment oder auch von den Forschern selbst kleingeredet werden, weil sie nicht zu dem passen, was derzeit als Wahrheit gilt.[22] Hier geht es ja um die wissenschaftliche Reputation, und wenn man etwas veröffentlicht, was nicht zum gerade gültigen Konsens passt, kann es einem passieren, dass man aus seiner Position oder aus Ausschüssen vergrault wird und bei der Vergabe von Forschungsmitteln leer ausgeht.

Darüber hinaus werden die meisten Forschungsvorhaben auf dem Gebiet des Körpergewichts und Übergewichts von Firmen und Pharmaunternehmen finanziert, die auf Gewichtsreduktion spezialisiert sind. Selbst das, was dann von Ärzten gepriesen und von der Regierung beworben wird, kommt mit den Finanzmitteln von Big Diet zustande. Wenn die Forschungen nicht das ergeben, was diese Firmen hören wollen, ignorieren sie die Ergebnisse einfach. Die Pharmaunternehmen wenden auch Zigmillionen Dollar für die Zulassung von Mitteln auf, die bis dahin nicht zugelassen waren (weil sie gefährlich sind oder einfach nichts bringen). Diese Firmen geben außerdem Medizinern viel Geld, damit sie ihren Patienten den Gebrauch von Diätmedikamenten empfehlen.[23] Das britische National Obesity Forum wurde unter anderem von etlichen Pharmafirmen gesponsert, die rein zufällig genau die Medikamente herstellten, die von den Ärzten für den Kampf gegen die »Epidemie der Fettleibigkeit« empfohlen wurden.[24] Da besteht ein gewaltiger Interessenskonflikt, aber so ist das ja überall im Big Business, und Big Diet bildet da keine Ausnahme.

Alles in allem ist Big Diet nicht auf deiner Seite und war es nie. Vielmehr geht es hier so dreist und so korrupt zu wie in den Fünfzigerjahren des vorigen Jahrhunderts, als die Ölindustrie sich Wissenschaftler kaufte, die bereit waren zu behaupten, dass verbleites Benzin nicht gesundheitsschädlich ist; oder wie in der Zigarettenindustrie, die uns in aller Freundlichkeit anvertraute, die meisten Ärzte würden »Camel« rauchen.

Mit diesen Informationen möchte ich dich nicht deprimieren, sondern ermutigen. Um aus der total verqueren Beziehung zum Essen und zu unserem Körper auszusteigen, müssen wir den ganzen Quatsch, den wir immer wieder schlucken sollen, erst einmal durchschauen. Wir müssen in eigener Sache aktiv werden, in der Arztpraxis ebenso wie immer dann, wenn überzogene Aussagen über Gewichtsreduzierung und Gesundheit gemacht werden. Wer mit dem Essen ins Reine kommen möchte, darf das offensichtliche Problem – dass wir selbst unser Gewicht stigmatisieren – nicht ignorieren, sonst wird es hier keine echte Freiheit und keinen entspannten intuitiven Umgang mit dem Essen geben. Es hängt alles sehr eng zusammen.

Dick sein

Sprechen wir über eines der besonders brisanten Wörter in diesem Buch: dick. Ich verwende dieses Wort und möchte erklären, weshalb. Das Wort ist so belastet, weil wir inzwischen glauben, dick oder gar fett zu sein gehöre zu den schlimmsten Dingen, die man über uns sagen kann. Der Gebrauch des Wortes »dick« wird automatisch als verletzend empfunden, weil wir es schon lange in diesem Sinne verwenden. Schon im 19. Jahrhundert, als man mit dem Übergewicht noch keine gesundheitlichen Themen verband, galten dicke Menschen als »unzivilisiert«, wurden aber gleichzeitig als gesünder betrachtet[25] (und vermutlich waren es auch viele).

Wenn heute noch viele meinen, das Vorurteil gegen »Dicke« sei irgendwie gerechtfertigt, dann deshalb, weil es als ausgemachte Tatsache gilt, dass jeder selbst für sein Körpergewicht verantwortlich ist und »Übergewicht« etwas über den Menschen aussagt. Da fühlt man sich berechtigt, Urteile auszusprechen – und gleich steht das eigene miese kleine Dasein ein bisschen besser da.

Ich denke, wir sind uns einig, dass es ganz schön unbarmherzig ist, einen Menschen wegen seines Aussehens oder aufgrund unserer Einschätzung seiner gesundheitlichen Verfassung zu bewerten – ganz gleich, ob er oder sie »selbst schuld« ist. Das war nie in Ordnung und wird es nie sein, Fehlinformation oder nicht. Dicke sind ständig argwöhnischen Blicken ausgesetzt, werden ständig beurteilt, Ärzte nehmen sie nicht ernst, sie haben Probleme, einen Job zu bekommen, und müssen als Pointe für Witze herhalten. Und wir alle hoffen, dass uns das Elend, das wir ihnen zumuten, erspart bleibt, wenn wir nur intensiv genug daran arbeiten, nicht dick zu werden. Damit wir nicht zur Witzfigur gemacht oder Fettsack genannt werden.

Unser gespaltenes Verhältnis zum Essen ist zum Teil durch unsere Beziehung zu unserem Körpergewicht und die tief sitzende Angst vor dem Dickwerden bedingt. Um dieses Verhältnis zu normalisieren, kommt es vor allem darauf an, das Wort »dick« zu entschärfen. Die Angst vor dem Dicksein verfolgt uns nämlich alle, egal, wie viel wir wiegen.

Es gibt immer mehr Leute, die nicht nur dick sind, sondern sich selbst auch so nennen, und »dick« ist ja – anders als »üppig« und »mollig« – kein Euphemismus. Man kann es ganz neutral sehen. Natürlich möchte niemand als dick bezeichnet werden, zumal das Wort ja vielfach immer noch beleidigend gemeint ist, aber es gibt jetzt eine Welt, in der die Leute sich selbst als dick bezeichnen, um das Wort von seinem Stigma zu befreien.

Wörter wie »fettleibig« und »übergewichtig« haben trotz ihres medizinischen Beiklangs ebenfalls etwas Urteilendes. Im Wesentlichen handelt es sich um Begriffe, die Big Diet zur Gewinnmaximierung erfunden hat. Ich werde diese Begriffe deshalb nur sparsam verwenden.

Nach alldem muss ich jetzt noch anmerken, dass ich selbst nicht dick bin und nicht für Dicke sprechen kann. Hör dir daher am besten auch an, was dicke Menschen über ihre Erfahrungen erzählen. Jedenfalls werde ich in diesem Buch das Wort »dick« verwenden. Um Hermine Granger zu paraphrasieren: Angst vor einem Wort verstärkt die Angst vor der Sache selbst. Ich denke, das trifft hier zu.

Deine Diät könnte ein Kult sein

Ist dir schon mal aufgefallen, wie kultig Modediäten werden können? Ich habe lange gebraucht, um darauf zu kommen. Ich war nämlich Angehörige des Kults, und Kultmitglieder glauben nie, dass sie einem Kult angehören. Ob du religiös bist oder nicht, der Blick auf die Parallelen zwischen Diät und Religion und auf ihre gesellschaftlichen Rollen kann sehr aufschlussreich sein. Alles in allem leben wir heute in einer eher säkularen Gesellschaft, und in gewisser Weise hat Diät einen ähnlichen Stellenwert wie früher die Religion. Für viele ist Diät zu einer Religion geworden, in der es um die »richtige« Ernährung und das »richtige« Körpergewicht geht.

Einerseits stiftet Religion Gemeinschaft, sie bietet Struktur und Ritual, sie dient unserem Bemühen um Freundlichkeit, Liebe, Spiritualität, Heilung, gegenseitige Bejahung und Mitmenschlichkeit.

Auf der anderen Seite haben die Religionen schon immer unsere Scham und ihre Dogmen benutzt, um die Furcht vor »dem anderen« zu schüren, vor Menschen, die anders sind als wir. Den Angehörigen einer Religion wird vermittelt, ihr Weg sei der einzig wahre. Wir haben verstanden, sagen sie sich. Unser Weg ist der richtige, eurer der falsche. Wir müssen die Ungläubigen bekehren, die das Licht noch nicht gefunden haben, wir müssen ihnen klarmachen, wie sehr sie im Irrtum sind.

Mit solchen Überlegenheitsgefühlen wiegen wir uns in Sicherheit, und diese dunkle Seite des Menschen hat sich im Laufe der

Jahrhunderte im Namen der Religion alle möglichen Ventile gesucht: Hexenverbrennungen, Kreuzzüge, heilige Kriege und all die kleinen Bosheiten gegenüber Menschen, deren Leben wir nicht gutheißen.

Was hat das mit Diät zu tun? Diät soll doch der Gesundheit dienen, sie gibt Struktur, sie dient der Reinheit, Sicherheit, Ernährung, manchmal geht sie auch noch mit Umweltbewusstsein einher und wir alle erhoffen uns ein besseres Leben von ihr.

Aber Diäten schüren auch genau die Angst, die uns heilige Kriege führen lässt: »Ich weiß, wie es richtig ist. Wir wissen, wie es richtig ist, und du nicht. Wir machen es richtig, du machst es falsch. Wir gehen den Weg des rechten Lebens. Auf diesem Weg bin ich sicher, es ist der Weg der Gerechten. Höre von mir die Frohe Botschaft des Kokosöls und gehe mit mir den Weg des Kokosöls. Ich esse kein Getreide, weil ich echt durchblicke und verantwortungsbewusst handle. Ich weiß alles über Phytinsäure, und du solltest das auch wissen, schließlich bist du ja dick und ernährst dich ganz falsch.«

Wir missionieren, wir verbreiten die Frohe Botschaft, und auf ganz verquere Art suchen wir in unseren Diäten das Heil und das ewige Leben. Wir reden uns ein, wir seien in Sicherheit. Wir fühlen uns für einen Moment besser, weil wir zumindest besser dran sind als diese anderen. Es ist das Dunkle im Menschen, nur in einen neuen Kult gehüllt.

Ich weiß, wie das ist. Ich habe bei einigen Diätkulten mitgemacht (meist über irgendwelche Onlinekontakte). Ich war Jüngerin. Ich habe die Botschaft verbreitet. Ich habe brav alles geschluckt, was bio und probiotisch war. Ich habe bezahlt, und zwar nicht zu knapp (30 Dollar für ein 500-Gramm-Glas Mandelmus). Ich war leichtgläubig und dämlich. Ich glaubte, ich sei vom Dämon des raffinierten Zuckers und der Esssucht besessen. Wirklich, ich hab das alles selbst erlebt und spreche aus Erfahrung.

Ich weiß folglich auch, wie es sich anfühlt zu *glauben*. Ich weiß, wie es ist, sich einzubilden, dass dein Kult, nun ja, *kein* Kult ist. Ich weiß, wie es ist zu glauben, deine Diät sei der rechte Weg. Ich kenne dieses Gefühl der Sicherheit, das sich einstellt, wenn du einem Diätplan folgst und wirklich, wirklich hoffst und glaubst, dass er all das bringt, was er verspricht.

Dahinter steckt Angst. Angst vor dem Unbekannten. Angst vor dem Sterben. Angst vor Unvollkommenheit. Angst vor Kontrollverlust, vor dem Altwerden, vor Unsicherheit, vor der Sünde des Fleisches. Das alles ist traurig, es macht einsam, es isoliert dich und ist so unglaublich menschlich.

Der Haken bei der Diät- und Schönheitsindustrie (und vieler anderer Industriezweige, die ihr Geld mit unserer Verunsicherung verdienen) ist, dass sie aus unseren Ängsten Kapital schlagen. Für sie ist es gut, wenn du glaubst, dass du irgendwie nicht gut genug bist. Sie versuchen dir einzutrichtern, dass wir alle irgendwie gleich aussehen sollten. Und vor allem sollst du glauben, dass du sie für deine Rettung brauchst. Falls du also in meine Richtung schielst und dabei hoffst, es würde bei dir so laufen wie bei mir, oder falls du dich an anderen orientierst, um das zu erreichen, was sie erreicht haben, möchte ich, dass dir das zumindest bewusst wird. Das ist sehr menschlich, aber es bringt niemanden weiter.

Jemand anderes sein zu wollen ist genau das, was uns diesen ganzen Schlamassel überhaupt erst eingebracht hat.

Wirklich du selbst bist du immer dann, wenn du Selbstvertrauen hast, dich entspannt unter Menschen bewegst, sofern du das möchtest, und dir bei Bedarf auch Ruhe und Rückzug gönnen kannst. Du bist im passenden Moment spontan, du versteckst dich nicht, sondern bist präsent, du machst den Mund auf, auch wenn es mal riskant erscheint, du bringst deine Kreativität ins Spiel, du kannst die Dinge auch mal unklar und unfertig lassen – kurz, du bist ein rundum glücklicherer Mensch.

Es gibt Leute, die scheuen die Fuck-it-Diät, weil sie sich nicht sicher sind, ob sie sich so mögen, wie sie wirklich sind. Vielleicht sind sie dann gar nichts Besonderes mehr, nicht mehr so richtig interessant oder attraktiv. Das sind verstörende Vorstellungen – und dank all der Botschaften, die wir uns von den Medien, von Prinzessinnen-Märchen, von der Familie, von zerrütteten Beziehungen unterjubeln lassen oder die uns von anderen verunsicherten Frauen, von der Diät-, Pharma-, Mode- und Schönheitsindustrie geliefert werden, ist es wirklich nicht einfach, dir mit Überzeugung zu sagen, dass du in Ordnung bist, wie du bist, und dich für niemanden ändern musst. Später gehe ich noch näher darauf ein.

Ich möchte dich unabhängig von Diätkulten sehen, was natürlich nicht heißt, dass ich etwas gegen Religion habe. Ganz im Gegenteil, ich bin ein großer Fan der Spiritualität. Aber hüte dich vor Dogmen. Wenn die Dinge entgleisen, erkennst du das daran, dass du ängstlich wirst, dass viel geurteilt wird und selbstgefällige Rechthaberei um sich greift.

Sobald also jemand anfängt, um die Fuck-it-Diät einen Kult zu machen, solltest du dich daran erinnern, dass du dein eigener Herr bist und nur deine Intuition zählt.

Diätendämmerung

In der letzten Phase vor meiner Fuck-it-Offenbarung war ich auf Paleo-Diät und musste mir jeden Tag auf die Finger klopfen, weil ich zu viele Bananen aß. Es war in der Weihnachtszeit, und ich stopfte mich außerdem mit Paleo-Ingwerplätzchen und Paleo-Kürbiskuchen voll.

Nach dem Muster war ich zehn Jahre verfahren. Einen Monat oder zwei oder zehn hielt ich mich gewissenhaft an eine Diät, aber irgendwann hatte ich dann ständig Hunger und konnte nur noch ans Essen denken. Dann fing ich an, bei den erlaubten Nahrungsmitteln zuzuschlagen, meist gegen Mitternacht. Danach war ich wütend auf mich und gab mir am Morgen alle Mühe, die Dinge wieder unter Kontrolle zu bringen. Irgendwann beendete ich die Diät, todunglücklich, weil sie mich, meine Fressanfälle und meine Suchtbeziehung zum Essen wieder nicht geheilt hatte – und begann die nächste.

Jetzt war es also wieder mal so weit: Ich nahm zu, weil ich es nicht einmal schaffte, bei einer wirklich zumutbaren, sehr kohlenhydratarmen Diät zu bleiben, die mutmaßlich die Ernährungsform unserer steinzeitlichen Vorfahren war. Nimm dich doch mal zusammen, Caroline!

Der Verdacht, dass über die »Esssucht« hinaus etwas ganz und gar nicht in Ordnung war, kam mir erstmals, als ich ein paar Mal am Spiegel vorbeiging und im Abstand von wenigen Minuten ganz verschiedene Eindrücke bekam.

Einmal dachte ich: »He, eigentlich bin ich ja ganz schön schlank. Komisch. Anscheinend hab ich von den ganzen Mandelmehl-Ingwerkeksen, die ich letzte Nacht im Bett gefuttert habe, doch keine drei Kilo zugenommen.« Aber wenn ich fünf Minuten später wieder den Spiegel passierte, konnte die Reaktion ganz anders ausfallen: »Hä? So breit? Das darf doch nicht wahr sein! Sieh dir dieses Gesicht an!« Und dann am nächsten Morgen: »Ach, eigentlich ganz manierlich. Meine Güte, was ist hier los?« Ich kam mir vor, als hätte ich eine Schraube locker.

Einen Monat später kam es zu dem, was ich gern »meine Offenbarung« oder »meinen lichten Moment« nenne. Ich sah mich im Badezimmerspiegel an, und mit einem Schlag war mir klar: An meinem verqueren Verhältnis zum Essen würde sich nie etwas ändern, solange ich mich in diesem Kreis drehte. Nichts würde sich ändern, solange ich darauf bestand, schlank zu sein. Von einem Moment zum nächsten wurde mir völlig klar, dass Diäten den Stoffwechsel zu Gegenreaktionen animieren und der Kern der ganzen Misere in meiner Beziehung zu meinem Körpergewicht lag.

Was nach der Offenbarung kam, war schwierig, beruhte aber auf einer simplen Entscheidung. Intuitiv wusste ich, dass ich mich nur dem natürlichen Lauf anvertrauen musste, dann würde sich alles fügen – geistig, körperlich und spirituell. Niemand sagte mir, dass es so sein würde, aber ich wusste es einfach: Wenn ich mich dazu durchringen konnte, ein höheres Gewicht hinzunehmen und meinem Körper zu geben, was er brauchte, war ich frei.

Verkappte Diäten

Die meisten Leute, die zu mir kommen, haben schon mal versucht, ihr Essverhalten zu entkrampfen. Sie haben mit dem intuitiven Essen oder irgendeiner anderen Form von »einfach ausgewogen« oder »hör auf deinen Körper« experimentiert. Sie kommen zur Fuck-it-Diät, weil sie so frustriert sind, dass sie irgendwann Google fragen, weshalb intuitives Essen tatsächlich nichts bringt. Wirklich, das ist die Suchanfrage, mit der die Leute auf meine Website kommen.

Wenn du es schon mal mit Nicht-Diät versucht und nichts erreicht hast, liegt das vermutlich daran, dass deine Beziehung zu deinem Gewicht weiterhin belastet ist und du das intuitive Essen deshalb doch noch als eine Art Diät siehst. Viele meinen, »intuitives Essen« bedeute, dass man wie ein Vögelchen isst und ganz von selbst schlank und glücklich wird. Sie denken, sie könnten mit dem Essen ins Reine kommen, ohne die Beziehung zu ihrem Gewicht zu bereinigen. Das ist ein Fehler, denn zwischen unserer Beziehung zum Essen und unserem Körpergewicht besteht tatsächlich ein sehr enger Zusammenhang.

Bis zu meinem letzten Diätversuch mit der Steinzeitkost hatte ich mir sechs Jahre lang vorgegaukelt, ich würde intuitiv essen. Dabei komme es doch sicher nur auf richtig bemessene Portionen an, dachte ich. Ich hielt auch die Phase, in der ich »wie eine Französin« aß, für intuitives Essen. Aber all das sind nur verkappte Diäten.

Heute weiß ich, dass ich die ganze Zeit immer noch mein Gewicht im Sinn hatte und die meisten Nahrungsmittel fürchtete – was nicht unbedingt heißt, dass ich sie mied. Mein intuitives Essen diente immer noch dem heimlichen Zweck, weniger zu essen, und so etwas rächt sich einfach.

Du hast endlich wieder das Sagen

Überleg mal, wie viele unausgesprochene Verheißungen mit Diäten einhergehen. Bleib vier Monate bei diesem Ernährungsplan, und du wirst ein anderer Mensch sein, ein besserer. Ernähre dich konsequent von Rohkost und blicke täglich in die untergehende Sonne, und du wirst nicht nur immer schöner, sondern wirst auch die weltliche Ebene transzendieren. Bring nur genügend Willenskraft auf, dann kannst du dir einen perfekten Körper schaffen – und hast endlich Grund, stolz zu sein. Halte dich an die Regeln, und alles wird gut. Aber schäm dich, wenn du strauchelst und doch wieder zunimmst.

Ist es nicht offensichtlich, dass das nur zur Katastrophe führen kann?

Die Fuck-it-Diät verspricht dir nichts dergleichen. Du wirst deine alten Vorstellungen vom perfekten Körper wahrscheinlich nicht verwirklichen. Dafür wirst du einen gelassenen, wohligen Körper bekommen – ohne den ganzen Stress, ohne Jo-Jo, ohne Stoffwechselpannen. Aber um dahin zu kommen, kannst du dich nur an deine eigenen Regeln halten. Auch meine Regeln würden dir nichts nützen, schließlich will ich dich ja dazu bringen, dass du deinen eigenen Impulsen, deiner Intuition und deinem Appetit traust und nachgibst und dir dieses ganze Wiegen und Abnehmen ersparst.

Bevor das mit dem Diäthalten losging, gab es eine Zeit (auch wenn du dich kaum noch daran erinnerst), in der du wusstest, wie du dich ernähren musst, und in der dein Selbstwertgefühl noch nicht von deinem Körpergewicht abhing.

Der Weg der Kontrolle, der Willenskraft, des perfekten Körpers ist jetzt zu Ende. Die weitere Reise führt zurück zu dir, wie du warst, bevor du dich mit all den Diäten von dir selbst entfernt und den Weg eingeschlagen hast, der dich zur Lektüre dieses Buchs geführt hat. Du hast auf diesem Weg auf andere gehört und ihre Erwartungen zu erfüllen versucht, die Anerkennung anderer war dir wichtiger als deine eigene. Du kannst das natürlich fortsetzen, aber es wird so trostlos und ergebnislos bleiben, wie es bisher schon war.

Dieses Buch fordert dich dazu auf, all das zu verlernen, was dir dein Selbstvertrauen ausgetrieben hat. Du wirst all das, was dir erlaubt, wieder an dich zu glauben, neu lernen müssen. Dein Weg wird daher natürlich anders aussehen als jeder andere.

Wichtig ist auch zu wissen, dass dieses Buch keine schnellen Lösungen liefert. Die Fuck-it-Diät ist letztlich eine Generalüberholung deines Lebens, keine grandiose 30-Tage-Fettverbrennung, nach der du sagenhaft glücklich und schön sein wirst. Es geht hier nicht um ultimative Schönheitstipps, eher könnte die Sache ein bisschen beängstigend werden. Schließlich wirst du dich von Dingen verabschieden, die bisher dein Selbstwertgefühl ausgemacht und dafür gesorgt haben, dass du dich sicher fühlst. Ich möchte, dass du dich unabhängig von deinem Aussehen und unabhängig von allem, was du und andere so unwahrscheinlich toll an dir finden mögen, wertvoll fühlst.

Die vier Abschnitte der Fuck-it-Diät

Von jetzt an wird es in diesem Buch darum gehen, deine Beziehung zum Essen und zu deinem Gewicht wieder in Ordnung zu bringen, also: Wie man tatsächlich und ganz praktisch ohne Diäten lebt.

Dieser Weg der Fuck-it-Diät hat vier Abschnitte: den physischen, den emotionalen, den mentalen und zuletzt, wenn du dein Schicksal wieder selbst in die Hand nimmst, das blühende Leben. Für die Darstellung in einem Buch musste ich eine Reihenfolge wählen, aber die Schritte folgen in Wirklichkeit nicht säuberlich aufeinander. Leider, denn eine solche lineare Anlage würde das Ganze vereinfachen. Vielleicht nimmst du dir lieber gleich vor, das Buch zweimal zu lesen. Einmal, um zu sehen, was überhaupt drinsteht, und beim zweiten Mal kannst du dann deine speziellen Themen ausgiebig behandeln und dich intensiver mit den Übungen befassen. Aber das entscheidest du. Tu das, was sich für dich richtig anfühlt.

Der physische Teil

In diesem Teil wird es darum gehen, dass wir einfach essen, um die biologischen Folgen der eingeschränkten Nahrungsaufnahme auszugleichen. Auf diesem Gebiet zeigen sich oft besonders schnell erste Erfolge. Den Körper aus dem Krisenmodus zu holen ist nicht so schwer, wie du vielleicht meinst. Da braucht man nur ordentlich Futter und viel Ruhe. Das Schöne daran: Mit dem Abschalten des Hunger-Modus wirst du auch gleich einen beträchtlichen Teil deiner Fixierung auf das Essen los.

Der emotionale Teil

Anschließend sprechen wir über Gefühle und führen uns vor Augen, wie wichtig es ist, wieder in unseren Körper zu kommen und zu fühlen, was da gefühlt werden möchte. Wir werden vom Trostessen reden und erörtern, worin es sich vom Binge Eating unterscheidet und wie man damit umgehen kann, *ohne* sich einzuschränken. Es wird auch von einer anderen Überlebensreaktion die Rede sein, von unserem alten Freund, dem Kampf-oder-Flucht-Reflex, und seinem unmittelbaren Bezug zu ungelösten Gefühlskonflikten. Mit deiner zunehmenden Bereitschaft, all das zu fühlen, was du Jahr für Jahr vor dir hergeschoben oder unter Verschluss gehalten hast, wird sich nicht nur dein Verhältnis zum Essen bessern, sondern auch alles andere in deinem Leben.

Der mentale Teil

Viele untaugliche Regeln rund ums Essen und unsere Figur haben wir einfach übernommen, ob uns das bewusst ist oder nicht. Solche Regeln werden zu Glaubenssätzen, und die können sich auf alles auswirken, was wir tun, denken und fühlen. Unsere Glaubenssätze besitzen Macht über uns, vor allem wenn sie in den Schatten lauern. Deshalb wirst du in diesem Abschnitt lernen, auf deine inneren Überzeugungen aufmerksam zu werden, und du wirst erfahren, wie du ihre Macht über dich brechen und dadurch wieder klar sehen kannst.

Das blühende Leben

Mein Ziel ist, dass du wieder völlig intuitiv mit dem Essen umgehen kannst. Wenn du dir, was das Essen angeht, nicht mehr im Weg stehst, kann der Spaß endlich losgehen. In diesem letzten Abschnitt kümmern wir uns vor allem um tiefes, echtes Ausruhen und darum, dass du gut für dich sorgst, deine Grenzen kennst und achtest, herausfindest, was dir wirklich Spaß und Genuss bereitet, und einiges mehr. Hier wirst du entdecken, wer du wirklich sein möchtest, ohne ständig mit Essen und deinem Körpergewicht beschäftigt zu sein.

———

Über das Buch verteilt findest du außerdem fünf Hauptwerkzeuge, die dir bei der Fuck-it-Diät als Anker dienen. Sie sind alle ganz simpel und nehmen nicht viel Zeit in Anspruch, bewirken aber eine ganze Menge. Lass dich nicht von der Einfachheit täuschen, sie leiten grundlegende Veränderungen ein. Diese fünf Werkzeuge wirst du hoffentlich nach der Lektüre dieses Buchs in deinen Alltag mitnehmen.

Allerdings wird sich nichts ändern, solange du nur über die Dinge nachdenkst – du musst sie schon *tun*.

Fangen wir also an.

II
UND WIE MACH ICH
DAS JETZT?

Der physische Teil

So funktioniert die Fuck-it-Diät:

1. Hör auf, dich einzuschränken.
2. Trau deinem Körper, deinem Appetit, deinen Gelüsten.
3. Ernähre dich für den Rest deines Lebens ganz normal und ganz nach deinem Geschmack.
4. Bejahe das Leben in einem (vermutlich) nicht überschlanken Körper.
5. Tu das, was cool ist und Spaß macht, genieße dein Leben.

Fiele es dir leicht, diese fünf Punkte umzusetzen, müsste ich jetzt nicht weiterschreiben. Doch leider haben wir Angst vor diesen Dingen und scheuen uns davor, uns darauf einzulassen. Jahrzehntelang haben wir in dem Glauben gelebt, um glücklich und gesund zu sein, müssten wir ständig unsere Ernährung und unser Gewicht im Auge behalten.

Daher führt dieser neue Ansatz sehr schnell zu ziemlich komplizierten Gefühlen. Um das alles durchzustehen, brauchen wir viel Hilfe, denn es tauchen alte Ängste auf, und wir verfangen uns immer wieder in alten Mustern. Wir haben da eine Menge zu ver-lernen.

Fangen wir mit dem konkretesten Teil des Weges an, mit der Heilung des Körpers von Entbehrung und Hungersnot. Das ist überhaupt nicht schwer: Wenn du Hunger hast, iss. Wirklich, das war's schon. Der schwierige Teil dieses einfachen Rezepts besteht darin, dass wir uns nicht mehr zugestehen können, so viel zu essen, wie wir gern würden. Manchmal sind tatsächlich die einfachsten Dinge besonders schwer, vor allem wenn wir erst einmal lernen müssen, uns nicht mehr selbst im Weg zu stehen.

Unsere Bedürfnisse können hier sehr verschieden sein, je nachdem, wie unser Körper beschaffen ist und wie lange wir uns beim Essen eingeschränkt haben. Selbst bei Leuten, die meinen, sie hätten sich nicht groß eingeschränkt, kann sich der Hunger als deutlich größer erweisen, als sie vermutet hätten. Zum Glück musst du das nicht vorher wissen, sondern du musst nur deinem Verlangen und deinem Hunger folgen.

Das Schöne an dieser Phase ist ihre Unkompliziertheit. Du hältst deine Heilmittel in der Hand und … isst sie. Unsere Beziehung zum Essen muss wieder neutral werden, und zwar nicht indem wir darüber nachdenken, sondern indem wir essen. Der Körper soll bekommen, was er braucht: Nahrung und Ruhe. Falls dir solch ein Rat unsinnig und verantwortungslos erscheint, vergegenwärtige dir noch einmal das Gesagte. Dich gut ernähren und dich dabei an deinem Hunger orientieren und auf deinen Körper hören, das soll unsinnig sein?

Die Übungen in diesem Teil des Buches verhelfen dir zu konkreten Ergebnissen. Du wirst bald erleben, wie gut es tut zu essen und dich auszuruhen.

→ Dein erstes Werkzeug: Einfach essen

Ja, wir fangen tatsächlich ganz fundamental an. Nahrungsmittel zulassen und essen, das ist der Grundbaustein dieses Buches und der Grundbaustein des Lebens überhaupt. Du musst alle Nahrungsmittel zulassen, wann immer du Hunger hast, bis dein Essverhalten von deinem Körper, deiner Intuition und deinem tatsächlichen Verlangen geleitet wird und nicht mehr vom Hungersnot-Reflex deiner verstörten, hungrigen Psyche.

»Einfach essen«, das widerspricht sicherlich allem, was dein Achtsamkeitslehrer dir beigebracht hat. Aber ich bin auch eine Achtsamkeitslehrerin und sage dir, dass du weder achtsam noch in Frieden sein kannst, wenn du Hunger leidest. Wir befinden uns hier an der Basis dessen, was in der Psychologie als Maslows Bedürfnishierarchie bekannt ist: Nahrung und Ruhe gehören zu den menschlichen Grundbedürfnissen, und solange die nicht erfüllt sind, ist es uns praktisch unmöglich, uns um andere Dinge zu kümmern.[26]

Du musst also von jetzt an und solange du lebst, jeden Tag mehrmals essen. Wenn du Hunger hast, bedeutet das, dass du etwas essen musst. Du hast Hunger, obwohl du eben erst eine Kleinigkeit gegessen hast? Kein Problem, dann brauchst du eben noch was. Wenn du Hunger hast, iss, egal wie viel du schon gegessen hast. Dazu ist Hunger da, und so läuft es, wenn man ein lebendiger Mensch ist.

Wenn ich zum Essen mahne, gilt das nicht nur für unterernährte oder abgezehrte Leute. Das gilt für jeden, der auf Essen fixiert ist, egal wie oft du dich vollschlägst oder wie viel du wiegst. Dies ist ein Werkzeug für dich, und zwar unabhängig von deiner Figur. Auch unabhängig davon, ob du dich eher einschränkst oder ob du ständig beziehungsweise anfallsweise zu viel oder auch viel zu viel isst. Binge Eating ist eine natürliche Reaktion auf den Hungersnot-Modus. Da gibt es nur eine Lösung, und sie ist immer gleich: Sieh zu, dass du isst.

Essen ist heilsam für den Körper und für die Seele und das einzige Heilmittel für *beides*. Dein Stoffwechsel ist durch die Nahrungsreduzierung durcheinander, da hilft nur essen und zunehmen.

Wenn du mal richtig viel isst, dann denk daran, dass dein Körper nicht die Kontrolle verliert, sondern weiß, was er da macht. Lass ihn. Iss. Wirklich, so einfach ist es.

Aber Achtung: Dieses Buch kann natürlich nicht alle individuellen gesundheitlichen Bedürfnisse berücksichtigen. Bei Diabetes, Zöliakie oder ernsten Nahrungsmittelunverträglichkeiten musst du deine Ernährung selbstverständlich entsprechend abstimmen. Und wenn es dir nicht gut geht, solltest du zum Arzt gehen. Ich empfehle Ärzte und Gesundheitsberater, die sich mit »Health at Every Size« auskennen beziehungsweise generell mit Gesundheitsfürsorge, die gewichtsunabhängig ist und nicht auf Diäten pocht. Ärzte sind für dich da, nicht umgekehrt. Also such dir Leute, die für dich und deine Gesundheit da sind, während du eine bessere Beziehung zum Essen und zu deiner Figur aufbaust.

Die Leitfunktion des Körpergewichts

Vielleicht denkst du jetzt: »Ich glaube, das kann ich mal versuchen, ohne zu viel zu essen und ohne zuzunehmen.« Schlag dir das aus dem Kopf. Ich durchschaue dich.

Wenn du unbedingt ausschließen möchtest, dass du zunimmst, kommst du nicht weiter. An dieser Stelle bleiben viele hängen. Sicher hättest du gern, dass ich dir genau sage, wie es mit deinem Gewicht weitergeht, aber ich weiß es einfach nicht, ich kann es nicht vorhersehen. Sehr wahrscheinlich wird die weitere Entwicklung aber ungefähr so aussehen wie die bisherige, weil wir alle unseren Sollwert mit einer bestimmten Schwankungsbreite haben. Diese Schwankungsbreite wird vom Hypothalamus gesteuert, der unser Ess- und Bewegungsverhalten und unseren Stoffwechsel so einpendelt, dass wir gewichtsmäßig in dem Bereich bleiben, in dem sich unser Körper sicher fühlt und am gesündesten ist. Die Sollwerte des Gewichts sind breit gestreut und kaum beeinflussbar.[27]

Wenn der Sollwert bei dir etwas höher liegt, war das nie deine Schuld, und du kannst nur gut für dich sorgen und ... essen. Bei mir war es so, dass ich am Anfang zunahm, aber nicht so stark und nicht so schnell, wie ich erwartet hatte, und an einem bestimmten Punkt nahm ich nicht weiter zu, obwohl ich weiterhin so viel aß, wie ich wollte. Die Obergrenze der Schwankungsbreite meines Sollwerts war erreicht. Als sich mein Essverhalten und mein Stoffwechsel weiter normalisierten, ging das Gewicht sogar wieder ein bisschen zurück. Etwa ein Jahr später stellte sich heraus, dass es kaum noch eine Rolle spielte, was ich aß und wie viel ich mich bewegte. Mein Gewicht blieb von da an immer ziemlich gleich und hat sich die letzten sieben Jahre kaum noch geändert, wenn man von kleinen hormonellen und jahreszeitlichen Schwankungen absieht. Mein Gewicht reguliert sich völlig selbstständig. Es ist ein anderes Leben.

Bei den meisten, die mit der Fuck-it-Diät anfangen, steigt das Gewicht erst einmal bis zur Obergrenze seiner Schwankungsbreite an und sinkt dann irgendwann langsam und ohne besondere Maßnahmen auf einen Mittelwert ab, um sich dort zu stabilisieren. Das bedeutet konkret: Wenn dein Jo-Jo bisher eine Schwankungsbreite von fünfzehn Kilo hatte, wird das bei der Fuck-it-Diät ungefähr so bleiben. Das gilt auch, wenn deine frühere Schwankungsbreite fünfunddreißig Kilo war. Das geht erst mal nicht so leicht runter, ich weiß. Du musst dabei jedoch bedenken, dass Diäten deinen Gewichts-Sollwert immer weiter nach oben verschieben. Durch dein Bemühen, dein Gewicht zu begrenzen, zwingst du deinen Körper praktisch dazu, immer weiter zuzunehmen. Wenn die Angst vor der Verschiebung deines Gewichts-Sollwerts nach oben dich veranlassen kann, mit Diäten ganz aufzuhören, ist das sehr zu begrüßen.

In manchen Zeiten, wie beispielsweise im Winter, ist es ganz natürlich, an Gewicht zuzulegen. Dann werde bitte nicht panisch und starte irgendwelche Gegenmaßnahmen, sondern lass es einfach so sein. Ich verspreche dir, damit fährst du viel besser. Wir neigen in solchen Zeiten zu der Annahme, irgendetwas sei nicht in Ordnung, und versuchen dann sofort unser Gewicht mit Diät wieder in den Griff zu bekommen, während der Körper in Wirklichkeit genau weiß, was er da tut.

So paradox es klingen mag, diesen Zyklus durchbrichst du nur, wenn du zulässt, dass du zunimmst. Mit Zulassen meine ich nicht, dass du dich damit abfindest, ein paar Kilos zuzunehmen, aber vorher schon beschlossen hast, welches Gewicht gerade noch zu akzeptieren ist. Ich meine ... lass es einfach gut sein. *Pfeif drauf.* Entscheide dich dafür, auf deinen Körper zu hören. Wirf die Waage aus dem Fenster und dein Fitbit ins Klo (nein, natürlich nicht, sondern unbedingt sortenrein trennen und entsorgen). Die Normalisierung wird schneller eintreten, als du glaubst. Vertrau darauf, und dein Gewicht wird sich bald stabilisieren.

Und das ist kein Hokuspokus, sondern eine biologische Tatsache. Die Schwankungsbreite deines Körpergewichts ist genetisch verankert und durch deine Lebensweise nur in Grenzen zu beeinflussen – auch nicht durch Diät, die wie gesagt den Sollwert immer weiter nach oben verschieben kann.[28]

Das Körpergewicht langfristig zu kontrollieren ist letztlich ein unerfüllbarer Wunschtraum. Wenn es dir in der Vergangenheit zeitweilig zu gelingen schien, hast du in Wirklichkeit nur die Gegenreaktion eingeleitet, also die Heißhungerattacken mit anschließender Gewichtszunahme. Wir sind biologisch einfach so angelegt, und zwar schon seit vielen Jahrtausenden. Wenn wir uns dagegen durchzusetzen versuchen, erreichen wir nichts.

Gewichtszunahme ist nicht nur wichtig für die Normalisierung des Stoffwechsels, sondern auch für unseren Gefühlshaushalt. Wir müssen uns dieser Angst vor mehr Körpergewicht stellen, und wir müssen lernen, auch mit einem höheren Gewicht glücklich und zufrieden zu sein, uns so zu akzeptieren, wie wir dann sind. Wir dürfen uns nicht mehr vor dem fürchten, was zunehmen für uns *bedeutet*. Wir müssen lernen, bei jedem Gewicht mit uns einverstanden zu sein. Das ist ganz wichtig.

Stell dir vor, du steigst in die Fuck-it-Diät ein und nimmst nicht zu. Das empfindest du sicher als wünschenswert, aber eigentlich ist es gar nicht ideal. So würdest du nämlich weiterhin in der Furcht leben, wie es wird, wenn du doch zunimmst. (Und dazu kommt es natürlich, wenn du mal krank bist, schwanger wirst, wenn die Wechseljahre kommen oder du dir das Fußgelenk brichst. Schließlich bist du ja kein Roboter.) Du würdest nicht nur weiterhin in der Angst vor dem Dickwerden leben, sondern dir auch Sorgen machen, was die Leute von dir denken und wie sie dich behandeln würden und was du selbst von dir halten würdest. All das würde auf dein Essverhalten durchschlagen und würde bestimmen, wie du dein ganzes Leben und deinen Körper erlebst.

Ich habe schon bei so vielen Menschen erlebt, dass sie erst einmal hofften, die Fuck-it-Diät werde sich nicht auf ihr Körpergewicht auswirken, und die schließlich darauf kamen, dass genau diese Hoffnung das Ganze zum Stillstand brachte. Sobald sie ihr Körpergewicht schließlich einfach sich selbst überließen, änderte sich alles, und sie fühlten sich immer freier. Es lag nicht nur daran, dass sie sich ihrer Angst stellten und ihr Appetit sich dadurch normalisierte, sondern genauso wichtig war es zu sehen, dass sie gar nicht übermäßig zunahmen. Es gab da ganz offensichtlich eine natürliche Grenze, an der sich der Appetit normalisierte und das Gewicht stabilisierte. Das gilt für alle Menschen, egal welche Veranlagung sie haben, für die von Natur aus dünneren ebenso wie für die gewichtigeren: Es ist wichtig und auch möglich, die Gewichtszunahme in dieser Phase zu akzeptieren, und es hilft wirklich weiter.

Einer meiner Schülerinnen hat mir Folgendes geschrieben: »Ich hätte nie gedacht, dass ich mal so reden würde, aber ich bin dankbar für meine Gewichtszunahme. Ich habe mit der Fuck-it-Diät nicht nur zugenommen, sondern auch eine andere Figur bekommen. Heute kann ich es kaum noch nachvollziehen, dass ich mich früher nur akzeptieren konnte, wenn ich schlank war (was aber eigentlich nicht überraschend ist, denn im Grunde konnte ich mich gar nicht akzeptieren). Ich bin so dankbar, dass ich das alles irgendwann so fragwürdig fand und ich darauf gekommen bin, dass ich mir mit jeder Figur recht bin. Was mein Glück angeht, war das die entscheidende Kehrtwendung.«

Viele Ängste verbinden sich mit dem, was andere vielleicht über unsere Figur denken, aber sogar Leute, die entsprechende Kommentare abgeben, interessieren sich im Grunde nicht für *deine* Figur, sondern nur für ihre eigene. Es kommt darauf an, was du über dich selbst denkst – und das gehört glücklicherweise zu den Dingen, die sich ändern lassen.

Wenn du in den Genuss der mit der Fuck-it-Diät verbundenen Freiheit kommen möchtest, musst du damit einverstanden sein zuzunehmen, daran führt kein Weg vorbei. Falls du an Bord kommen möchtest, deinen Körper aber im Moment noch nicht so richtig akzeptieren kannst, solltest du dir zumindest sagen können, dass dieses Akzeptieren jetzt ansteht. Das ist ein sehr guter Anfang.

Im Verlauf des Buches werde ich dich immer wieder mal auffordern, etwas aufzuschreiben oder zu tun, damit du das, was ich hier erzähle, besser in deinen Alltag übertragen kannst. Denk nicht zu viel nach, schreib ganz ungezwungen und entspannt.

Kannst du »gewichtsneutral« sein?

Notiere mindestens fünf Gründe dafür, dass dein Gewicht vielleicht gar keine so große Rolle spielt. Hier ein paar Beispiele dafür, wie das klingen könnte.

»Meine Tante ist schon immer dick gewesen, aber sie ist bei allen beliebt und eine bekannte Malerin.«

»Mit meiner Gesundheit sah es vor den ganzen Diäten besser aus.«

»Meine Figur hat beim zweiten Jura-Staatsexamen keine Rolle gespielt, daher sollte sie mich auch nicht daran hindern, meinen Beruf auszuüben.«

»Meine glücklichste Beziehung hatte ich, als ich dicker war.«

Das sind nur Beispiele, meine Tante ist in Wirklichkeit keine berühmte Malerin.

Nimm was aus deinem Leben, oder lass dich von diesem Buch anregen. Wenn du mehr als fünf Argumente findest, umso besser.

Du bist kein Auto

Du bist weder ein Roboter noch eine Maschine. Deine »Treibstoffversorgung« funktioniert auch nicht wie bei einer Maschine. Du bist viel komplizierter. Die Evolution hat deinen Stoffwechsel zum Beispiel so eingerichtet, dass er langsamer wird, wenn du nicht genügend Nahrung bekommst. Kalorienzählen ist folglich müßig und gegenstandslos, dein Stoffwechsel passt sich einfach den Gegebenheiten an und klammert sich an seine Reserven, sobald er feststellt, dass weniger zugeführt wird.

Er versucht dann, weniger Energie zu verbrauchen und dich zum Essen zu bewegen. Wenn du also die Kalorienzufuhr in irgendeiner Weise einschränkst, denkst du zunehmend und immer ausschließlicher ans Essen, hast immer Hunger, wirst müde und nimmst zu – all das geschieht, um dein Leben zu retten. Solche Symptome zeigen oft an, dass der Stoffwechsel heruntergefahren wurde.

Du bist also kein Auto, aber ich möchte den Vergleich trotzdem ziehen, weil ich damit einiges verdeutlichen kann. Wenn du etwas isst, bringst du deinen Stoffwechselmotor auf Touren, du schürst das Stoffwechselfeuer, das jetzt mehr Brennmaterial hat und auflodert. Du signalisierst dem Stoffwechsel, dass er sich beschleunigen soll, um das Gegessene zu verdauen und umzusetzen. Je mehr du isst, desto nachdrücklicher forderst du den Stoffwechsel zu beschleunigtem Umsatz auf, und je weniger du isst, desto langsamer wird er, um dein Überleben nicht zu gefährden.

Der Körper möchte essen und sich ausruhen, und wenn du ihm das gewährst, merkt er und glaubt schließlich auch, dass er mit ausreichender Zufuhr an Nahrung rechnen kann. Zunächst nimmt er vorsichtshalber zu, um weiteren »Hungersnöten« vorzubeugen, doch dann geht er zunehmend zu einem normalen Umsatz über und verlässt den Sparmodus.

Hast du aus irgendeinem Grund gehungert und isst dann wieder, wird sich dein Körpergewicht irgendwann in dem für dich richtigen Bereich stabilisieren. Auch dein Appetit normalisiert sich und ist leichter zu befriedigen. Dir steht mehr Energie zur Verfügung, du bist eher zu Spaziergängen bereit und hast generell mehr Bewegungsdrang, aber nicht wegen Stress und nicht aus der Sorge, du könntest immer schlapper werden, sondern weil du wirklich einfach Lust auf Bewegung hast.

Chronische Müdigkeit ist ein Problem, das viele Diäter kennen, ohne jedoch zu wissen, dass es von ihrem »gesundheitsfördernden« Essverhalten kommt. Meine Schülerin Diana erzählt: »Ich habe jede Art von Bewegung gehasst. Alles war so mühsam und lästig. Im Laufe der Zeit war ich bei etlichen auf chronische Müdigkeit spezialisierten Ärzten, aber keiner konnte mir sagen, warum ich immer so müde und kraftlos war. Dann kam ich darauf, dass ich einfach essen muss – und zwar ordentlich!«

Kalorien zu zählen ist auch deshalb müßig, weil jeder Körper aus der Nahrung, die ihm zugeführt wird, unterschiedlich viele Kalorien aufnimmt. Je gesünder die Verdauung, desto höher die Kalorienausbeute. Und wenn es deiner Verdauung nicht gut geht, kann dein Körper aus dem, was du isst, entsprechend weniger Kalorien aufnehmen. Das mag erst mal ganz gut klingen, aber schlechte Verdauung mit weniger Kaloriengewinnung ist natürlich nicht so gut für die Gesundheit, schon weil »weniger Kalorien« nicht einfach besser ist.

Wenn sich jemand Gedanken um die Gesundheit seines Stoffwechsels macht, beeile ich mich immer zu erklären, dass Essen auf jeden Fall gut für den Stoffwechsel ist. Essen und Ruhe heilen den gestressten und ausgebremsten Stoffwechsel. Und ein gesunder Stoffwechsel bleibt durch Essen und Ruhe gesund. Wenn du Hunger hast, iss. Hunger ist gesund. Nahrung hält deine Organe und Muskeln instand oder bringt sie wieder in Schuss.

Wenn deine Vergangenheit von Verzicht geprägt war, wodurch der Stoffwechsel ständig gehemmt wurde, ist Essen das Einzige, was deinen Stoffwechsel wieder aufbaut und ihm einen normalen, gesunden Umsatz erlaubt.

Hungerlogik

Angenommen, du hättest eine Zeitlang gehungert – was glaubst du, wie lang es dauern würde, dich mit Nahrung wieder aufzubauen, bis der Normalstand erreicht ist? Ein paar Monate? Ein Jahr? Welchen Zeitraum hältst du für realistisch, angesichts dessen, wie lange du gehungert hast? Und woran erkennst du, dass alles wieder normal ist?

Die Angst vor dem Hunger

Isst du vorsorglich, damit du ja nie richtig Hunger leiden musst? Fürchtest du den quälenden Hunger, weil du weißt, wie schnell dieser in einer Heißhungerattacke mündet? Glaubst du, du dürftest erst essen, wenn dir schon schwarz vor Augen wird vor lauter Hunger? Bekommst du Panik, wenn du nach dem Essen gleich wieder Hunger hast? Oder wenn du nach dem Essen so richtig satt bist? Stopfst du dich bei Hunger sofort voll, als könnte es sein, dass du nie wieder etwas bekommst? Unsere verschiedenen Ängste und Gewohnheiten untergraben ein normales Essverhalten.

In meinem ersten Collegejahr an der New York University war ich vegane Rohköstlerin. Ich absolvierte außerdem eine erstklassige Musical-Ausbildung, aber meine Identität als Schauspielerin stand weit hinter einer anderen zurück: meiner Identität als zwangsneurotische vegane Rohköstlerin, die Unsummen für veganes Rohkost-Trockenfutter und Cashewcreme-Desserts ausgab.

In meiner einstündigen Mittagspause fuhr ich zwanzig Minuten zu einem veganen Rohkost-Bioladen im West-Village und zwanzig Minuten wieder zurück; die restlichen zwanzig Minuten quälte ich meinen armen, um Fassung ringenden Körper mit unverdaulichen Salaten und abartigen Desserts aus gekeimten Nüssen, bevor ich mich auf den Weg zum nachmittäglichen Schauspielunterricht machte.

Durch diesen Unterricht plagte ich mich mit einem Bauch voller Sprossen und Salatblättern, die sich weigerten, verdaut zu werden, und konnte immer nur an meine kränklich wirkende Haut denken. Wieso brachte mich die vegane Rohkost nicht zum *Strahlen*, wie es mir alle versprochen hatten?

Im Namen der Gesundheit habe ich meinem Körper wirklich so einiges an heftigen und irrsinnigen Diäten zugemutet, aber die vegane Rohkost dürfte der Gipfel gewesen sein. Zum Weihnachtsessen brachte ich eine Papaya mit ... und aß sonst nichts. Wenn ich in der Familie oder im Freundeskreis gefragt wurde, wie lange ich bei dieser Ernährung bleiben wolle, sagte ich: »Immer.« Und ich meinte das auch so. Es lief nicht wirklich gut, aber ich musste es durchziehen. Ich war überzeugt, dass es sich irgendwann auszahlen würde – in Form von strahlender Gesundheit.

Einmal sagte ich beim Ballettunterricht, ich sei unpässlich und könne nicht mitmachen, doch tatsächlich hatte ich mit Saftfasten begonnen. Da ich bereits vegane Rohköstlerin war, betrieb ich damit eigentlich Entschlackung in der Entschlackung, und zwar mit zuckerfreien Säften. Das bedeutete, dass ich ein paar Tage lang nur Gurken- und Grünkohlsaft im Gegenwert von zwölf Dollar pro Tag trank. Ich schlotterte vor Kälte und war völlig entkräftet, deshalb durfte ich mich an den Rand setzen und sah, an den Spiegel gelehnt, den anderen bei ihren Pliés zu. Ein schlechtes Gewissen hatte ich nicht, schließlich war ich überzeugt, dass ich all meine Gesundheitsprobleme in ein paar Tagen weggefastet haben würde.

Bei mir wurde nie offiziell eine Essstörung diagnostiziert. Ich war nie so dünn, dass man sich Sorgen gemacht hätte, und vor mir selbst beschönigte ich meinen Zustand mit der Feststellung, ich sei eben ein Gesundheitsfreak. Ganz sicher war mein Essverhalten gestört, aber es passte nicht in die Schablonen, die dafür existieren. Oder gibt es einen medizinischen Fachbegriff für »wenn ich nur noch an Essen, Diät, Gewicht und – igitt – Giftstoffe denken kann«?

Zum Glück sorgte die Biologie immer dafür, dass sich mein Körper an den Tagen nach einer Entschlackungskur die entgangenen Kalorien gnadenlos zurückholte. Genau das soll man zwar nach den Aussagen der Fastengurus überhaupt nicht tun. »Iss nach dem Saftfasten ein paar Tage lang nur Orangen«, raten sie. Also nein, wirklich nicht, tut mir leid. Für mich und viele andere führt in dieser Situation kein Weg mehr an einem Gelage vorbei. Auf anhaltenden Hunger reagiert der Körper mit anhaltendem Futtern, so ist er einfach angelegt. Und wenn du dagegen ankämpfst und es dir auch noch gelingt? Dann hast du eine durch gewaltsamen Verzicht bedingte Essstörung, um nicht zu sagen Anorexie: Du setzt dich über deine biologische Veranlagung hinweg. Deshalb bin ich bei mir selbst nie von einer Essstörung ausgegangen. Ich konnte einfach nicht anhaltend auf Essen verzichten.

Unser Körper ist hormonell darauf eingestellt, Hunger zu fürchten und zu meiden. Wenn du nicht genug gegessen hast, wird das appetitanregende Hormon Ghrelin vermehrt ausgeschüttet. Es steigert deinen Hunger und fährt zugleich den Stoffwechsel herunter, bis der Körper endlich wieder genug Nahrung bekommt. Dein Körper möchte dich und sich davor bewahren, dass du zu wenig isst und sein Überleben gefährdest. Deshalb sorgt er dafür, dass du immer bestrebt bist, so viel zu essen, wie du bekommen kannst. Für ihn ist es wichtig, lange Hungerperioden zu vermeiden. Auf diese Weise überleben ganze Arten: durch die ständige Ausrichtung auf Nahrungsaufnahme und Sättigung.

So wird Hunger ganz allmählich zum Feind, und es kommt nicht von ungefähr, dass Diätbücher und Diätgurus ihn so darstellen, als wäre er ein Problem, das man beseitigen muss. Du hast ständig Hunger? Nur weil du dich falsch ernährst! Iss das, was in meinem wissenschaftlich fundierten Ernährungsplan steht, und du wirst nie wieder Hunger haben!

Irgendwann ist Hunger für dich nicht mehr einfach unangenehm, sondern du verbindest Hunger darüber hinaus mit Heißhungerattacken und mit dem Gefühl, immer wieder total zu versagen.

Appetitlosigkeit bedeutet normalerweise, dass jemand krank, wenn nicht sehr krank ist. Keinen Hunger zu haben ist absolut kein gutes Zeichen, sondern bedeutet, dass etwas ganz und gar nicht stimmt und du vielleicht schon auf den Tod zutreibst. Trotzdem habe ich unzählige Diäten studiert und gemacht, in denen es immer darum ging, von Gelüsten oder überhaupt von Hunger frei zu werden. Da wurde suggeriert, dass Hunger dein Bemühen um Gesundheit und Schönheit untergräbt. Damit wird ein Keil zwischen dich und deinen Körper getrieben. Ich meine, wenn du den Signalen deines Körpers nicht trauen kannst, worauf kannst du dann überhaupt noch vertrauen?

Wenn wir kein Verlangen mehr nach Essen haben möchten, können wir doch gleich Kokain schnupfen, da schlagen wir zwei Fliegen mit einer Klappe: keinen Hunger, keine Müdigkeit. Dann noch ein bisschen Heroin, um nichts mehr zu fühlen. Menschsein abschaffen. Dafür Diät und Drogen. Alle gesunden normalen menschlichen Körperfunktionen abschalten. Was tun wir da?!

Es geht in erster Linie darum, den Hungersnot-Modus hinter uns zu lassen. Sieh einfach zu, dass dein Körper keine Angst mehr davor hat, hungern zu müssen. Hunger bekommst du dann natürlich immer noch, aber es ist keine große und unglaublich schwierige Sache mehr. Ich lebe heute in dem Bewusstsein, bei Hunger einfach so viel essen zu können, wie ich möchte und brauche.

Falls du also Hungerangst in irgendeiner Form hast, kannst du sie überwinden, indem du ausreichend isst. Überrascht?

Je beständiger und regelfreier Nahrungsaufnahme zugelassen wird, desto gelassener werden Körper und Geist gegenüber diesem Thema. Erlaube dir zu essen, und es wird dir immer selbstverständlicher werden, dass Hunger ein ganz normaler Bestandteil des Tages und leicht zu beheben ist.

Wenn sich der Hunger meldet, sollst und darfst du essen. Iss dich satt. Wenn du nach der Mahlzeit immer noch Hunger hast, hast du nicht genug gegessen, so einfach ist das. Wenn du erst einmal zu viel isst, weil du früher nicht genug essen durftest, lass das ruhig so sein. Du lernst ja noch. Das klingt vielleicht zu einfach, um wahr zu sein, aber wenn du jetzt mehr isst, als du eigentlich möchtest, handelt es sich dabei nur um ein Überbleibsel der alten Befürchtungen, dass es nicht genügend zu essen geben wird oder dass wieder einmal eine Diät ansteht. Versichere deinem Körper geduldig, dass keine Diät bevorsteht. Hunger ist kein Versagen. Es geht nicht darum, ihn abzuschaffen. Es geht darum, Freundschaft mit ihm zu schließen.

Lange habe ich den Hunger als meinen Todfeind gesehen, und heute zähle ich ihn zu meinen besten Freunden. Aber natürlich ist Hunger in gewisser Hinsicht auch gefährlich: Ignoriere ihn, und er bringt dich um. Hör also auf, ihn zu ignorieren.

Deine Beziehung zum Hunger

Wie sieht deine Beziehung zum Hunger aus? Was denkst und fürchtest du? Was wünschst du dir? Wie beurteilst du Hunger? Welche Glaubenssätze hast du über Hunger? Wie versuchst du deinen Hunger zu manipulieren? Schreib alles auf, was dir dazu in den Sinn kommt.

Das Diätpendel

Zu jeder Aktion gehört eine gleich große entgegengesetzte Reaktion, das ist wissenschaftlich erwiesen. Genauso funktioniert Diät: Das Pendel muss schwingen, und als Gegenreaktion wirst du Hunger, Hunger, Hunger haben. Völlig undenkbar, dass man von eingeschränkter Nahrungsaufnahme ganz mühelos wieder zu normalem Essen übergehen kann. Erstens kann dein Gehirn nicht so schnell umschalten, und zweitens braucht dein Körper mehr als lediglich genügend Essen, um sich zu normalisieren und zu heilen.

Es ist so gut wie sicher, dass du eine ganze Weile richtig Hunger haben wirst. Höchstwahrscheinlich wirst du eine Zeitlang mehr essen wollen, als du für zulässig oder gesund hältst. Und du wirst dich ganz darauf einlassen müssen. Manchmal wirst du meinen, du hättest schon mehr als genug gegessen, und dann schockiert und ärgert es dich, dass du gleich wieder Hunger hast. Oder du hast ordentlich zugelangt, weißt aber trotzdem nicht so genau, ob du tatsächlich satt bist oder nicht. Das wird dich ziemlich verunsichern, aber es ist normal, und es geht vorbei. Das Pendel schwingt auch wieder zurück.

Damit keine Missverständnisse entstehen: Die Fuck-it-Diät soll nicht deinen Appetit »heilen«, damit dein Wunsch zu essen verschwindet. *Es geht nicht darum, keinen Hunger zu haben.* Sondern *Essen mit Appetit* soll für den Rest deines Lebens ein fester Bestandteil deines Alltags sein.

Wenn du das Pendeln zwischen Hunger und Verlangen zulässt, wirst du bald keinen Grund mehr haben, viel über das Essen nachzudenken. Sobald du dich aber gegen den Pendelschwung stemmst, störst und untergräbst du diesen Prozess, und das wird dir nicht bekommen. Den Hunger zu unterdrücken bringt dich nicht weiter. Die Lösung liegt darin, ihn anzunehmen und zu bejahen.

Damit sind aber alle möglichen Befürchtungen verbunden, die ungefähr so aussehen: Wenn ich meinem Hunger nachgebe, wird er nie mehr aufhören, ich werde nicht mehr aufhören können zu essen und aufgehen wie eine Dampfnudel, und bei meiner Beerdigung werden sie alle nur die Augen verdrehen.

Nein, du wirst nicht endlos weiteressen und endlos in die Breite gehen, das Ganze ist kein Fass ohne Boden. Und du wirst dich auch nicht als der einzige Mensch erweisen, bei dem die Fuck-it-Diät nicht funktioniert. Es spielt keine Rolle, ob du jahrelang esssüchtig gewesen bist – wenn du es warst, dann, weil du deinem Körper Nahrung verweigert hast. Die Heilung besteht darin, dass du damit einfach vollständig aufhörst.

Wenn du Hunger hast, iss

Eine andere häufige Suchanfrage, die viele Besucher auf meine Website führt, lautet: »Ich habe immer Hunger. Was kann ich da machen?« Tja, was denkst du? Zu überlegen, wie wir den Hunger loswerden können, statt einfach zu essen, ist der reine Irrsinn. Viele von uns sind inzwischen so verunsichert und durcheinander, dass sie den Hunger als eine Art schreckliche Krankheit sehen, die sie irgendwie heilen müssen, nur eben nicht mit Essen. Aber das Gehirn mit kleineren Tellern auszutricksen oder den Bauch mit Wasser oder Kaffee zu füllen, ist nicht die Lösung. Auch nicht der neueste Appetitzügler. Essen ist die Lösung. Iss.

Diäten wollen uns immer irgendwie gegen den Hunger wappnen, aber genau das Gegenteil ist richtig: Du darfst und solltest unbedingt etwas essen, wenn du Hunger bekommst. Das ist nicht nur eine biologische Selbstverständlichkeit, sondern du musst dir und deinem Körper über einen längeren Zeitraum glaubhaft beweisen, dass du dem Hungerimpuls zuverlässig nachgeben wirst. Dein Körper und deine Nerven können erst ruhiger werden, wenn du sie eine Zeitlang wirklich gut ernährt hast.

Also: Wenn du Hunger hast und gern etwas essen würdest, dann iss, auch wenn du meinst, du hättest schon reichlich gehabt. Heißt das, du sollst in solchen Fällen augenblicklich etwas essen? Nein, das heißt es nicht, aber in der ersten Phase der Fuck-it-Diät musst du erst einmal beweisen, dass du dein Bedürfnis nach Essen zuverlässig befriedigen wirst. Irgendwann später wirst du ganz sicher sein können, dass du immer für ausreichende Ernährung sorgst, und dann wird es kein Problem mehr sein, mit dem Essen auch mal zu warten, wenn gerade keine Zeit ist.

Hunger besagt nicht, dass irgendetwas nicht in Ordnung ist, sondern zeigt nur an, dass wir etwas zu essen brauchen. Eine Leserin schrieb mir: »Meine Kollegin hat mir eben gesagt, sie hätte schon zwei Liter Wasser getrunken und sie könne nicht verstehen, weshalb sie immer noch Hunger hat. Ich sagte ihr, dass sie etwas zu essen braucht, daraufhin sah sie mich an, als hätte ich zwei Köpfe. Und das Allerschlimmste: Wir sind beide im Gesundheitsbereich tätig.«

Was den Zusammenhang zwischen Hunger und Gesundheit angeht, gibt es viel Verwirrung. Auf jeden Fall vergiftet es unsere Beziehung zum Essen und zu unserem Körper, sobald wir Hunger in irgendeiner Weise als Problem sehen. Achte also darauf, welche Regeln dir im Kopf herumspuken, wenn es um Ernährung geht. Zum Beispiel, zu welcher Tageszeit man etwas essen darf oder nicht: Man soll gleich nach dem Aufwachen etwas essen, man soll nach dem Aufwachen einige Zeit abwarten, bevor man etwas isst, zwischen Abendessen und Schlafengehen sollen ein paar Stunden vergehen ... Alle Regeln dieser Art kannst du knicken. In meinen ersten drei Jahren Fuck-it-Diät habe ich immer gegen Mitternacht ziemlich viel gegessen, und zwar im Bett. Ich habe versucht, dagegen anzukämpfen und früher Hunger zu haben, aber es ging nicht. Schließlich ergab ich mich und vertraute mich meinem natürlichen Rhythmus an. Ich aß mich satt, wenn ich Hunger hatte, und das war nun mal genau zu der Zeit, wenn ich ins Bett ging. Es erstaunt mich heute noch, wie gut sich dann alles entwickelte. Nach ein paar Jahren war alles vollkommen anders. Heute muss ich abends nicht mehr viel essen, und manchmal brauche ich gar nichts. Aber es dauerte seine Zeit und brauchte mein volles Vertrauen, bevor sich die Dinge von selbst änderten.

Ich sage nicht, dass du es auch so machen sollst. Ich versuche dir nur nahezubringen, dass du ruhig mal etwas tun kannst, wovon dir jeder abraten würde, und dass vielleicht gerade dieser Ungehorsam das ist, was dein Leben wirklich verbessert. Wirklich, die Regeln anderer besagen gar nichts.

Ich wünsche mir, dass du all deine Schuldgefühle, allen Stress und alle Grübeleien um das Essen ganz und gar loswirst, weil es total sinnlos ist und nie etwas bringen wird und dich nur ins »reaktive Essen« treibt: Du schlägst dich erst recht oder mit »Verbotenem« voll. Deinen natürlichen Hunger hast du jahrelang zu gängeln versucht, und jetzt wird es Zeit, dass du dich einfach essen lässt. Die Befürworter des intuitiven und achtsamen Essens werden dir einschärfen, nur dann zu essen, wenn du auch wirklich Hunger hast. Ich finde auch, dass essen besonders schön ist, wenn man echt Hunger hat. Aber »nur dann essen, wenn du Hunger hast«, gehört nicht zu den Regeln der Fuck-it-Diät.

Denn was passiert, wenn du glaubst, dass essen nur bei Hunger erlaubt ist? Du denkst immer öfter darüber nach, ob essen jetzt gerade erlaubt ist oder nicht. Das verursacht Stress und bringt dich ganz durcheinander, und am Ende isst du dann doch, wenn du keinen Hunger hast. Da lauert der große Widerspruch. Jetzt bekommst du nämlich Gewissensbisse, und schon bist du wieder in diesem Teufelskreis.

Zu essen, wenn du keinen Hunger hast, ist kein Verbrechen und ist auch nicht problematisch. Selbst wenn man ein ganz entspanntes, normales Verhältnis zum Essen hat, kommt es vor, dass man etwas isst, ohne Hunger zu haben. Deine Kollegin hat Plätzchen gebacken und bietet dir gleich nach dem Mittagessen eins an. Nimmst du es an, obwohl du keinen Hunger hast? Aber ja. Keine große Sache.

Ein Stück vom Geburtstagskuchen genießen, sich noch so ein herrliches Schälchen mit Nachtisch gönnen, bei jemandem probieren, wenn du mit deinem Essen schon fertig bist, am Abend mehr essen, als du wirklich brauchst, oder auch schnell zwischendurch irgendwas futtern, wenn du weißt, dass du erst später dazu kommst, richtig zu essen – all das ist völlig normal und setzt nicht unbedingt voraus, dass du Hunger hast.

Das Ziel der Fuck-it-Diät ist, alle Esssituationen zu entspannen, die dir bisher schwer zu schaffen gemacht haben. Das unterscheidet sie von den »Diät-Diäten«. Je weniger hoch wir das Essen hängen und je weniger es da zu »vermasseln« gibt, desto weniger neigen wir dazu, uns das Hirn zu zermartern und ins reaktive Essen abzurutschen. Wenn wir gut ernährt sind und essen für uns eher unbelastet und neutral ist, macht es nebenbei gesagt nicht viel Spaß, ohne Hunger zu essen. Es ist dann irgendwie nichtssagend und ein bisschen unangenehm. Sobald es erlaubt ist, ist es nicht mehr besonders verlockend.

Wenn du grundsätzlich entspannter mit dem Essen umgehen kannst, wirst du sehr wahrscheinlich keine große Lust mehr haben, ohne richtigen Hunger zu essen. Aber noch einmal: Echtes intuitives Essen hat nichts mit der Einstufung deines Hungers auf einer Skala zu tun, sondern damit, dass du bei Hunger einfach zulangst, wie du gerade magst, und dann mühelos aufhörst, sobald du satt bist. Das lässt sich aber nicht erzwingen. Du isst einfach und lässt zu, dass sich Vertrauen und Intuition auf ganz natürliche Weise einstellen. Bis dahin musst du dich nicht immer gleich geißeln, wenn du mal isst, ohne Hunger zu haben.

Immer wieder bekomme ich zu hören: »Aber mein Problem besteht darin, dass ich *ständig* ohne Hunger esse.« Wo das als riesengroßes Problem erlebt wird, ist das Essen ohne Hunger eine nervöse Reaktion, und zwar in aller Regel auf *Einschränkung* der Nahrungszufuhr. Du befürchtest dann, das Gewünschte oder Benötigte nicht zu bekommen, oder du befürchtest, dass du dir nicht gestatten wirst, es zu essen. Die Nerven reagieren auf die Angst vor einer bevorstehenden Diät – einer weiteren Diät. Hinter dieser Reaktion steckt die Angst, irgendwann wirklich großen Hunger zu leiden, und daher isst du besser jetzt gleich alles auf, auch wenn du keinen Hunger hast.

Was also ist vor allem anderen wichtig? *Dass alles Essen jederzeit zugelassen wird, auch wenn du keinen Hunger hast!*

Klingt irgendwie total verrückt, ich weiß. Macht nichts. Nur so geht es, nur so finden wir zu einer normalen, entspannten Beziehung zum Essen zurück.

Jetzt denkst du sicher: »Und was ist mit dem, was wir Trostessen nennen?« Stimmt, Menschen essen mitunter zwanghaft, um sich alle möglichen Gefühle vom Hals zu halten. Keine Sorge, darauf kommen wir im emotionalen Teil dieses Buchs noch ausgiebig zu sprechen. Aber auch hier gilt: Emotional bedingtes Essen lässt sich nicht durch Beherrschung heilen, das wäre schon wieder Verzicht und Einschränkung. Man muss bei den Ursachen ansetzen, und genau das werden wir tun.

Gerade auf diesem Gebiet der Gefühle werden wir eine Menge in Bewegung bringen, versprochen. Fest steht aber schon jetzt: Wenn du versuchst, dich am Essen – auch am Trostessen – zu hindern, bist du schon wieder im Verzicht-Modus, und Verzicht wird dir auf keinen Fall helfen. Erst musst du mit dem Verzichten und Einschränken aufhören.

Zum zwanghaften Essen und Trostessen kann es also durch Angst vor Nahrungsentzug kommen. Solange diese Befürchtung auch nur im Hintergrund lauert, wird das Essen bei dir immer etwas Zwanghaftes haben, da kannst du so viele Gefühle durchlebt und bearbeitet haben, wie du willst. Auch der Grad deiner Achtsamkeit macht hier nicht viel aus. Und mögliche andere Gründe für zwanghaftes Essen wirst du weder klar benennen noch ausschalten können, wenn du in der biologisch und psychisch verankerten unterbewussten Angst vor einer weiteren Diät lebst. Um diese Angst abzubauen, musst du deinen Körper und dein Bewusstsein davon überzeugen, dass keine Hungerphase und keine weitere Diät bevorsteht. Das gelingt, wenn du einfach isst.

Ja, sicher, da spielt auch die Befürchtung hinein, dass du dir nicht nur angewöhnst, bei Hunger zu essen, sondern dass du weiterisst, wenn du keinen Hunger hast, bis du irgendwann mit gut zwei Zentnern in deinem Bett stirbst. Aber so läuft das nicht. Du hast dich ja aufgrund deiner unterbewussten Angst vor Mangel bereits darauf trainiert, auch ohne Hunger zu essen. Unwissentlich hast du dich in eine äußerst unerquickliche Beziehung zum Essen hineinmanövriert. Der Ausweg heißt: Essen.

Janet schrieb mir: »Letzte Woche habe ich beim Essen eine ganz neue Erfahrung gemacht. Wir waren Tacos essen, und meine Freunde wollten danach noch ein Eis. Mir war eigentlich nicht danach, ich war richtig satt, hab aber trotzdem ein Eis genommen und ein bisschen davon geschleckt. Was dann passierte, hätte ich früher nicht einmal für möglich gehalten: Ich ließ den Rest stehen. Kein Stress, keine jagenden Gedanken, kein schlechtes Gewissen, einfach ... total normal. Was ist aus mir geworden?«

Lupita, ebenfalls meine Schülerin, erzählt von einem Erlebnis in einem Restaurant, das sie gern besucht. Nach dem Essen fühlte sie sich angenehm satt. Sie hatte an ihrem natürlichen Sättigungspunkt mit dem Essen aufgehört, und das war schon etwas ganz Neues für sie, jedenfalls war sie satt und wollte nichts mehr. Dann bot ihr die Bedienung einen kostenlosen Nachtisch an, wie das manchmal bei Stammgästen gemacht wurde. »Früher«, erzählt sie, »wäre ich hier wirklich in der Klemme gesessen. Entweder hätte ich abgelehnt und das Gefühl gehabt, unhöflich oder grob zu sein, oder ich hätte es gegessen und hätte mir dabei über mich selbst geärgert. Diesmal haben mein Mann und ich so viel davon gegessen, wie wir konnten, obwohl wir satt waren. Wir waren jetzt richtig voll, aber ich hatte zum ersten Mal das Gefühl, dass daran nichts auszusetzen ist. Ich war weder besorgt, noch hatte ich Gewissensbisse, und es hat auch später nicht zu exzessivem Essen geführt. Das ist eine wirklich gewaltige Veränderung.«

Essen ohne Hunger

Iss eine Woche lang mindestens einmal am Tag, ohne Hunger zu haben. Wie viel, entscheidest du selbst. Wo und wann und weshalb und wie, bleibt dir ebenfalls überlassen. Iss einfach, obwohl du keinen Hunger hast, und schau, wie du dich dabei fühlst.

Wichtig ist, dass du dir dabei selbst auf die Schulter klopfst, weil du dabei bist, Essen für dich neutral zu machen. Es ist einfach nur Essen.

Das mag wie eine völlig unverantwortliche Übung klingen. Aber mach sie, und du wirst sehen, dass eigentlich nichts dabei ist zu essen, wenn du keinen Hunger hast. Es macht nicht einmal richtig Spaß.

Die Falle des achtsamen Essens

Achtsames Essen besteht traditionell darin, dass du ganz besonders langsam isst und dabei sehr bewusst auf alle Einzelheiten achtest und auf deinen Körper eingestimmt bist. Die Betonung liegt auf der Langsamkeit, denn du sollst bewusst wahrnehmen, wie es ist, Hunger zu haben, zu essen und schließlich satt zu sein. Genau besehen muss intuitives Essen nicht unbedingt langsam sein, sondern soll instinktiv ablaufen. Aber vermittelt und gelehrt wird es meist als langsames, achtsames Essen, deshalb werden die Begriffe »achtsames Essen« und »intuitives Essen« oft synonym verwendet.

Die Fuck-it-Diät meint genau das, was ihr Name sagt: Fuck it. Dafür gibt es gute Gründe. Mir hat die Fuck-it-Diät geholfen, nachdem ich mit dem achtsamen Essen sechs Jahre lang überhaupt nichts erreicht hatte. Menschen mit Essstörungen wenden sich dem achtsamen Essen nämlich sehr gern zu, weil sie auch auf diese Weise ihre Nahrungsaufnahme überwachen und begrenzen können, um damit ihr Erscheinungsbild zu beeinflussen. Der Gedankengang könnte etwa so aussehen: »Wenn ich einfach nur ganz langsam und achtsam und intuitiv esse, liege ich auf jeden Fall richtig, und alles wird ganz wunderbar, dann bin ich für immer schön und liebenswert und ernte Beifall und bin schlank wie Kate Middleton und heirate vielleicht sogar noch einen Prinzen.«

Plag dich nicht damit, langsam, achtsam und intuitiv zu essen. Ich erlebe immer wieder, dass *Fuck it* am besten funktioniert und der einfachste Weg zum intuitiven Umgang mit dem Essen ist. Natürlich ist am langsamen Essen (oder an Kate Middleton) nichts auszusetzen. Es ist auch nicht falsch, beim Essen auf den Körper zu achten. Achtsames Essen und intuitives Essen sind in der Theorie durchaus erstrebenswert. Aber wenn Leute, die unbedingt und ganz dringend schlank sein wollen, dies mit achtsamem Essen erreichen wollen, wirst du erleben, dass daraus nichts wird. Es wird nur eine weitere Regel eingeführt, und das geht nach hinten los. Es wird unversehens wieder eine Diät daraus, gegen die man sich irgendwann auflehnt.

Beim achtsamen Essen wird oft verlangt, dass man seinen Hunger zunächst auf einer Hungerskala von 1 bis 10 einordnet. Davon sehe ich in meinen Kursen bewusst ab und empfehle es auch nicht. Du brauchst keine Skala, um zu wissen, ob du Hunger hast oder nicht. Das Ziel der Fuck-it-Diät ist, dass du einfach deinem Essbedürfnis folgst und essen dadurch etwas völlig Normales für dich werden kann. Du darfst dabei Gelüsten und sogar Impulsen nachgeben. Zerbrich dir nicht den Kopf, ernähre dich gut, iss dich satt, nimm ruhig auch ein bisschen zu und lass den biologischen Prozessen ihren Lauf, ohne zu viel zu denken und zu lenken. Sobald du betont langsam und fehlerfrei zu essen versuchst, wirst du Rückschläge erleben, weil dein Essverhalten dann zwanghaft wird und du viel zu viel denkst, sodass sich absonderliche Gewohnheiten bilden und du höchstwahrscheinlich zum Binge Eating neigen wirst.

Ich habe mir jahrelang eingebildet, ich würde intuitiv essen, bis mir schließlich auffiel, dass ich dabei ständig an mein Gewicht dachte. Mein sogenanntes intuitives Essen war einfach eine weitere Diät, und das hatte unter anderem mit Mireille Guilianos Buch *Warum französische Frauen nicht dick werden* zu tun. Ich war ganz versessen darauf zu lernen, wie man schön und schick isst und dabei selbst schöner und zierlicher wird. Ich aß wirklich langsam, richtig langsam, auffallend langsam. Ich aß viel Joghurt, sehr, sehr langsam. Zwischen den Mahlzeiten verordnete ich mir Hunger. Zucker fürchtete ich. Ich trank massenhaft Kaffee. Ich trank wirklich viel Wein. Und ich weinte viel.

Ich trug auch immer Schultertücher, aber das nur nebenbei. Jedenfalls bildete ich mir ein, das zu essen, was ich wollte, und zwar ganz »intuitiv«. Tatsächlich urteilte ich nach wie vor und verfolgte ganz genau, wie viel ich aß. *Warum französische Frauen nicht dick werden* empfiehlt auch, nur eine halbe Banane zu essen statt einer ganzen. Als wären Bananen in neuerer Zeit so viel größer geworden, dass eine ganze Banane unverantwortlich wäre.

Wenn ich mit Freundinnen und Freunden Eis essen ging, gönnte ich mir nur die kleinste Portion, die es gab, und wagte es nicht, mehr als ein, zwei Löffel davon zu essen. Dabei schoss mir durch den Kopf, ob eine Französin wohl das ganze Eis aufessen würde, und wo auf der Hungerskala mein Hunger wohl gerade anzusiedeln war. Sehr intuitiv, wirklich. Zwischen diesen Anfällen von pseudointuitivem Essen kam ich wieder auf strengere Diäten zurück. Soll ich sagen, warum? Weil ich mich manchmal immer noch diesen Fressattacken überließ. Das ging derart mit mir durch, dass ich manchmal sogar eine ganze Banane aß, gefolgt von einer Packung Crunchy mit einem Glas Erdnussbutter. Ich wehrte mich erbittert gegen mein perfektes französisch-intuitives Essen, einfach weil immer noch etwas da war, wogegen ich aufbegehren konnte. Es gab immer noch eine falsche Art, die Dinge anzupacken, und es ging in meinem Leben immer noch darum, schlank zu sein. Alles, was ich tat, stand im Dienst dieser Hoffnung. Mein eigentliches Ziel war abzunehmen, nicht intuitiv zu essen. Deshalb ging es bei meiner Ernährung, egal auf welchen Namen sie hörte, immer um die unausgesprochene Regel, so wenig wie möglich zu essen und dadurch abzunehmen.

Alles änderte sich, als mir klar wurde, dass mein Schlankheitswahn keine normale, entspannte Nahrungsaufnahme zuließ. Wir sollen unser Leben nicht mit der Angst vor Essen und Übergewicht verbringen. Wir sind verdammt noch mal ausgewachsene Menschen, die mit einem hartgekochtem Ei zum Frühstück und einer Diät-Cola zum Mittagessen einfach nicht auskommen.

Alle Regeln dieser Art beherrschen dich irgendwann. Solange du dich von völlig ungeeigneten Ernährungsregeln leiten lässt, kannst du nicht achtsam und intuitiv sein. Stürz dich einfach kopfüber ins bedenkenlose Essen, iss, was du willst und wie viel du willst, und überleg nicht, wo du gerade auf der Sättigungs-Skala stehst.

Solange der Stoffwechsel normal funktioniert, reichlich Nahrung zur Verfügung steht und wir das Essen weder beschränken noch abwegigen Regeln unterwerfen, stellt sich von Natur aus ein normales Essverhalten ein. Wenn Nahrung für Körper und Geist neutral geworden – also unbelastet – ist, wirst du intuitiv essen, ohne es anzustreben oder zu forcieren. Der Körper *möchte* intuitiv essen, das ist die eigentliche Bedeutung dieses Worts. Es ist seine zweite Natur und soll es wieder werden.

Weshalb essen wir so wenig wie möglich?

Eine der unausgesprochenen Diätregeln – eigentlich ist es ein Diätmärchen – besagt, dass wir immer so wenig wie möglich essen sollten. Unbewusst glauben wir offenbar, dass allein diese Art zu essen zu verantworten ist. Dieser Glaube beinhaltet auch, dass Leute, die wie Vögelchen essen, endlos lange in Gesundheit und Glück leben, während die anderen, die herzhaft zulangen, irgendeines schaurigen Todes sterben. So ein Quatsch.

Was wir über Kalorien, Portionsgrößen und so weiter gelernt haben, ist größtenteils falsch oder völlig überzogen. Und wenn uns das Minnesota-Starvation-Experiment irgendetwas gelehrt hat, dann dies, dass die Mengen, die wir für diätgeeignet halten, viel zu niedrig angesetzt werden, und zwar gesundheitsgefährdend niedrig.

Hier ein ganz einfacher Indikator, an dem du dich jederzeit orientieren kannst: Wenn du dich sinnlos vollschlägst, erlaubst du dir nach wie vor nicht, genug zu essen. Wir meinen, Binge Eating sei das große Problem, aber wir bekommen allmählich einen neuen Blick für Essstörungen und gestörten Umgang mit Essen, und dieser Blick erfasst auch, dass Binge Eating keine für sich allein stehende Störung ist. Es ist eine *reaktive* Störung, eine Reaktion auf unsere Diätkultur und Diätmentalität. Binge Eating ist nicht dein Feind, den du niederringen musst. Sicher, wir möchten mit unserem Leben und mit unseren Gefühlen auf sinnvolle Weise umgehen, aber Hunger, Essen und all die Heißhungerattacken, die du schon erlebt hast, sind nicht deine Feinde. Fressanfälle dienen oft einfach dem Zweck, dir die notwendigen Kalorien zuzuführen, die du dir zuvor verweigert hast. Es gab eine Zeit, in der ich dachte, 2.000 Kalorien pro Tag würden jedes akzeptable Maß sprengen. In dem Ernährungstagebuch aus meiner Highschool-Zeit habe ich sogar notiert, dass 1.800 Kalorien das absolute Maximum dessen sind, was man sich zugestehen kann. Das hatte ich wohl aus irgendeinem Ernährungsmagazin. Natürlich ist das so gut wie unmöglich und führt dazu, dass man sich schließlich vollschlägt und sich dabei ganz grässlich fühlt.

Und was hat es mit den 2.000 Kalorien auf sich? Die Ernährungsexpertin Marion Nestle schrieb in der Zeitschrift *Atlantic*: »Obwohl zu beobachten ist, dass 2.350 Kalorien pro Tag unter dem durchschnittlichen Bedarf erwachsener Männer und Frauen liegt ... befürchten Ernährungsberater, dass eine entsprechende Empfehlung zum Mehrverzehr ermutigen könnte.«[29]

»Mehrverzehr« wird so sehr gefürchtet, dass eine viel zu niedrige Anzahl an Kalorien als optimale Tagesmenge angegeben wird, um hemmungsloser Völlerei vorzubeugen. Nestle sagt natürlich am Ende ihres Artikels, welche Menge wirklich angemessen und richtig ist. Ich zitiere sie hier, weil die meisten Menschen ein bisschen verwirrt sind, was die Ernährung angeht. Viele von denen, die auf dem Gebiet der Ernährung beruflich tätig werden, bringen bereits Fixierungen und Obsessionen mit, die dann durch ihren Beruf eine Art Legitimierung erhalten.[30]

Die meisten Menschen schließen sich einfach der kollektiven Überzeugung an, dass wir weniger essen sollten. Wir nehmen es hin, dass wir ein Leben lang Diät halten oder zumindest sehr genau auf knapp bemessene Portionen achten müssen. Überleg jetzt mal für einen Moment, ob das wirklich so sein kann. Ist es natürlich und vernünftig, ein Leben lang so wenig wie möglich zu essen? Nein, minimale Ernährung ist schlichtweg nicht gut für dich, da mögen die gefeierten Gesundheitsgurus erzählen, was sie wollen.

Biologisch gesehen ist das sogar der reine Aberwitz. Die Generationen vor uns haben für das, was auf den Tisch kam, schwer gearbeitet. Sie wussten, wie wichtig nahrhaftes Essen ist. Was würden sie wohl über unsere heutige Ernährungsweise denken? Sie würden unsere Grübeleien über Essen und Körpergewicht überhaupt nicht verstehen. Ein bisschen Übergewicht als Reserve ist ein Überlebensvorteil. Stell dir vor, unsere Vorfahren würden bei uns am Tisch sitzen und sehen, wie wir da auf unsere Teller starren und Stoßgebete an die Schlankheitsgötter richten, sie mögen uns nur nicht zu viel essen lassen. Dann sind wir die ganze Mahlzeit hindurch darauf bedacht, die genau richtige Menge zu essen und möglichst nicht zu satt zu werden. Wir essen gerade so viel, dass der nagende Hunger weg ist. Der Wunsch, ein bisschen mehr zu essen, bleibt unbefriedigt, und damit wir nicht schwach werden, lassen wir die Reste schnell im Müll verschwinden. Unsere Vorfahren würden diese ganze Gesellschaft für total durchgedreht halten, und das ist sie.

Es ist einfach nicht unsere Natur, ständig zu kontrollieren, wie viel wir uns in den Mund stecken. So ticken wir einfach nicht. Und so haben die Menschen noch nie gegessen, außer eben in der jüngsten Vergangenheit. Niemandem wäre je in den Sinn gekommen, sich freiwillig nicht satt zu essen. Nur in Zeiten, in denen es nicht genug zu essen gab, war es eine bittere Notwendigkeit, das Essen zu rationieren.

Der Körper ist so gebaut, dass er uns mühelos dazu anleiten kann, immer die richtige Menge zu essen. Er ist in der Lage, ein stabiles Gewicht zu halten, und zwar unabhängig davon, wie wir uns an einem bestimmten Tag oder im Lauf einer Woche ernähren. Das ist weder mit Schwierigkeiten noch mit Stress verbunden, außer in Zeiten der Hungersnot – oder eben bei einer Diät. Dann hat der Körper nichts anderes im Sinn, als zu futtern und Pfunde zu horten.

Meine Schülerin Mary meinte einmal, sollte sie je aufhören, ihre Nahrungsaufnahme streng zu reglementieren, dann würde sie nur noch essen. Das ist eine sehr weit verbreitete Befürchtung. Als Mary dann im Rahmen der Fuck-it-Diät drei Jahre lang immer so viel aß, wie sie wollte, waren diese Bedenken völlig gleichgültig geworden. »Ich denke einfach nicht mehr daran. Ich esse instinktiv. Das ist überhaupt keine große Sache. Das Essen kommt auf den Tisch, und es gibt nichts zu bedenken. Mein Körper und mein Gehirn haben eine völlig neue Beziehung zum Essen bekommen. Früher dachte ich, ich sollte über Ernährung schreiben oder eine Kochschule besuchen, weil ich mich sowieso ständig mit diesen Themen beschäftigte. Zur großen Veränderung in meinem Leben kam es, als ich mir bewusst und über Jahre hinweg erlaubte, alles zu essen, was ich wollte.«

Das werde ich dir immer wieder in Erinnerung rufen: Wenn du je auf Nahrung verzichtet hast, hat dein Körper Schaden gelitten und braucht wirklich viel zu essen, bis er geheilt und wieder ganz normal ist.

Ich animiere dich nicht zum Kalorienzählen, denn das gehört zum alten Paradigma, das wir demontieren möchten. Ich möchte vielmehr, dass du Kalorien ganz anders zu betrachten lernst. Achte von jetzt an streng darauf, dass du mehr als genug isst, damit sich dein Stoffwechsel normalisieren kann. Gewöhn dir an, *mehr* als *besser* zu betrachten. Und mach dir klar, dass du viel essen musst, um wirklich gut ernährt zu sein und mühelos bis zur nächsten Mahlzeit durchzuhalten, weil du nur dann richtig geerdet und zentriert sein kannst. Dein Körper und dein Blutzuckerspiegel werden es dir danken.

Iss reichlich, damit Körper und Psyche lernen, dass genug da ist, dass die Hungersnot vorbei ist und die Fixierung aufs Essen ausklingen darf.

Familie und Ernährung

Viele Faktoren prägen unsere Beziehung zum Essen, und besonders schwer wiegt das, was wir in unserer Familie gelernt haben. Das ist jetzt sicher keine große Überraschung. In manchen Familien geht es ständig um Ernährungsfragen, weil alle um ihre Figur fürchten. In anderen Familien sind alle von Natur aus etwas dicker, sodass das Thema Essen mit Scham und Angst belastet ist.

Beantworte einmal die folgenden Fragen:

- Wie war in deiner Ursprungsfamilie das Verhältnis zum Essen? Wie war es bei deinen Großeltern, Eltern, Geschwistern und im größeren Familienkreis?
- Welche Bemerkungen haben Familienmitglieder über das Körpergewicht oder die Ernährungsweise anderer Leute gemacht? Was haben sie zu anderen Leuten oder zu dir gesagt?
- Fällt dir im Zusammenhang mit Essen eine besonders belastende oder emotional aufgeladene Situation in deiner Familie ein? Schildere sie und erinnere dich an dein Gefühl dabei, wenn du kannst. Gibt es jetzt noch Überzeugungen oder Glaubenssätze, die etwas mit dieser Szene zu tun haben?
- Von welchen Aspekten der Beziehung, die deine Familie zum Essen hat, würdest du dich gerne lösen? Was möchtest du beibehalten?

Es gibt keinen Sättigungspunkt

Vor der Fuck-it-Diät saß ich lange in der Falle des pseudointuitiven Essens. Ständig hatte ich den Stress, intuitiv zu erspüren, wann ich satt war (vielen Dank, Hungerskala), und meine ständige Sorge war, dass ich mir angewöhnen könnte, zu viel zu essen. So sieht die zwanghafte, verängstigte Seite des intuitiven Essens aus. Ich dachte, für eine intuitive Esserin wie mich sei es das Allerwichtigste, meinen Hunger ganz genau im Auge zu behalten, ihn alle paar Bissen neu einzustufen und jeden Bissen genau zu verfolgen, falls sich mitten im Kauen plötzlich die Sättigung einstellte. Hinter alldem stand die unausgesprochene Regel, stets so wenig wie irgend möglich zu essen.

Es ist natürlich völlig in Ordnung zu spüren, wie du dich beim Essen fühlst, aber mein zwanghaftes Lauern auf den Sättigungspunkt hatte überhaupt nichts Produktives. Ich glaubte an diesen perfekten Punkt der Sättigung während einer Mahlzeit, den ich auf keinen Fall verpassen durfte. Der Punkt, an dem man weder zu satt noch hungrig ist. Diesen Punkt gibt es nicht, er ist einer dieser Ess-Mythen. Es gibt eine ganze Reihe möglicher Punkte, die man bei einer Mahlzeit als Punkte der Sättigung betrachten kann, und jeder dieser Punkte ist in Ordnung. Außerdem kann unser Körper ein paar weitere Bissen oder auch mehr mühelos verkraften. Dann bist du vielleicht etwas mehr als satt, aber solange du das Essen genießt, ist alles wunderbar. Dein Körper gleicht das dadurch aus, dass er länger satt bleibt und nicht so bald wieder etwas haben möchte oder den Stoffwechsel beschleunigt oder alles zusammen. Es spricht nichts dafür aufzuhören, wenn es am besten schmeckt, oder bei jeder Mahlzeit auf den richtigen Sättigungspunkt zu lauern, das führt nur zu Frust und Zwanghaftigkeit. Genieß einfach dein Essen, verdammt noch mal!

Die falsche Vorstellung von Gleichgewicht

Der Körper sucht immer sein Gleichgewicht, und nach jahrelanger Diät besteht der Ausgleich darin, dass du isst, was du möchtest und brauchst. Verzicht wird dadurch ausgeglichen, dass du ordentlich reinhaust.

Abgesehen davon ist Gleichgewicht relativ. Ausgleich funktioniert wie der Pendelschwung. Je weiter du dich von der Ausgewogenheit entfernt hast, desto stärker muss das Pendel in die Gegenrichtung schwingen, bis schließlich die Balance wiederhergestellt ist. Wenn wir uns das Ergebnis als eine Art gleichbleibenden Mittelwert vorstellen, hat das nichts mit Ausgewogenheit oder Balance zu tun. Es gibt kein »erzwungenes Gleichgewicht«, diese Idee ist unsinnig.

Nach Monaten oder Jahren wird »Gleichgewicht« wieder ganz anders aussehen, je nach körperlicher Veranlagung. Vielleicht sieht es nach Salaten, Panini und Dessert aus. Vielleicht nach Brownies und Grünkohl oder nach Thunfisch und Mango oder nach Smoothies und Kuchen oder was auch immer. Es spielt keine Rolle, was du isst, solange es das ist, was dein Körper wirklich haben will. Ich möchte nur, dass du dich munter und intuitiv ans Werk machst und ganz entspannt bleibst.

Eine Leserin schrieb mir, sie habe sehr lange gebraucht, bis sie abends nicht mehr unbedingt viel mehr essen musste, als sie wirklich haben wollte. »Ich habe abends ständig viel zu viel gegessen, obwohl ich es nicht wollte. Das hat mir wirklich zu schaffen gemacht. Bis mir eines Tages plötzlich aufgegangen ist, dass mein

Diät-Trick jahrelang darin bestanden hatte, hungrig schlafen zu gehen. Ich hatte mich dazu gezwungen. Damit war auch klar, dass mein Körper mit diesem abendlichen Essen all die Jahre des nächtlichen Hungerns ausgleichen wollte. Ich fand dieses gewitzte Vorgehen meines Körpers wirklich erstaunlich. Als ich anfing, das einfach geschehen zu lassen, änderten sich die Dinge ganz allmählich, und der abendliche Hunger legte sich.«

Wenn du dich zu »ausgewogener« oder »maßvoller« Nahrungsaufnahme zwingst, ist das nach Jahren der Diät alles andere als ausgewogen, also schlag dir das einfach aus dem Kopf und vertrau auf deinen Körper. Dein Körper strebt immer nach Ausgewogenheit, auch wenn eine ganze Schachtel Cornflakes an einem Tag vielleicht nicht deiner Vorstellung von Ausgewogenheit entspricht.

Eine neutrale Beziehung zum Essen ist unser Ziel

Ich spreche gern von der Neutralisierung des Essens und möchte deshalb jetzt erzählen, was damit gemeint ist und wie das konkret für dich aussehen könnte. Wenn das Essen neutral ist, sind keine Moral, keine Urteile, keine Ängste und keine Schuldgefühle damit verbunden. Essen ist dann nur Essen und nichts weiter. Sobald das Essen neutral und frei von Urteilen ist, kannst du viel leichter auf deine wahren Bedürfnisse hören und wirst anfangen, intuitiv zu essen.

Vielleicht gab es schon Zeiten in deinem Leben, in denen das Essen einfach neutral war, weder gut noch schlecht noch stressig,

Wenn du Hunger oder auf irgendetwas Lust hattest, hast du es gegessen, fertig. Vielleicht warst du da noch ein Kind oder auch schon ein junger Erwachsener, jedenfalls ist das die Beziehung zum Essen, die wir gern wieder hätten: entspannte Selbstverständlichkeit. Nur das verspricht ein normales Essverhalten und gibt dir die Fähigkeit, auf deinen Körper zu hören, und zwar dauerhaft.

Solltest du diese Neutralität gegenüber dem Essen noch nie erlebt haben, kann ich dir versprechen, dass du sie trotzdem erreichen kannst. Schließlich ist es mir auch gelungen, obwohl ich diese Erfahrung nie bewusst gemacht habe.

Sollte ich je eine normale Haltung gegenüber Babynahrung gehabt haben, erinnere ich mich nicht daran. Aber ich weiß noch, dass ich immer darauf aus war, den Erwachsenen irgendwelche Leckereien abzuluchsen, denn für zwischendurch gab es zu Hause wirklich nur Karotten und Vollkornkekse.

In meiner Erinnerung hatte ich nie ein entspanntes Verhältnis zum Essen. Mein kindlicher Futter- und Naschdrang ging direkt über in den Diätwahn mit den unweigerlichen Fressattacken in der Teenagerzeit und weiter, bis ich Mitte zwanzig war. Meine lebendigsten Urlaubserinnerungen sind die Pancake-Frühstücke in Hotels, und wenn ich meine Freundinnen und Freunde besuchte, habe ich am liebsten die gefüllten Fruchtbonbons genascht, die es dort gab. Und was die Weihnachtszeit angeht, habe ich vor allem die Cookies vor Augen, die mein Bruder und ich von der Verwandtschaft geschenkt bekamen. Meine Mutter mokierte sich darüber, dass ihre Kinder so aufs Essen versessen waren. »Gib ihnen bloß nicht noch mehr Naschkram, sie haben schon genug in sich hineingestopft.« Unser Verhältnis zum Essen war definitiv zwanghaft, und ich bin davon überzeugt, dass eine neutrale Beziehung zum Essen für mich gar nicht möglich gewesen wäre. Ich wurde wohl als Esssüchtige geboren.

Aber so reagiert unser Gehirn bei realem und eingebildetem Nahrungsmangel. Der Hungerhormonspiegel steigt, und das Gehirn ist vom Essen besessen. Meine Mutter wollte einfach sicherstellen, dass wir uns gesund ernährten, und als sie sah, dass ihre Kinder nichts anderes als Süßigkeiten im Sinn hatten, dachte sie wohl, sie müsse dem mehr entgegensetzen – ein völlig normales elterliches Verhalten. Ich würde aber sagen, dass gerade diese Einschränkungen unseren Naschzwang chronisch machten und so ein Teufelskreis entstand, der unsere Beziehung zum Essen immer krankhafter werden ließ.

Der einzige Weg zu einer neutralen Beziehung zum Essen besteht darin, dass wir uns jederzeit und auf Dauer alles zugestehen, was wir haben möchten. Als ich mich entschied, beim Essen alle Beschränkungen aufzugeben, und mich »gesund zu essen«, hatte ich immer noch Angst vor Gluten und konventionellen Ölen. Ich beschloss also, mich erst einmal mit Kartoffeln und Butter »gesund zu essen«. Mehr Kohlenhydrate, das war für den Anfang alles, was mein Nervenkostüm verkraften konnte.

Ich fügte immer mehr Kohlenhydrate aller Art hinzu und baute auf das, was ich gelesen hatte: dass mein Körper diese Kohlenhydrate brauchte, um von all den Diäten zu genesen. Monatelang war ich sehr, sehr hungrig. Ich aß und aß. Bis zum Einstieg in die Fuck-it-Diät war ich Binge-Eaterin gewesen, und so versuchte mein Gehirn mir jetzt einzureden, ich hätte kein Recht auf so viel Hunger. Aber ein anderer Teil von mir wusste, dass es genau so sein musste.

Je mehr ich von bestimmten Sachen aß, desto weniger Lust hatte ich mit der Zeit darauf, bis sie mir irgendwann gleichgültig waren. Je mehr ich mir davon gönnte, desto weniger trieb es mich um. Die Freiheit, allen diesen Dingen zuzusprechen, brach ihre Macht, und immer häufiger konnte ich mühelos aufhören zu essen, wenn der erste Hunger gestillt war.

Ich aß Kartoffeln, eine Schale Knuspermüsli mit Sahne nach der anderen (ja, Sahne!), massenhaft Obst, Milch und Eis (mit zwei Jahren war mir »Laktoseintoleranz« diagnostiziert worden, das waren jetzt wirklich große Schritte für mich). Meinen Mitternachtssnack verzehrte ich langsamer – nicht um weniger zu essen, sondern um mir zu beweisen, dass ich essen *durfte*. Es wurde dann eine lange und gemütliche Schlemmerei, mit der ich mir selbst bewies, dass es nicht um eine Fressattacke ging, sondern dass jeder Bissen absolut erlaubt war. Manchmal aß ich dann weniger als früher, aber manchmal war es einfach gleich viel, nur dass ich dabei völlig ruhig war und wusste, dass alles gut war.

Nach einer Weile wurden Milch, Eis, Knuspermüsli, Kartoffeln und all das Obst, das ich in meiner Paleo-Zeit fürchten gelernt hatte, ganz normal für mich. Sie trieben mich nicht mehr um, ich durfte sie essen, und ich genoss das alles. Es dauerte allerdings volle fünf Monate, bis ich mir wieder eine Scheibe Brot zugestand. Nun aß ich im Restaurant auch die Nachos, wenn es welche gab. Vor dem Öl, in dem sie ausgebacken werden, hatte es mich immer gegraust, und wenn ich jetzt zulangte, war das eine Art Konfrontationstherapie. Ich muss aber auch zugeben, dass ich Nachos wirklich liebe.

Ich gestand mir also beharrlich immer mehr bis dahin verbotene Nahrungsmittel zu, bis sie schließlich ganz unbelastet waren und mein Körper von selbst anfing, sich das auszusuchen, was er wirklich mochte und brauchte. Das konnten Kartoffeln mit Milch sein oder Brot mit Käse oder Fisch oder ein Chipotle Burrito oder verschiedene Früchte oder ... irgendetwas anderes. Mir fällt im Moment nicht alles ein, aber was es auch war, ich aß es.

Daran kommst du nicht vorbei: Du musst dir das, worauf du Lust hast, einfach genehmigen. Dein Körper und dein Gehirn sind keine Deppen. Sie merken es, wenn du versuchst, sie hinters Licht zu führen. Da musst du wirklich durch. Du kannst nicht nur so tun, als würdest du bestimmte Nahrungsmittel zulassen. Du kannst nicht so tun, als würdest du dir erlauben, Nachtisch zu essen, während du insgeheim bei deiner Regel bleibst, die besagt, wie oft das im Laufe der Woche sein darf. Erst wenn du deine Gelüste fütterst, können sie schließlich nachlassen und vergehen. Körper und Psyche verlangen nach dem, was verboten oder eingeschränkt erlaubt ist, genauso wie nach Dingen, die sie wirklich brauchen. Werden die Verbote aufgehoben, gehen Gelüste immer mehr in Richtung dessen, was der Körper wirklich braucht. Nachdem ich das jetzt sieben Jahre praktiziere, geht es mir eigentlich nur noch darum, mich beim Essen und danach wohlzufühlen.

Der Weg zu einer neutralen Beziehung zum Essen verläuft nicht bei jedem gleich. Manche sind schneller am Ziel, andere brauchen etwas länger. Ich empfehle dir aber, hier so zügig wie möglich vorzugehen. Gib die Kontrolle so schnell auf, wie du kannst. Je mehr Nahrungsmittel du zulassen kannst, desto schneller isst du dich gesund.

Wenn dir bestimmte Zutaten doch noch unheimlich bleiben, so wie es bei mir der Fall war, gehst du eben schrittweise vor. Aber fang an. Du musst die Sachen, die dir Angst machen, tatsächlich essen, das ist nicht zu umgehen und durch keine andere Maßnahme zu ersetzen.

Wir essen nicht, damit wir irgendwann gar nicht mehr essen mögen. Dazu wird es nie kommen. Aber wir können unseren Nahrungsmitteln das Belastende nehmen, indem wir sie uns einfach zugestehen. So kommst du schließlich dahin, dass du nur noch ans Essen denkst, wenn es angebracht ist: Wenn du Hunger hast, einkaufst, eine Party planst, kochst und so weiter. Wenn du für deine Familie kochst, müssen immer Kompromisse zwischen deinen Wünschen und denen der Kinder und deines Partners gefunden werden, aber wenn du nun wieder Makkaroni und Käse essen kannst, wird das sicher leichter.

Esse ich dann auf Dauer so viel?

Die meisten, die in der Vergangenheit ständig kontrolliert haben, was und wie viel sie essen, können erst einmal kaum fassen, wie viel Hunger sie haben. Du wirst sehr wahrscheinlich sehr viel essen wollen, und das wird dir ganz sicher Sorgen machen. Möglicherweise hast du das Gefühl, du seist der einzige Menschen auf der ganzen Welt, der hier alles falsch macht. Der nicht mehr zu retten und derart esssüchtig ist, dass keinerlei Aussicht auf eine normale Beziehung zum Essen besteht.

Du wirst auch denken: »Keine Diät mehr, das ist eine Sache, aber was ich hier futtere, das kann doch unmöglich normal oder gut sein.« Ich wünsche mir für dich, dass du dich immer an die Biologie des Hungerns erinnerst und nicht vergisst, dass es nach einer Hungersnot völlig normal ist, den Körper mit sehr viel Essen zu »heilen«.

Und nein, du wirst nicht auf Dauer so viel essen. Wie lange warst du auf Diät, zwei, fünf, zehn oder sogar dreißig Jahre? Wenn du erwartest, du könntest die Folgen deiner Diäten in ein paar Tagen oder auch Wochen ausgleichen, hast du das große Ganze aus dem Blick verloren, und Enttäuschungen und neue Ängste sind vorprogrammiert.

Wie viel Zeit es braucht, bis das Essverhalten neu ausgerichtet und das Gewicht stabil ist, das ist bei jedem anders. Es hängt davon ab, wie lange du Diät gehalten hast, inwieweit du dich der Neuorientierung anvertrauen kannst, wie groß bei dir die natürliche Schwankungsbreite des Gewichts ist, wie nah du gegenwärtig an diesem Bereich bist und ob dein Stoffwechsel zurzeit beeinträchtigt ist. Normalerweise dauert es ein paar Monate, bis man über die körperlichen Begleiterscheinungen der Umstellung hinwegkommt, und dann ein paar weitere Monate, bis die geistige und seelische Umstellung bewältigt ist. Aber ich kann dir nicht sagen, was genau passieren wird und wann.

Sagen kann ich dir dagegen, dass es hilft, wenn man von anderen hört, wie es ihnen dabei erging.

Meine Schülerin Sarah erzählt: »Ich bin jetzt dreieinhalb Monate auf Fuck-it-Diät und habe gegessen und gegessen und gegessen, und es war ganz toll. Zum ersten Mal kommt mir jetzt der Gedanke, dass ich vielleicht allmählich durch bin mit dem Futtern. Heute Abend kam zum ersten Mal das Gefühl auf: Nein danke, es reicht. Fühlt sich sehr seltsam an. Vor einem halben Jahr hätte ich so etwas nicht einmal für möglich gehalten.«

Von Nicole höre ich: »Ich habe über längere Zeit einfach alles und in großen Mengen gegessen. Aber irgendwann dachte ich plötzlich: ›Oha, ich mag diese Erdnussbutterpraline ja gar nicht.‹ Das war so anders als in all den Jahren des Verzichts und der vielen Dinge, die ›schlecht‹ für mich waren. Das fiel mir einfach zu und hatte etwas von einer echten Intuition, wie ich sie nie zuvor erlebt hatte.«

Von Allie bekam ich diesen Bericht: »Ich habe vor drei Monaten mit der Fuck-it-Diät angefangen. In der ersten Zeit gab es bei mir jede Menge Hamburger mit Bacon, gewaltige Portionen Pasta und in Ahornsirup ertränkte holländische Pfannkuchen – alles, was vorher absolut verboten war. Vor Kurzem hat sich etwas verändert, ich bekam plötzlich Lust auf Heidelbeeren, Pellkartoffeln, Steak und ... Grünkohl. Ungefähr in dieser Zeit fing mein Körper an zu signalisieren, dass er nicht mehr übersättigt sein mochte, und das fühlte sich zum ersten Mal natürlich an. Es war nicht mehr diese Scham und Reue nach zu reichlichem Essen. Es war einfach das Gefühl, dass ich das nicht mehr brauchte und mühelos damit aufhören konnte. Ich muss wirklich staunen, wie leicht und intuitiv das passierte, weil ich mich dazu durchringen konnte, alles und in jeder gewünschten Menge zuzulassen.«

Die meisten Leute möchten diese Phase schnell hinter sich bringen, um nicht zu viel zuzunehmen. Diese Befürchtung hat uns den ganzen Schlamassel erst eingebracht, und jetzt hindert sie uns daran weiterzukommen. Ich weiß nur, dass es umso schneller geht, je mehr du dich diesem Prozess überlassen kannst. Wenn du immer nur mit dem großen Zeh die Wassertemperatur prüfst, wird sich das Wasser auch nach einem Jahr noch kalt anfühlen. Also spring rein und schwimm ein bisschen, dann wirst du dich schnell an die Temperatur gewöhnen. Ist das ein lästiger Vergleich? Naja.

Wenn das Essen keine beherrschende Rolle mehr in deinem Leben spielen soll, musst du dich ihm irgendwie anvertrauen. Das ist ein bisschen beängstigend, ich weiß. Ich verstehe auch, dass du es am liebsten schnell hinter dich bringen würdest. Aber vielleicht kannst du diese Zeit auch genießen, in der du viel zu essen brauchst und dir all das erlaubst, was früher verboten war. Das kann richtig Spaß machen, du musst dich nur immer wieder ermahnen, angstfrei zu essen.

Ich wünsche mir, dass du öfter mal an das Minnesota-Hungerexperiment denkst und an die Abertausend Kalorien, die die Männer zu sich nahmen, nachdem sie ihre monatelange »Diät« mit 1.600 Kalorien pro Tag beendet hatten.

Ich wünsche mir außerdem, dass du nie vergisst, wie normal große Portionen aus biologischer Sicht sind, wie viel deine Vorfahren in Zeiten der Fülle gegessen haben und wie nahrhaft und heilsam ausgiebiges Essen ist, wenn du erreichen möchtest, dass Körper und Psyche nicht das Gefühl haben, sie bekämen zu wenig.

Schließlich wünsche ich mir, dass dir klar wird, dass es niemals falsch ist, auf den Körper zu hören, selbst wenn du manchmal das Gefühl hast, es gebe keinen Grund, Hunger zu haben. Vertraue dich diesem Geschehen einfach an und bleib dabei. Vielleicht dauert es noch, bis du dich darauf einlassen kannst. Trotzdem, du wirst das immer wieder zu lesen bekommen, und vielleicht kannst du dich irgendwann darauf einlassen und ruhig werden, lächeln, weiteressen und dann schlafen gehen.

Nichts Essbares ist verboten

Ein weiterer wichtiger Punkt ist, dass du dir von jetzt an und für immer erlaubst, alles zu essen, was du möchtest. Das gilt für alles, was du fürchtest oder was für tabu erklärt wurde oder was du für ungesund hältst, weil es »leere Kalorien« enthält und dich doch sicher dick macht, aber auch für alles, was objektiv nichts taugt.

Du musst wirklich von jetzt an und für immer dabei bleiben, weil es sonst nur darauf hinausläuft, dass du es einen Monat durchziehst und dir dabei vornimmst, dich anschließend wieder gesund zu ernähren. Diese »mentale Nahrungseinschränkung« wird dein Essverhalten genauso negativ beeinflussen wie tatsächlicher Nahrungsverzicht.

Ich spreche hier auch von einem unausgesprochenen Diät-Vorhaben. So eine heimliche Diät-Absicht ist genauso wie jede Bedingung, die du deinem Essverhalten auferlegst, das Gegenteil der Fuck-it-Diät. Wir werden uns solche mentalen Bedingungen später noch sehr genau ansehen, im Moment geht es mir nur darum, dir möglichst eindringlich klar zu machen, wie wichtig es ist, dass du dir von jetzt an und für immer alle Nahrungsmittel ohne Bedingungen und ohne heimliche Diätabsichten zugestehst.

Wir alle neigen dazu, genau das zu wollen, was verboten ist. Achte also darauf, ob du nur deshalb auf etwas Lust hast, weil du meinst, du darfst es nicht haben. Viele greifen am Anfang der Fuck-it-Diät zu Nahrungsmitteln, die sie in der Kindheit als tröstlich empfunden haben. Lass das ruhig zu, genieße sie. Was du essen *darfst*, verliert seine Macht über dich, und du wirst weniger Verlangen danach haben, vor allem wenn du es nicht wirklich brauchst und eigentlich auch nicht möchtest. Schließlich wirst du nur dann noch zu solchen Nahrungsmitteln greifen, wenn du es wirklich möchtest, und das ganze Drama, das früher damit verbunden war, entfällt. Das ist das scheinbare Paradox der uneingeschränkten Erlaubnis, alles zu essen: Es gibt keinen Anlass mehr, unbewusst aufzubegehren.

Viele trauen sich nicht, etwas bisher Verbotenes zu essen, weil sie befürchten, sie könnten gar nicht mehr damit aufhören. Und damit liegen sie vermutlich ganz richtig, solange das Verbot aufrechterhalten wird. Aber sobald du es dir wirklich zugestehst, das bislang Verbotene zu essen, kannst du zusehen, wie seine Macht schwindet. Mag sein, dass du wirklich eine Menge davon isst, aber es geschieht für einen guten Zweck. Die einzige Ausnahme von dieser Regel sind Nahrungsmittel, gegen die du wirklich allergisch bist, wie etwa bei einer Zöliakie oder einer Erdnussallergie. In solchen Fällen liegt es natürlich in deinem ureigenen Interesse, diese Dinge wegzulassen. Du wirst lernen, den Unterschied zu erkennen.

Gut ist auch zu wissen, dass bestimmte Nahrungsmittel nur deshalb »ansetzen«, weil es dir an einem der Nährstoffe mangelt, die sie enthalten, beispielsweise an Fett oder Kohlenhydraten. Dein Körper fühlt sich unterernährt. Wenn du dir dieses Nahrungsmittel jetzt endlich dauerhaft erlaubst, wirst du dein Gewicht halten – genau so, wie es sein sollte.

Sicher ist dir aufgefallen, dass du nach einer Diät immer schnell wieder zugenommen hast. Das ist normal und entspricht dem erleichterten Aufatmen deines Körpers, wenn er endlich wieder das bekommt, was du ihm eine Weile vorenthalten hast. Dein Körper nimmt so schnell wie möglich wieder zu, um alle notwendigen Reparaturen vornehmen und Brennstoffvorräte anlegen zu können für den Fall, dass du ihn wieder hungern lässt. Das ist für ihn eine überlebenswichtige Reaktion.

Natürlich gehen wir immer davon aus, dass wir nun mal zu den Leuten gehören, die schnell zunehmen. Tatsächlich liegt es aber an der Diät selbst, bei der wir genau Buch führen über die Nahrungsmittel und Nährstoffe, die wir zu uns nehmen. Diesem Zyklus ist nur zu entkommen, wenn wir uns ein für allemal gestatten, alles zu essen, was wir möchten, ganz besonders das, was wir gefürchtet und deshalb gemieden haben. Nur die bedingungslose Erlaubnis, alles zu essen, erspart deinem Körper dieses panische Horten und erlaubt dir schließlich, ein gesundes Körpergewicht zu halten, das nicht mit jeder Scheibe Toast schwankt.

Schreib dir einen Brief im Namen deines Körpers

Diese Technik kannst du jederzeit und überall anwenden. Wenn dich Zweifel plagen, wenn du der Panik nah bist, wenn du Rat brauchst, wenn du Klarheit suchst, schreib einen Brief an dich im Namen deines Körpers.

Ein bisschen Fantasie brauchst du dafür schon, aber nimm einfach an, du könntest ahnen oder spüren, was dein Körper fühlt. Was denkt er? Was möchte er? Wofür ist er dankbar? Was enttäuscht ihn? Was braucht er? Schreib fünf oder zehn Minuten lang auf, was dein Körper dir mitteilt. Du wirst staunen. Es ist ein kleiner Einblick in deine Intuition.

Gelüste sind Freunde

Uns ist eingetrichtert worden, dass Gelüste ganz schlecht sind und wir sie überwinden oder ausschalten müssen, damit sie uns nicht länger behindern. Also versuchen wir Maschinen zu werden, die keine Gelüste haben, wir treiben Sport, kaufen immer kleinere Klamotten und ernähren uns von magerem Eiweiß und grünen Bohnen, bis wir dann mit achtundneunzig schließlich doch sterben. Sicher, irgendwann sterben wir alle, aber wenigstens sind wir dann schlank, wenigstens sind wir standhaft geblieben und haben den Pudding verschmäht, den sie uns im Altenheim aufdrängen wollten.

In Wirklichkeit sind deine Gelüste unglaublich wichtig. Was du dir versagst, ist am Ende genau das, was dein Körper wirklich braucht und wonach er dann auch giert. Ja, auch Desserts gehören dazu. Oft ist der Körper besonders versessen auf Kohlenhydrate und fettreiche Nahrungsmittel, weil der Stoffwechsel am schnellsten wieder in Ordnung zu bringen ist, wenn er reichlich Kalorien bekommt. Mit dichter und leicht verfügbarer Energie lassen wir den Hungermodus bald wieder hinter uns. In all den Diät-Jahren, in denen du immer nur sehnsüchtig an den Nachtisch gedacht hast, hat dich dein Körper nicht etwa verraten, sondern er hat versucht, dich in die richtige Richtung zu lenken.

Würden wir uns nicht selbst im Weg stehen und meinen, wir müssten unbedingt Diät halten, würden wir unserem Hunger und unseren Gelüsten nachgeben. Dadurch könnte unser Stoffwechsel wieder gesund werden, wir würden den Hungermodus schnell hinter uns lassen und innerhalb weniger Monate zu einem normalen Essverhalten zurückkehren. Da wir uns das verweigern, muss sich der Körper immer deutlicher und lauter bemerkbar machen, bis wir schließlich alles, was an Süßigkeiten im Haus ist, auf einen Sitz verdrücken, um uns dann zu sagen, dass wir ganz bestimmt zuckersüchtig sind.

Der auf Physiologie und Endokrinologie spezialisierte Biologe Ray Peat konnte mit seinen umfangreichen Forschungen belegen, dass Zucker den Stoffwechsel unterstützt und bei der Stressreaktion eine wichtige Rolle spielt. Er sagt: »Gelüste sind ein guter Ausgangspunkt, weil unser Körper über etliche Mechanismen verfügt, um bestimmte Nährstoffmängel auszugleichen. Ist beispielsweise die Zuckeraufnahme eingeschränkt, entsteht ein besonderes Verlangen danach, denn wenn wir keinen Zucker zu uns nehmen, muss der Körper ihn aus Eiweiß herstellen, und das ist eine Verschwendung wichtiger Ressourcen.« Du kennst sicher diese albernen Tabellen, die deine Gelüsten aufführen, und daneben steht, was du »wirklich« brauchst und möchtest. Neben Schokolade steht da: »Du brauchst keine Schokolade, sondern Magnesium. Iss lieber zwölf Mandeln.« Nein, verdammt! So ein unglaublicher Blödsinn. Wenn du Bock auf Schokolade hast, brauchst du neben Magnesium sehr wahrscheinlich auch die Kohlenhydrate, sonst hättest du ja Bock auf Mandeln. Iss die Schokolade.

Gerade was den Zucker angeht, herrschen die unglaublichsten Überzeugungen und große Ängste, die die Leute davon abhalten, ihren Gelüsten nachzugeben. Bei Sam war es anfangs so, dass sie sich nicht auf ihre Gelüste einlassen konnte, weil sie sich seit Jahren einredete, dass ein starker Candida-Befall ihres Darms hinter ihrem Verlangen nach Zucker steckte. Würde sie ihm nachgeben, würde es immer schlimmer werden, da war sie sich ganz sicher.

Candida ist ein Hefepilz, der zur natürlichen Besiedelung unseres Darms gehört. Viele fürchten aber, dass Zucker diesen Pilz hemmungslos wuchern lässt. Zum Glück stimmt das nicht.[31]

Ich habe mich selbst jahrelang von diesem Zucker- und Candida-Wahn schrecken lassen. Ich habe mich kohlenhydratarm oder sogar kohlenhydratfrei ernährt, um Candida abzutöten. Doch das alles brachte nicht viel beziehungsweise gar nichts, und außerdem ließ es sich sowieso nicht lange durchhalten. Ich fühlte mich rettungslos verloren, von einer Candida-Invasion überrollt und ohne die Willenskraft, die Kuren durchzuhalten. Es war entmutigend und zermürbend.

An diesem Beispiel lässt es sich sehr schön verfolgen, wie wir mit Scheuklappen an unsere Heilung herangehen und nicht die Gesamtheit unseres Körpers und unseres Lebens im Blick behalten. Zunächst einmal ist Candida immer vorhanden und gehört einfach zu unserer Darmflora. Aber unsere Darmflora kann aus dem Gleichgewicht geraten, wenn tiefere Störungen vorliegen. So kann zum Beispiel eine Schwermetallbelastung[32] der Grund für starken Hefebefall sein, denn die Hefe möchte eigentlich die giftigen Metalle binden, damit es nicht zu akuten Vergiftungserscheinungen kommt. Wenn du in dieser Situation Zucker weglässt, bleiben die Schwermetalle vorhanden, du bewirkst also keinerlei langfristige Besserung oder Heilung. Du bescherst dir lediglich ein elendes Jahr mit lauter Mandeln statt Schokolade.

(Ein weiteres Beispiel für eine systemische Störung ist übrigens ein träger, gestörter Stoffwechsel, der jahrelang hauptsächlich damit befasst war, deine Diäten irgendwie zu überleben.)

Es ist auch nicht möglich, Candida mit Zuckerentzug auszuhungern, denn wenn der Pilz im Darm keinen Zucker bekommt, geht er ins Blut, wo immer genügend Zucker vorhanden ist, um deine Lebensfunktionen aufrechtzuerhalten. (Und falls du keinen Zucker isst, werden deine Muskeln abgebaut, damit Blut und Zellen weiterhin mit Zucker versorgt werden können.) Außerdem hat man herausgefunden, dass Honig mit seinen pilzhemmenden Eigenschaften den Candida-Wildwuchs einzudämmen vermag. Nicht Honigextrakt oder ein aus Honig gewonnenes Medikament, nein, Honig. Zucker. Ich will damit sagen, dass wir hinter dem falschen Bösewicht her sind. Wenn Candida (wie jede Zelle) von Zucker lebt, kann die Lösung doch nicht darin bestehen, dass wir sämtliche Zellen unseres Körpers aushungern. Da erscheint es mir sinnvoller, dass du einfach isst, dass du Körper und Stoffwechsel mit Kohlenhydraten und anderen Nahrungsmitteln und Probiotika unterstützt.

Aber zurück zu Sam und ihrem Glauben, Candida habe sie zuckersüchtig gemacht. Irgendwann überwand sie sich und aß Kohlenhydrate und staunte nicht schlecht, als sich ihr Zuckerverlangen schließlich normalisierte. Sie wusste dann immer genau, wann es genug war. Bis dahin war sie überzeugt gewesen, das sei unmöglich, weil sie ja Candida hatte. Ich habe viele Geschichten dieser Art gehört, immer von Leuten, die sich für zuckersüchtig hielten und Zucker als Droge sahen, die ihr Leben beherrschte und ruinierte, bis sie dann in die Fuck-it-Diät einstiegen und Zucker zuließen. Und siehe da, die Sucht verschwand.

Jackie sagt: »Ich war vollkommen überzeugt, zuckersüchtig zu sein. Über Jahre war ich immer wieder mal bei den Overeaters Anonymous. Aber als ich aufhörte, mir Beschränkungen aufzuerlegen, stellte sich heraus, dass ich die ganze Zeit nur mit den Symptomen des Zuckerverzichts gekämpft hatte. Ich mag auch heute noch Süßigkeiten, aber es ist längst nicht mehr so wie früher. Ich habe nicht mehr das Gefühl, dass bestimmte Nahrungsmittel Macht über mich besitzen.«

Auch in der Fuck-it-Diät geht es darum, gesund zu bleiben, ich denke nur, dass wir einen anderen Ansatz als den üblichen brauchen, einen ganzheitlicheren. Wir haben immer geglaubt, es sei schädlich, unseren Gelüsten nachzugeben, dabei ist gerade das ein ganz wesentlicher Schritt, wenn wir lernen möchten, auf unseren Körper zu hören. Nach all den Jahren abwegiger Ernährungsrichtlinien ist es jetzt wichtig, unseren Körper wieder richtig zu ernähren und mit Mineralstoffen zu versorgen. Dauerhafte Gesundheit hat viel damit zu tun, dass unser Stoffwechsel und unser Appetit sich wieder normalisieren, damit sich echte Intuition einstellen kann.

Wunderbar ist eine abwechslungsreiche Ernährung mit viel Obst und Gemüse, mit nahrhaftem Fleisch, mit Fetten, Kohlehydraten, voller Vitamine und Ballaststoffe. Dazu darf auch gehören, dass wir uns für nachhaltige Landwirtschaft, Biolebensmittel und artgerechte Tierhaltung und Fleischerzeugung interessieren. Wirklich, Lebensmittel und Kräuter sind magisch, heilsam, nahrhaft und höchst interessant. Ich beschäftige mich sehr gern damit. Wenn es dir auch so geht, steig ein.

Der erste Schritt muss aber die Normalisierung deines Stoffwechsels und deiner Beziehung zum Essen und zum Körpergewicht sein. Das darfst du auf keinen Fall auslassen, wenn es dir wichtig ist, dein Essen und den Körper, in dem du lebst, wieder richtig zu genießen.

Iss genau das, wobei du dich nicht beherrschen kannst

Wenn du auf bestimmte Sachen so versessen bist, dass du meinst, du könntest einfach nicht damit aufhören, erreichst du am ehesten eine Veränderung, wenn du dir genau diese Nahrungsmittel einfach zugestehst, und zwar so viel davon, wie du möchtest.

Was gibt es da, wo kannst du nicht widerstehen? Popcorn? Brownies? Tortilla-Chips? Spielst du mit?

Such dir eine solche Schwäche aus und greif zu. Iss so viel davon, wie du möchtest. Überlass dich diesem Nahrungsmittel, das du fürchtest. Du kannst es morgens, mittags und abends haben, so oft und wann immer du willst.

Und dann achte darauf, ob sich deine Beziehung zu diesem Nahrungsmittel ändert. Ich wette darauf.

Plädoyer für Kohlenhydrate und Zucker

Wie bereits erwähnt, habe ich Kohlenhydrate früher als meinen schlimmsten Feind angesehen, der Gesundheit und Hormonhaushalt unterwandert und mich immer mehr zu dieser pickeligen Sammlung von Krankheiten machen würde, die ich ohnehin schon war. Ich machte eine Low-Carb-Diät nach der anderen (außer wenn ich vegane Rohköstlerin war und sechs Schachteln Datteln auf einen Sitz verdrückte, aber das ist eine andere Geschichte).

Die Zuckerangst sitzt tief, in der Psyche der Einzelnen ebenso wie in der ganzen Gesellschaft. Was wir auf diesem Gebiet derzeit glauben, beruht auf wissenschaftlichen Untersuchungen, die auch wieder nicht das Gesamtbild erfassen, aber trotzdem für erschreckende Schlagzeilen sorgen. Dass Zucker Diabetes und Insulinresistenz verursacht, ist der klassische Fall einer Annahme, die keinen kausalen Zusammenhang, sondern lediglich eine Korrelation beschreibt.[33] Dennoch wird sie als Tatsache verbreitet. Ein gestörter Zuckerstoffwechsel ist eine Folge des Diabetes, aber nicht seine Ursache, und wenn man Diabetes hat, kann eine Reduzierung des Zuckerkonsums die Symptome abmildern, die Krankheit jedoch nicht heilen. Vielmehr ist es so, dass sich die Symptome der Krankheit noch verschlimmern können, wenn man nicht genügend Kohlenhydrate zu sich nimmt.[34]

Dann gibt es auch noch die Ansicht, Zucker sei ein stärkeres Suchtmittel als Kokain. Auch daraus lassen sich sehr griffige Schlagzeilen machen. Die Wahrheit sieht eher so aus: Es gab eine Hochschulstudie, bei der Ratten zwischen gefüllten Keksen und Kokain wählen konnten und sich für die Kekse entschieden. (Einer anderen Studie zufolge brachten sich die Ratten praktisch um, wenn sie sonst nichts zu tun hatten. Aber wenn es Alternativen gab und andere Ratten, mit denen sie sich vergnügen konnten, ließen sie das Kokain liegen und lebten quietschvergnügt ihr Leben.[35]) Eigentlich möchte ich aber sagen, dass bei der Sache mit den Keksen und dem Kokain viel zu viele Faktoren unberücksichtigt blieben und es sich lediglich um eine reißerische Schlagzeile handelt.[36] Das sehen andere Studien zum Glück auch so.[37]

Was haben wir noch? Zucker ernährt Krebszellen. Nun ja, Zucker ernährt *alle* Zellen im ganzen Körper und im Gehirn. Zucker verschlimmert ADHS? Nein.[38] Manche Untersuchungen stellen sogar eine leichte Verbesserung der Aufmerksamkeit fest.[39]

Das sind jedoch alles Dinge, die ich erst seit dem Beginn meiner Fuck-it-Diät erfahren habe. In der Blütezeit meiner Diäten war ich völlig überzeugt, Zucker sei das Schlimmste, was ich mir antun kann, und meine geradezu süchtige Gier nach Zucker nahm ich als Beweis dafür. Kohlenhydrate waren die Einstiegsdroge für immer mehr Kohlenhydrate, immer mehr Zucker.

Und schon damals redete ich mir ein, ich folgte nur den Bedürfnissen meines Körpers und ernährte mich ganz intuitiv. Tatsächlich achtete ich sehr genau auf meinen Verzehr von Zucker und anderen Kohlenhydraten. Konsequent. Getreide oder Kartoffeln gab es nicht einmal ausnahmsweise. Eine Mahlzeit musste ausschließlich aus Gemüse und Fleisch bestehen, und wenn ich auswärts aß, suchte ich mir das Gericht aus, das am wenigsten Kohlenhydrate hatte. Darin war ich Meisterin.

Ich aß Bitterschokolade und redete mir ein, sie sei total lecker. Ich aß Mandelmus als Dessert, aber es befriedigte mich nicht, also verdrückte ich im weiteren Verlauf des Abends noch ein halbes Glas davon.

Niemals mehr als zwei Scheiben Brot. Entweder Kohlenhydrate zum Hauptgang oder ein Nachtisch. Reis besteht aus leeren Kalorien. Und so weiter und so weiter.

Selbst wenn ich gerade nicht offiziell Diät machte, lief bei mir so ziemlich alles nach alten Diätregeln. Es waren unausgesprochene, kaum wahrnehmbare Regeln, die ich als Wahrheit akzeptiert hatte. Tatsächlich beherrschten sie mich vollkommen.

Und was soll ich sagen? Ich hatte immer Hunger. Ich war so sehr darauf aus, möglichst wenig zu essen, vor allem möglichst wenig Kohlenhydrate, dass ich schon wieder hungrig war, wenn ich eine Mahlzeit eben erst beendet hatte.

Ich glaubte alles, was mir über Kohlenhydrate beigebracht worden war. Ich dachte, je mehr Kohlenhydrate ich aß, umso mehr würde ich meiner Gesundheit schaden. Die Ärzte bestätigten das beiläufig, und so nahm ich an, dass ich mich wirklich umsichtig ernährte. Ich probierte alles Mögliche aus, kam jedoch immer wieder auf kohlenhydratarme Ernährung zurück und war überzeugt, dass ich davon gesund werden würde.

Ich dachte auch, Zucker sei der Grund für meine suchtartige Beziehung zum Essen, und meine Gelüste würden sicherlich aufhören, wenn ich ihn wegließe. Zucker war für mich die Ursache aller Probleme. Er brachte meinen Hormonhaushalt durcheinander, er war der Grund dafür, dass ich einfach nicht schlanker wurde.

Das alles wurde zu einer sich selbst erfüllenden Prophezeiung. Je weniger Zucker ich aß, desto größer wurde meine Gier nach Zucker und desto schlechter konnte mein Körper ihn verarbeiten, wenn ich doch einmal welchen aß, was natürlich unweigerlich passierte. Dass mein Körper dann so große Schwierigkeiten mit diesem Zucker hatte, diente mir als Beweis, dass meine Annahmen über den Zucker stimmten. Und warum war das alles so? Weil es biologisch unsinnig ist, sich bei jeder Mahlzeit dazu zu zwingen, möglichst wenig Kohlenhydrate zu essen.

Wir haben uns einreden lassen, dass wir beim Verzicht auf Kohlenhydrate entsprechend mehr Fett verbrennen und dadurch fit und gesund werden, doch tatsächlich manövrieren wir uns in eine von Stresshormonen beherrschte Krisensituation, die Entzündungen entstehen lässt und den Stoffwechsel verlangsamt. Anfangs verbrennst du tatsächlich Fett, aber das bleibt nicht so.

Damit komme ich zum Wissenschaftlichsten, was ich in diesem ganzen Buch vorbringen werde:

Immer wenn du mehr Energie verbrauchst, als du aufnimmst – also wenn du zu wenig isst oder dich nicht genug ausruhst oder deinen Bedarf an Kohlenhydraten nicht deckst –, setzt der Körper die beiden Stresshormone Adrenalin und Cortisol frei, die dem Körper helfen, schnell Nahrung für alle Zellen bereitzustellen. Sonst würden wir sterben. Zucker (Glukose) ist der effektivste Brennstoff für unsere Zellen, weil er am wenigsten Sauerstoff verbraucht, am meisten umsetzbare Energie liefert und besonders viel Kohlendioxid erzeugt, das den Zellen Kalzium und Natrium entzieht und sie dadurch stabil hält.

Das erste dieser beiden Stresshormone, Adrenalin, findet in den Muskeln und in der Leber Glykogen, die Speicherform der Glukose, als Brennstoff vor. Danach geht es zur Fettverbrennung über, was alles in allem nicht so gut für die Gesundheit ist, weil hier dreimal so viel Sauerstoff verbraucht wird und trotzdem weniger Kohlendioxid und Energie entstehen. Außerdem fördert dieser Prozess Entzündungen.

Cortisol, das zweite Stresshormon, entzieht der Haut, der Thymusdrüse und den Muskeln Aminosäuren, die dann zur Leber transportiert und in Energie umgewandelt werden. Das dämpft die Funktion der Schilddrüse und senkt die Produktion der Verdauungssäfte sowie die Körpertemperatur und den Puls. Einfach ausgedrückt: Nimmst du zu wenig Nahrung beziehungsweise Kohlenhydrate zu dir, dämpft dies den Stoffwechsel und erzeugt Entzündungen. Gut ist das nicht.

Zucker wird zu Unrecht verteufelt. Im Grunde ist er einfach ein Brennstoff, der uns Minute für Minute in Gang hält und im Blut unbedingt ständig vorhanden sein muss (Blutzucker). Wenn wir dem Körper Glukose vorenthalten, muss er sie selbst herstellen, und das ist ein aufwendiges Verfahren, das Entzündungen fördert und den Stoffwechsel behindert.

Wenn du die Kohlenhydrate in deiner Ernährung reduzierst oder statt Zucker kalorienfreie Zuckeraustauschstoffe verwendest, setzt du dich der Gefahr einer chronischen Hypoglykämie (zu niedriger Zuckergehalt im Blut) aus. Niedrigen Blutzucker nimmt dein Körper als Stressfaktor wahr, der die Nebennieren Stresshormone ausschütten lässt. Außerdem geht er davon aus, dass du unterernährt bist, und schüttet dann vermehrt das Appetithormon Ghrelin aus (dazu später noch mehr). Also: Je weniger Kohlenhydrate du isst, desto langsamer verheizt der Körper seinen Brennstoff und desto stärker geht insgesamt der Stoffwechsel zurück – und das ist ganz sicher nicht in deinem Sinne.

Diese Verfassung befördert Heißhungerattacken und den Jo-Jo-Effekt, und du bleibst ständig in diesem wilden Auf und Ab deines Blutzuckers. Du kannst es auch so sehen, dass Zucker zum Suchtstoff werden *soll*, wenn wir nicht genug davon bekommen – einfach weil wir ihn dringend benötigen. So wie Sauerstoff und Schlaf. Von Drogen unterscheidet Zucker sich dadurch, dass er beruhigend und aufbauend auf Körper und Stoffwechsel wirkt, wenn wir ihn regelmäßig zu uns nehmen, weil er die Ghrelin-Ausschüttung senkt und wir dann nicht mehr so aufs Essen fixiert sind, der Körper nicht mehr »süchtig« nach Essen ist. Kohlenhydrate besänftigen den Appetit und sind deshalb das Tor zu einem unbelasteten, normalen Essverhalten.

Als ich anfing, mir ordentliche Portionen Reis, Nudeln oder Quinoa zu genehmigen, ohne an die alten Diätregeln zu den Kohlenhydraten zu denken, geschah ein Wunder: Ich war länger als fünfundzwanzig Minuten satt.

Ich gönnte mir auch wieder Zucker, Zucker satt. Obst. Eis. Honig. Bonbons. Ich aß Süßes, ohne es mit Eiweiß auszugleichen. Das muss man sich mal vorstellen. Heute habe ich ein ganz großartiges Verhältnis zum Zucker. Ich bin keineswegs in einen vierjährigen Zuckerrausch abgeschmiert, sondern habe nur drei Monate wirklich viel Süßes gegessen, bis sich alles normalisierte. Inzwischen ist Zucker einfach Zucker. Mit Zucker habe ich meine verkorkste Beziehung zum Zucker geheilt. Ich habe meinem Körper Zucker gegeben, und dann fing er endlich an, mich wissen zu lassen, was er braucht.

Ich nehme jeden Tag reichlich Kohlenhydrate zu mir und weiß immer, wann es genug ist. Mitten im Nachtisch kann ich aufhören, wenn der Punkt erreicht ist. Nicht auf diese hinterhältige Art, nicht mit verstohlenem Blick auf die Hungerskala, sondern weil ich einfach für den Moment genug habe. Es schmeckt mir dann nicht mehr so, und ich *möchte* nicht mehr weiteressen. Und da ich für den Rest meines Lebens so viel Dessert haben darf, wie ich möchte, kann ich ohne Weiteres aufhören, wenn es für den Moment reicht.

An diesen Punkt, an dem das Essen im biologischen wie im emotionalen Sinne wieder neutral und normal wird, kommen viele gar nicht erst. Sie verlieren vielmehr die Nerven und kämpfen gegen sich selbst an und bleiben lieber in dem alten Zyklus, in dem sich Fressattacken mit Reue abwechseln: Das Futtern macht ihnen ein schlechtes Gewissen, und sie zwingen sich, weniger zu essen, aber dagegen müssen sie dann wieder aufbegehren – und gehen in die nächste Runde.

Ich sage ja nicht, dass du von jetzt an ruhig ausschließlich Süßkram essen kannst – du weißt natürlich selbst, dass das nichts taugt. Aber was wir über Kohlenhydrate und Zucker eingetrichtert bekommen, macht unsere Beziehung zum Essen kaputt. Wir brauchen viel mehr als Zucker – nämlich Fett, Eiweiß, Mineralstoffe, Vitamine, Sonne, Schlaf, Menschen, Verbundenheit, Sauerstoff und so weiter –, aber Kohlenhydrate und Zucker brauchen wir eben auch. Je weniger du dir davon zugestehst, desto mehr Verlangen hast du danach und desto mehr muss sich dein Körper anstrengen, um Eiweiß und Muskeln in Zucker für dein Gehirn umzuwandeln, damit du am Leben bleibst.

Suchtpotenzial besitzt Zucker nur für Menschen, die aus körperlichen oder seelischen Gründen (und oft beiden) die Aufnahme von Kohlenhydraten und Kalorien einschränken. Kohlenhydrate sind schnelle Energiespender, auf die wir einfach Lust bekommen, wenn Nahrung knapp zu sein scheint. Wirklich, Zucker ist im gleichen Sinne ein Suchtmittel wie Sauerstoff. Dein Körper braucht beides sehr dringend.

Im Übrigen finde ich, dass Bitterschokolade eine Zumutung ist.

Plädoyer für Delikates und Dekadentes

Alles Köstliche ist gesund. Wohlgemerkt, ich sage nicht, dass Gesundes köstlich ist, sondern betone: Köstliches ist gesund. Butter, Salz, Käse, Fleisch, Kohlenhydrate, Fette, fette Kohlenhydrate, Obst, buttertriefendes Gemüse, Suppen und Eintöpfe, Sauerteigbrot, Wein, Honig, Vollmilchprodukte. Und alle diese Köstlichkeiten tun dir so unglaublich gut!

Vielleicht hast du schon Paleo oder das Whole30-Programm ausprobiert und weißt, dass Kalorien nicht das eigentliche Problem sind. Aber ich möchte doch noch ein bisschen mehr dazu sagen. Als ich nämlich auf Paleo-Diät war, dachte ich immer noch, es ginge auch hier letztlich darum, so wenig zu essen, dass ich am Ende eine sexy, Fleisch essende, drahtige Märchenfee sein würde. Tatsächlich ist es so, dass dein Körper vollwertige Nahrung mit reichlich Fett, Kohlenhydraten und Kalorien braucht. Darin finden sich die für uns so wichtigen Nährstoffe, Mineralstoffe und Vitamine. Unser alter Glaube, Kalorien und Kohlenhydrate seien schlecht, ist längst überholt. Vielmehr war das, was wir im Rah-

men unserer Diäten aßen, genau das, was für Fehlernährung sorgte und uns ausgerechnet Vitamine, Mineralstoffe und Makronähr-
stoffe vorenthielt. Damit haben wir unsere Fixierung aufs Essen
praktisch festgeschrieben. Wir brauchen Kalorien, wir brauchen
Kohlenhydrate, Fett und Eiweiß, und zwar jeden Tag. Die 250-Ka-
lorien-Mahlzeit ist ein schlechter Witz. Davon brauchst du jeden
Tag zwölf oder mehr.

Allen, die Fette oder besonders die gesättigten Fette fürchten, sei
gesagt, dass diese Angst den gleichen Grund hat wie die Angst vor
dem Dicksein: Fehlinformation und einen Sündenbock brauchen.

So ist beispielsweise der Krieg gegen Butter ein (möglicherweise
unheilvoller) Weg in die völlig falsche Richtung und der vielfach be-
schworene Zusammenhang mit Herzerkrankungen schlicht falsch.
Zu Beginn des vorigen Jahrhunderts waren diese Krankheiten in
den Vereinigten Staaten sehr selten, und die Menschen aßen damals wirklich viel Butter und gesättigte Fette. Zwischen 1920 und
1960 wurden Herzerkrankungen zur häufigsten Todesursache, obwohl der Butterkonsum in der gleichen Zeitspanne von gut acht
Kilo pro Kopf und Jahr auf knapp zwei Kilo zurückging, weil immer
mehr Margarine gegessen wurde.

Du kannst essen, was du willst, schließlich ist das hier die Fuck-
it-Diät, aber ich halte es für meine Pflicht, dir mitzuteilen, dass
Margarine als billige Massenware produziert und als gesunde Alternative vermarktet wurde, während man Butter zum Feind er-
klärte. Die bis heute bestehende Angst vor gesättigten Fetten
stammt von den falschen Informationen, die damals verbreitet
wurden.

Butter enthält alles Mögliche, was uns vor Krankheiten schützt. Sie ist eine vorzügliche Vitamin-A-Quelle, dieses Vitamin brauchen wir für Schilddrüsen und Nebennieren. Sie enthält darüber hinaus Vitamin E, Lecithin und Selen. Sie unterstützt dein Immunsystem und deinen Darm und ist gut bei Arthritis, vielleicht sogar bei Krebs. Die kurz- und mittelkettigen Fettsäuren der Butter bieten Schutz vor pathogenen Keimen und Pilzen und wirken der Tumorbildung entgegen. Es gibt so viel Gutes über die Butter zu sagen, dass es mir schwerfällt zu entscheiden, was ich hier aufzählen möchte. Ich glaube wirklich an Butter, vor allem an die wunderbar gelbe Butter von artgerecht gehaltenem Vieh.[40]

Fett ist besonders wichtig für unsere Hormone, und diese so lange verteufelten tierischen Fette enthalten Buttersäure, die den Darm schützt und regeneriert und bei metabolischem Syndrom, Insulinresistenz und Entzündungen unterstützend wirkt.[41] Nach dieser Logik ist Käse gesundes Essen. Greif ruhig zu. Wirklich, bedien dich.

Falls du dich vegetarisch oder vegan ernährst, musst du natürlich weder Butter noch andere Arten von tierischem Fett essen, nur weil ich sage, dass sie gesund sind (ich war übrigens selbst eine Zeitlang Vegetarierin und Veganerin). Es liegt in der Natur der Fuck-it-Diät, dass sie dir nichts aufzwingt, nur weil es gesund ist. Doch Diäter und Essgestörte, die sich vegetarisch oder vegan ernähren, ermuntere ich dazu, sich einmal ernsthaft klarzumachen, weshalb sie essen, was sie essen. Am Ende können wir uns bei allem nur selbst fragen, weshalb wir tun, was wir tun. Ich habe dir jetzt wissenschaftliche Gründe dafür genannt, weshalb du reichlich Kohlenhydrate, Zucker und Fett brauchst. Warum hast du immer noch Angst vor Kuchen?

Wirf deine Eiweißriegel weg

Also, wenn du diese Riegel wirklich magst, darfst du sie behalten, aber es geht jetzt darum, Küche, Speisekammer und Kühlschrank zu durchforsten und alles zu entsorgen, was du nur aus »Vernunftsgründen« hast, aber nicht wirklich magst. Deshalb ist dies ein ebenso praktischer wie symbolträchtiger Schritt. Wenn du Verschwendung scheust und keine Nahrungsmittel wegwerfen möchtest, genügt es auch, für dich selbst zu vermerken, dass du sie gekauft hast, weil sie als gesund gelten, dass du sie aber in Wirklichkeit nicht besonders magst. Und dann kaufst du sie einfach nicht mehr.

Ich fände es allerdings besser, sie zu entsorgen. Wenn du sie nicht wegwerfen willst, kannst du sie einer Tafel oder sonst irgendwo spenden. Ich bin mir aber nicht sicher, ob das wohltätig oder grausam ist.

Plädoyer für das Salz

Als ich auf der Highschool mit Diäten anfing, hörte ich irgendwo, viel Wasser zu trinken würde den Appetit zügeln. Da ich schon damals groß im Befolgen von Ernährungsratschlägen war, schüttete ich mich mit Wasser voll. Ich soff. Ich konnte eine ganze Flasche Wasser, ohne abzusetzen, in mich hineinlaufen lassen. Ich war eine Wassertrinkerin, wie sie im Buche steht. Mein Durst nahm zu. Ich trank mehr Wasser als irgendwer, den ich kannte, und ich hatte mehr Durst als irgendwer, den ich kannte. Ich saß auch ständig auf dem Klo. Ich dachte: »Ha, das soll mir mal einer nachmachen! Farbloser Urin, so muss es sein, wenn man ordentlich trinkt.«

Ich war begeistert von meinen Trinkkünsten, aber mein Leben litt darunter. Im Kino musste ich während eines Films mindestens einmal raus. Ständig dieser Drang, ständig dieser Durst und natürlich immer noch ständig Hunger. Aber ich befolgte schließlich Anweisungen, ich war eine gute, gewissenhafte, Wasser saufende Diäthalterin.

Das machte ich zehn Jahre lang so, bis sich herausstellte, dass das viele Wasser am Ende dafür sorgte, dass ich austrocknete. Denn es wurden ständig alle Elektrolyte und Mineralstoffe ausgeschwemmt, die der Körper für praktisch alle seine Funktionen benötigt. Ich hatte Durst, trank literweise Wasser und beraubte meinen Körper seiner letzten Mineralstoffreserven. Mehr Wasser bringt nichts, wenn Mineralstoffe fehlen. Du brauchst dann mehr Mineralstoffe, vor allem Salz.

Mir wurde das in der Zeit klar, in der ich mit meiner Fuck-it-Diät begann. Nun trank ich Wasser mit Saft und Salz, um meinen Körper wieder mit genügend Flüssigkeit zu versorgen. Das erwies sich als ein sehr wichtiger Teil des Ganzen, weil es mich zwang zu erkennen, dass meine Wasser-Obsession mich womöglich umbringen würde. Ich schwenkte um auf die Erkenntnis, dass wir Elektrolyte, Salz, Zucker, Mineralstoffe, Vitamine und Nahrhaftes brauchen, statt unseren Körper mit H_2O zu spülen. Die Lösung lautet: Sorg für gute Ernährung.

Zum Glück ist es außerdem so, dass der Zusammenhang zwischen Salz und Bluthochdruck aus wissenschaftlicher Sicht sehr zweifelhaft ist. In einem Artikel über »Salz und unsere Gesundheit« schreibt Morton Satin: »Nach dem Zweiten Weltkrieg, als Salz immer mehr durch Kühlung ersetzt wurde, wenn es um das Haltbarmachen von Nahrungsmitteln ging, nahm der Salzverzehr in den USA (und etwas später auch in anderen Ländern) drastisch ab. Er sank um ungefähr die Hälfte auf etwa neun Gramm pro Tag und Kopf. Dieser Verbrauch ist in den letzten fünfzig Jahren gleich geblieben, aber die Zahl der Bluthochdruckpatienten hat in dieser Zeit zugenommen.«[42]

Das ganze Getöse um das Salz ist nichts anderes als das: Getöse. Wir brauchen Salz. Salz ist ein lebensnotwendiger Nährstoff, unentbehrlich für den Zellstoffwechsel. Salz ist wichtig für die Funktionsfähigkeit unseres Nervensystems, für unsere Verdauungssäfte, für die Abwehr der Krankheitserreger, die wir mit der Nahrung aufnehmen, für die extrazelluläre Flüssigkeit, für Blut und Plasma. Bekommt er nicht genügend Salz, schaltet der Körper in den Salzsparmodus, der mit der Zeit – du ahnst es bereits – Entzündungs-zustände auslöst und dazu Insulinresistenz, Stoffwechselerkran-kungen, Herz-Kreislauf-Erkrankungen und das Nachlassen der kognitiven Fähigkeiten.[43] Der Ernährungsexperte und Gesund-heitscoach Chris Kresser schreibt: »Bei starkem Salzmangel suchen sich Tiere salzhaltige Nahrung und nehmen dann häufig weitaus mehr Natrium auf, als notwendig wäre, um das Gleichgewicht der physiologischen Körperfunktionen wiederherzustellen. Dieses Verhalten unterstreicht die biologische Bedeutung des Salzes, das mit der Nahrung zugeführt wird.«

Im Rahmen der weltweiten »Intersalt-Studie«[44] wurde der Ya-nomami-Stamm im brasilianischen Regenwald untersucht, um zu zeigen, ob hoher Salzkonsum den Blutdruck erhöht. Traditionell verwenden Yanomami sehr wenig Salz, und die Studie setzte das in Beziehung zu der Tatsache, dass diese Menschen einen niedri-gen Blutdruck haben und Herz-Kreislauf-Erkrankungen praktisch unbekannt sind. Allerdings hat dieses Verfahren seine Tücken. Erstens handelt es sich wirklich nur um eine Korrelation, und zweitens haben diese Menschen eine sehr niedrige Lebenserwar-tung, sie liegt zwischen neunundzwanzig und sechsundvierzig Jahren.

Was handeln wir uns also eigentlich ein mit unserem Salzver-zicht? Chris Kresser schreibt über die Intersalt-Studie: »Wenn man die durchschnittliche Lebenserwartung der Einwohner eines Lan-des zum durchschnittlichen Salzverzehr in Beziehung setzt, wird der Trend erkennbar, dass höherer Salzkonsum tatsächlich mit einer höheren Lebenserwartung einhergeht.«[45] Na also!

So gut wie alles, was du je über Diäten gehört hast, ist letztlich falsch. Ich habe das Vergnügen, dir mitzuteilen, dass du Salz (und vieles andere) essen darfst und solltest.

Und du kannst darauf vertrauen, dass du nach zu viel Salz Durst auf Wasser bekommst und nach zu viel Wasser Lust auf Salz.

Aber lass dich von alldem nicht stressen. Wenn du findest, dass du zu oft aufs Klo musst, genügt es vielleicht, Mineralwasser zu trinken oder ein bisschen Meersalz oder Elektrolyte oder Spurenelemente in dein Trinkwasser zu geben. Du kannst es auch als Vorwand nehmen, um Saft zu trinken. Nur zu.

Plädoyer für »Mistfraß«

Keine Angst, ich will dir hier nicht erzählen, was gut für dich ist und was nicht. Es geht uns ja darum, das Essen wieder so neutral wie möglich zu machen. In diesem Abschnitt wende ich mich an alle, die feste Meinungen zu bestimmten Nahrungsmitteln haben und davon nicht wegkommen. Für alle, die beängstigende Aussagen über bestimmte Zutaten und Zusatzstoffe nicht beiseiteschieben können, für alle, die bestimmte Nahrungsmittel für wertlosen Fraß halten. Ich will dich nicht dazu bringen, Nahrungsmittel zu beurteilen, ich möchte erreichen, dass die Urteile, die du schon hast, milder werden.

Mach dir keinen Stress mit dem Bestreben, ausschließlich »Sauberes« und »Gesundes« zu essen. Ganz abgesehen davon, dass »gesund« nicht für jeden Organismus dasselbe bedeutet. Es ist daher weniger wichtig, detailliert zu erörtern, was gesunde Ernährung ausmacht, sondern wir müssen uns um die zwanghafte Verurteilung und Ablehnung der Nahrungsmittel kümmern, die wir als »Mist« einschätzen. Ich spreche natürlich von Nahrungsmitteln, die *du persönlich* als Mist empfindest. Ich bin sehr dafür, dass du dich mit nahrhaften, biologisch angebauten Lebensmitteln ernährst, die du magst und auf die du wirklich Lust hast, aber wenn du kompromisslos auf vollwertiger Ernährung beharrst, ist das ganz einfach nicht die Fuck-it-Diät. Wenn du es so aufziehen möchtest, wird das Ganze stressig. Außerdem können es sich die meisten nicht leisten, immer nur die allerbesten, ökologisch produzierten Produkte zu kaufen – aber das sprengt den Rahmen dieses Buches. Jetzt geht es um gestörtes Essverhalten.

Wenn du bestimmte Nahrungsmittel wirklich magst und sie deshalb bevorzugst, ist das eine Sache. Wenn du etwas bevorzugst, weil dich die Alternativen schrecken, ist das eine ganz andere. Angst und Stress und Zwanghaftigkeit richten sich immer gegen dich. Zwanghaftes Beharren auf gesunder Ernährung ist ungesund. Angst vor Mistfraß tut dir nicht gut.

Wenn du deine Urteile über miese Nahrungsmittel noch nicht ablegen kannst, kannst du nicht erwarten, dass solche Ängste über Nacht verschwinden. Aber ein vernünftiges und erreichbares Ziel könnte darin bestehen, dass du einfach mal etwas isst, das du für Mistfraß hältst. Es darf ruhig das sein, was für dich das Allerletzte ist. Erlaube es dir einfach, von jetzt an und für immerdar. Du darfst das essen, du darfst viel davon essen, du darfst es genießen und ruhig auch registrieren, dass es dir gut geht, obwohl du etwas isst, was in deinen Augen ungesund ist. Bei einer Hungersnot würdest du auch mit Käseflips überleben, oder?

Ich kann es nicht oft genug wiederholen: Iss. Bei der Ernährung gibt es kein Entweder-oder. Dein Körper wird irgendwann richtig gut unterscheiden können, was er verarbeiten kann und was nicht. Und wenn ich den Begriff Mistfraß verwende, will ich noch auf etwas anderes hinaus, nämlich dass selbst Nahrungsmittel, für die überhaupt nichts zu sprechen scheint, in der Fuck-it-Diät ihren Platz haben. Denn hier geht es darum, von dieser ganzen Verbissenheit wegzukommen.

Ernährungsperfektionismus hat dir nichts gebracht. Ich denke, man kann sagen, der Stress wegen der Ernährung schadet dir mehr als miese Nahrungsmittel. Stress verändert nachweislich die Darmflora[46] und kann die Verdauung verlangsamen oder zum Erliegen bringen. Darüber hinaus fördert Stress Entzündungen.[47] Der Darm besitzt ein eigenes Nervensystem, das mit Gesamtnervensystem und mit allen Prozessen unseres Körpers vernetzt ist. Stress wirkt sich auf den Körper, auf unser Nervensystem und auf alle körperlichen Funktionen und Prozesse aus.

Andererseits ist unser Körper durchaus in der Lage, aus der Nahrung das Brauchbare zu entnehmen und das Unbrauchbare auszusortieren – wenn er in Ruhe arbeiten kann. Wir können uns also beruhigt diesem Prozess überlassen und uns alles zugestehen, den »Mist«, das »Vollwertige« und alles dazwischen.

Meine Freundinnen und Freunde in der Schule wuchsen mit Gummibärchen, Knusperriegeln und Safttüten auf, während es bei uns zu Hause Biobohnen mit Bioreis, Tofudesserts, Mandelmus, Vollkornpita und was sonst nicht alles gab. Und bei wem spielte die Gesundheit nicht mit? Ich will nicht meine Ernährung dafür verantwortlich machen, ich sage nur, dass die Gesundheit von mehr beeinflusst wird, als nur von dem, was du isst oder meidest.

Junkfood und anderer »Mist« ruinieren nicht dein Leben. Wenn wir unseren Blickwinkel erweitern, geben sie dir sogar die Möglichkeit, den Kampf zu beenden, in Ernährungsfragen angstfrei zu werden und endlich zu hören, was dein Körper wirklich möchte. Das kann natürlich wunderbares, mit Liebe zubereitetes Bio-Essen sein, aber manchmal eben auch genauso köstlicher künstlicher Mistfraß.

Unbrauchbare Diätnahrung

Wie gesagt, du kannst von jetzt an und für immer essen, was du willst, aber ich möchte mich jetzt doch mal gegen Diätnahrungsmittel aussprechen. Weshalb solltest du so etwas essen, wenn es am Ende darum geht, deinen Körper mit echten Kalorien zu ernähren?

Diätnahrungsmittel suggerieren, dass du etwas isst, ohne dir Kalorien zuzuführen. Sie kommen aus dem Labor und sind angeblich gesund und machen schlank. Und das ist alles Schwindel. Zahlreiche Untersuchungen haben gezeigt, dass dein Körper, wenn du ihn mit Ersatzzucker (Süßstoffe) fütterst, trotzdem Insulin ausschüttet, weil er meint, dass er echten Zucker bekommt. Da aber kein Zucker vorhanden ist, bleibt dieses Insulin völlig nutzlos, und das kann zu Hypoglykämie, Ausschüttung von Stresshormonen und mehr führen. Ich könnte jetzt sagen, dass Diätnahrungsmittel definitionsgemäß nichts in der Fuck-it-Diät zu suchen haben, weil wir in eine Welt aufbrechen möchten, in der wir uns echte Kalorien zuführen und keine kalorienarme Füllstoffe. Aber es ist nun mal die Fuck-it-Diät, und wenn es dich nervt, dass ich mich gegen Diätcola ausspreche, dann trink sie halt, wenn du möchtest. Ich möchte aber, dass du dir selbst gegenüber ehrlich bist und für dich klärst, weshalb du bei Diätgetränken bleiben möchtest. Weshalb hast du überhaupt damit angefangen?

Manche behaupten, dass sie den Geschmack mögen, aber als ehemalige Konsumentin solcher Getränke, die davon mehrere Flaschen pro Tag getrunken hat, möchte ich da Zweifel anmelden. Eine meiner Schülerinnen beteuerte, dass sie das Zeug richtig lecker finde, musste sich dann aber eingestehen, dass sie es vor allem als Zeichen ihrer Hoffnung auf Schlankheit im Kühlschrank stehen hatte. Leute, ich sage euch, Zuckeraustauschstoffe schmecken genauso, wie sie heißen. Aber ihr entscheidet selbst, ihr sollt genau das tun, was ihr wollt.

Reinheit gibt es nicht

Als ich vierzehn war, wurde bei mir das polyzystische Ovarialsyndrom festgestellt, das ist eine hormonell und stoffwechselbedingte Störung, die oft zusammen mit Insulinresistenz und Gewichtszunahme auftritt. Letztlich kennt niemand die Ursachen oder eine Therapie, und deshalb sagt man den Betroffenen, sie sollen Diät halten. Mein Arzt riet mir, weniger Kohlenhydrate zu essen, mich zu bewegen und möglichst nicht zuzunehmen. Für mich hieß das, ich würde die Symptome wieder loswerden, wenn ich mich genau an die Vorschriften hielt. Ich würde also abnehmen, mich makellos ernähren und gesund werden.

Ich beschloss, meinem Körper die Kohlenhydrate auszutreiben, keine schlimmen Sachen mehr zu mir zu nehmen, und außerdem dafür zu sorgen, dass dieses offenbar grundsätzlich ungesunde Körperfett verschwand.

Falls du dich jetzt fragst, wie das lief, kann ich dir nur sagen, dass es eine zehn Jahre anhaltende komplette Katastrophe war. Ich hatte immer häufiger Essattacken und fühlte mich immer schlechter. Reinheit wurde *das* Thema für mich. Nichts war je gut genug, keine Ernährung war je rein genug, und mein Körper war nie entschlackt genug.

Man nennt das Orthorexie: den Zwang, sich gesund zu ernähren, mit möglichst »reinen« Nahrungsmitteln. Häufig geht sie mit Kalorienbeschränkung und zwanghafter Gewichtskontrolle einher, aber Orthorexie für sich allein ist Elend genug. Sie ist recht verbreitet und tritt gern als »gesunde Lebensweise« auf. Wenn du orthorektisch bist, kannst du dir leicht einreden, dass du nur auf deine Gesundheit achtest. Aber Zwangsverhalten ist nie gesund.

Du weißt nicht, ob das auf dich zutrifft? Hier der Schnellcheck: Wenn das, was du tust, mit Stress, Panik oder zwanghaftem Verhalten verbunden ist, funktioniert es nicht und taugt nichts. In der Fuck-it-Diät gilt, dass der Verzehr von Mistfraß gerade für diejenigen besonders heilsam ist, die es mit der Reinheit ihrer Ernährung haben.

Die Heilwirkung ist in solchen Fällen geistiger Art, so etwas wie kognitive Verhaltenstherapie für Orthorektiker. Du musst deine Toleranzschwelle erhöhen und zu einem neutraleren Umgang mit den Nahrungsmitteln finden, die dir »Bauchschmerzen« bereiten. Solange das nicht geschieht, wird dich die Orthorexie immer aus dem Halbdunkel heraus beherrschen.

Angst vor Mistfraß (was auch immer du darunter verstehst) macht dir das Leben unnötig schwer. Auch weil diese Angst so unpraktisch ist. In dieser großen bösen Welt wirst du immer mit schrecklichem Essen zu tun haben, und wenn du nicht möchtest, dass diese Angst dich ständig umtreibt, lohnt sich der Versuch, sie zu überwinden. Reinheit gibt es hier sowieso nicht.

Wenn du chronische Gesundheitsprobleme hattest oder hast, kann ich dich durchaus verstehen. Vielleicht ist der Körper stark von Schwermetallen und anderen chemischen Stoffen belastet, außerdem hat jeder Körper seinen ganz eigenen Schwachpunkt, aber das Reinheitsmodell funktioniert trotzdem nicht. Wir müssen einfach lernen, die Sache mit unserer Gesundheit ganz neu zu sehen.

Wenn früher jemand seinen unreinen Tortilla-Chip in meine reine Guacamole steckte, war für mich alles ruiniert, was ich mir mit meiner vollkommenen, reinen Ernährung so mühsam erarbeitet hatte. Ich war kurz davor, wirklich gesund zu werden, aber mit diesem Tortilla-Chip war alles wieder versaut. Ich stand vor dem Zusammenbruch. Vor der Panik sowieso. Solche Alles-oder-nichts-Diäten scheinen zu versprechen, dass du nach der Wiederherstellung deines Körpers durch vollkommene und reine Ernährung den Punkt erreichst, von dem an dein zwanghaftes Verhältnis zum Essen einfach nicht mehr existiert. Du bist dann durch Reinheit geläutert und geheilt. Alle deine Gelüste sind von dir genommen, es gibt auch kein Binge Eating mehr.

Aber so läuft es nicht, und das ist gut so. Gelüste sind so menschlich wie Gefühlsregungen, und für beides gilt, dass jeder Versuch, sie zu unterdrücken, mächtig nach hinten losgeht und dich nur noch zwanghafter werden lässt.

Du brauchst keine Entschlackung mit grünen Säften

Meine Akupunkteurin hat einmal zu mir gesagt: »Das Entschlacken für die Gesundheit kannst du vergessen. Betrachte deine Gesundheit lieber als Unterstützung deines Körpers oder deiner Leber oder deines Hormonhaushalts.«

Wir brauchen ein neues Verständnis von Gesundheit, und darin muss es darum gehen, den Körper zu nähren und zu unterstützen. Er braucht keine Läuterung, keine Reinheit. Viel besser fährst du, wenn du den Körper so unterstützt, dass er arbeiten, in Bewegung sein und sich ausruhen kann, damit seine natürlichen Entschlackungsmechanismen einfach gut und ungestört funktionieren können.

Iss das, wovon du dich gut ernährt fühlst, was dich satt macht und worauf du Appetit hast. Iss das, was ein gutes Gefühl bei dir hinterlässt. Das können Kekse sein, aber auch Suppe oder eine Portion Spaghetti bolognese oder ein Spinatsalat oder sonst etwas.

Eine Denkweise, die bestimmte Nahrungsmittel oder Zutaten ausschließen möchte, führt ziemlich schnell in die Essstörung. Mehr Nahrhaftes zu essen ist viel wichtiger, als bestimmte Nahrungsmittel wegzulassen, und deine Gelüste sagen dir, wie wir gesehen haben, sehr genau, was dich an einem bestimmten Tag wirklich ernährt.

Wenn du zum Beispiel das Gefühl hast, deine Verdauung könnte Unterstützung gebrauchen, könntest du etwas Heilsames und Probiotisches zusätzlich essen, statt irgendetwas auszuschließen und wegzulassen. Und wenn du Lust auf Grünzeug hast, könntest du einfach mehr Grünzeug essen, statt zum Saftfasten zu schreiten.

Die Sache ist ja die: Du kannst tun und lassen, was du willst. Du kannst dich ernähren, wie du möchtest, und ganz nach Belieben Nahrungsmittel hinzunehmen oder weglassen. Du hast jeden Tag und bei jeder Mahlzeit das Sagen. Wenn du dich nach bestimmten Nahrungsmitteln oder Gerichten nicht wohlfühlst, steht es dir selbstverständlich frei, solche Dinge wegzulassen oder damit zu experimentieren. Ich möchte erreichen, dass du alles überdenkst, was du zum Thema der Ernährung und Gesundheit gelernt hast. Freunde dich mit dem Gedanken an, dass weniger nicht immer mehr ist, sondern manchmal tatsächlich weniger.

Du brauchst Abwechslung und viele Kalorien für deine Gesundheit, für Entschlackung und Regeneration, für deinen Hormonhaushalt, für Knochen, Muskeln und Gehirn, für die Fähigkeit, dich in dieser Welt zu bewegen. Ernähre dich von jetzt an gut, gönn dir alles, was du als nahrhaft empfindest.

So viele Diätregeln

Glaubst du, dass in Fett Ausgebackenes sofort auf den Hüften landet? Dass in Eiern zu viel Cholesterin ist? Dass der Zuckergehalt von Obst zu hoch ist? Dass du die letzten drei Stunden vor dem Schlafengehen nichts mehr essen darfst? Dass Gluten uns alle umbringt?

Führe dir mal vor Augen, was diese ganzen Diäten und Diätratgeber mit dir gemacht haben. An diesen Regeln liegt es nämlich, dass du jetzt einen Hau hast, was die Ernährung angeht. Sie spuken dir im Hinterkopf herum, auch wenn du dir dessen nicht bewusst bist. Sie spielen eine Rolle bei deinem Binge Eating. Doch sie sollen in deinem Leben zukünftig keine Rolle mehr spielen.

Eine Klientin hat mir unlängst erzählt, wie ihre Beziehung zum Essen mit ihrer Beziehung zum Leben zusammenhängt: »Wenn ich an Ernährungsregeln denke, fallen mir Lebensregeln ein, die ich im Laufe der Zeit gelernt habe. So bin ich oft ermahnt worden, alles Angefangene fertig zu machen (den Teller leeressen und abspülen). Jetzt denke ich allmählich, dass eine gesündere Einstellung zum Essen mir auch zu einer gesünderen Lebenshaltung verhelfen wird. Es gibt hier viel mehr Überschneidungen, als mir bewusst war.«

Das wirst du vermutlich auch feststellen. Wenn du anfängst, deine Ernährungsregeln auszumisten, wirst du erkennen, dass es Millionen von kleinen Regeln gibt, die sich auf sämtliche Lebensbereiche verteilen. Es ist wichtig und nützlich, auf alle diese unterbewussten Dinge aufmerksam zu werden und sie zu beleuchten, damit sie dich nicht mehr aus dem Halbdunkel heraus beherrschen.

Alte Diätregeln

Schreib erst einmal alle Diäten auf, die du je gemacht hast, egal, wie lange sie gedauert haben.

Danach notiere sämtliche Regeln, die diese Diäten dir eingepflanzt haben.

Und schließlich notiere noch die »sonstigen« Regeln, die du irgendwo aufgeschnappt hast, bei Tanten oder im Internet, oder die du aus der Werbung kennst.

Danach formulierst du zu jeder Regel ein Gegenargument.

Zum Schluss verbrennst du das Ganze. Wenn du es nicht so dramatisch magst, schreibst du einfach so etwas wie »Tschüs« an das Ende der Liste. Und dann verbrenne sie.

Und meine Gesundheit?

Du sollst deine Gesundheit bestimmt nicht ignorieren, aber dieses Buch möchte dich auffordern, »Gesundheit« für dich neu zu definieren und dir zu überlegen, wie du sie anstreben möchtest und welche Rolle Körpergewicht und Ernährung überhaupt in deinem Leben spielen. Kannst du dir vorstellen, dass deine Ausrichtung beim Streben nach Gesundheit vielleicht nicht so ganz günstig war? Ich möchte dir den Gedanken ans Herz legen, dass Krankheiten, die mit dem Körpergewicht in Verbindung gebracht werden, möglicherweise in keinem ursächlichen Zusammenhang mit dem Körpergewicht stehen, sondern eher stressbedingt sein könnten. Diäten gehören zu den wirksamsten Methoden, unseren Körper im Stresszustand zu halten.

Eine gestörte Beziehung zum Essen ist ungesund. Diät und Verzicht und der Jo-Jo-Effekt tun dir langfristig nicht gut. Deshalb ist die Fuck-it-Diät grundsätzlich dazu da, deine körperliche Gesundheit, vor allem aber deine geistige, psychische und spirituelle Gesundheit zu verbessern.

Gesundheit ist so vielschichtig und von so vielen Faktoren abhängig, die alle miteinander vernetzt sind. Sicher ist jedoch, dass ein teilweise ausgebremster Stoffwechsel nicht gut für deine Gesundheit ist und dir auch nicht unbedingt zu einem gesunden Appetit und einer guten Beziehung zu deinem Körper verhilft. Abzunehmen bedeutet nicht automatisch gesünder zu werden und umgekehrt. Wenn wir lernen, diesen Zusammenhang auf eine neue Weise zu betrachten, kann sich grundsätzlich etwas ändern. Bekanntlich können schwergewichtige Menschen vollkommen gesund sein, und dem Fett kommt manchmal sogar eine Schutzfunktion zu, etwa in der Heilungsphase nach operativen Eingriffen. Patienten, die nach dem BMI-Index als übergewichtig einzustufen sind, haben sogar nach Herzoperationen bessere Überlebenschancen als andere und leben überhaupt tendenziell länger.[48] Gesundheit heißt, auf deinen Körper zu hören, und bei der Fuck-it-Diät geht es vor allem darum, deine Beziehung zur Ernährung so weit zu normalisieren, dass du schließlich mühelos hörst, was du möchtest und brauchst.

Aber solange dein Stoffwechsel gestört ist und du die meisten Nahrungsmittel irgendwie fürchtest, wird es dir nicht gelingen, auf deinen Körper zu hören. Wie willst du deinen Körper verstehen, wenn er nur ganz allgemein nach mehr Kalorien schreit. Wie willst du wissen, was er möchte, wenn du 95 Prozent aller Nahrungsmittel verurteilst und ein Kilo mehr auf der Waage mehr fürchtest als alles andere? Das geht einfach nicht. Auf diese Art wird dein Essen nie wirklich intuitiv. Wenn du dir also Gesundheit wünschst und dem Körper das geben möchtest, was er wirklich braucht, musst du völlig umdenken.

Fang erst mal an mit der Fuck-it-Diät, und dein Körper wird sich nach und nach immer deutlicher zu Wort melden. Du wirst immer klarer hören, was er zu sagen hat. Du wirst dich besser um deine Gesundheit kümmern können, und zwar ohne Stress und Verwirrung und ohne die ewige zwanghafte Beschäftigung mit Ernährung und Figur.

Celeste erzählt: »Anfangs hatte ich vor allem Lust auf besonders gehaltvolle und herzhafte Sachen, aber irgendwann war mir plötzlich nach frischem, knackigem Salat. Ich konnte nur staunen, Salat habe ich nämlich noch nie so richtig gemocht. Ich musste mich immer zwingen, ihn zu essen. Heute ist es so, dass ich immer wieder Lust auf andere Dinge habe und einfach esse, wenn ich Hunger habe. Ich finde das ganz toll.«

Und nicht nur das, vielen geht es außerdem gesundheitlich besser, wenn sie alle Ernährungsregeln weglassen. Carrie berichtete mir von gesundheitlichen Veränderungen nach ihrem Einstieg in die Fuck-it-Diät: »Ich hatte schon lange mit einem hohen Cholesterinspiegel zu tun und musste ständig meine Ernährung ändern und immer wieder andere Medikamente nehmen. Seit ich die Fuck-it-Diät mache, habe ich unabhängig von der angeblichen Wirkung auf den Cholesterinspiegel alles gegessen, wonach mir war, und heute sind meine Werte so gut wie noch nie. Ich bin begeistert!« Ich behaupte nicht, dass es bei jedem so ist, aber manchmal kommt es einfach darauf an, dem Körper zu vertrauen.

Niemand weiß, was die gesündeste Ernährung ist. Ich habe von meinen Ärzten und Ernährungsberatern vollkommen gegensätzliche Ratschläge bekommen. Einer riet mir zur Paleo-Ernährung – viel Fett, jede Menge Fleisch, wenig Kohlenhydrate, kein Getreide, kein Obst und niemals Kohlenhydrate zusammen mit Eiweiß. Ein anderer ließ mich viel Getreide und mageres Eiweiß essen und fügte hinzu, dass Kohlenhydrate wegen des Blutzuckers immer mit Eiweiß kombiniert werden müssen. Einer ließ mich Obst und Gemüse essen und empfahl vegane Ernährung, und dann gab es auch noch die Variante der glutenfreien Ernährung nach Blutgruppen.

Leute, es ist wirklich so absurd, wie es klingt. Wenn ihr alle ungesunden Nahrungsmittel aus allen ärztlich empfohlenen Diäten zusammentragt, sind es nicht weniger als alle. Das Gegenteil trifft natürlich ebenfalls zu. Und wenn man alle im Umlauf befindlichen Regeln und Ratschläge unter einen Hut bringen möchte, kann einen das in den Wahnsinn treiben.

Solltest du bei einer bestimmten Diät überzeugt sein, dass sie eindeutig die richtige ist, lassen sich leicht Wissenschaftler finden, die vom Gegenteil überzeugt sind. Ich habe mit Leuten gesprochen, die mit veganer Ernährung ihre Hormonstörungen ausgeglichen haben, und mit Leuten, bei denen die Hormonstörungen mit veganer Ernährung erst anfingen. Die letzte Diätwahrheit gibt es einfach nicht, weil so viele andere Dinge als die Nahrungsmittel selbst Einfluss auf unsere Gesundheit haben, zum Beispiel unsere Fähigkeit, das Gegessene zu verdauen und zu verwerten. Die Annahme, es gäbe die eine richtige Ernährungsform für alle Menschen, die doch in Wirklichkeit schon immer unter so unglaublich unterschiedlichen Bedingungen leben, ist einfach nur abwegig. Verabschiede dich von ultimativen Ernährungswahrheiten und freunde dich mit dem Gegenteil an, nämlich dass du an verschiedenen Tagen und in verschiedenen Phasen deines Lebens einfach immer wieder andere Dinge brauchst.

Gesundheit ist weitaus vielschichtiger als irgendeine simple Gleichung. Wir haben uns einreden lassen, unser Gewicht und das, was wir essen, seien entscheidend für unsere Gesundheit, aber das stimmt einfach nicht. Melissa Fabello schreibt über unser Verständnis von Gesundheit: »In der westlichen Medizin wird Gesundheit allzu medizinisch gesehen, was auf den ersten Blick durchaus sinnvoll erscheint. Das liegt aber daran, dass wir in dem Glauben erzogen werden, unser Körper sollte wie eine Maschine funktionieren, die von den Ärzten nur gelegentlich nachjustiert werden muss, damit wir gesund bleiben und lange leben. Aber so ist es nicht. Unsere Gesundheit hängt nicht nur von dem ab, was in unserem Körper vor sich geht, wir müssen hier unseren Blickwinkel erweitern. Die Medizin hat durchaus ihren Platz und ihre Bedeutung, aber auch ihre Grenzen.«[49]

An dieser Stelle möchte ich noch auf etwas hinweisen, was dir vielleicht ein bisschen gewagt erscheint: Nach meiner Erfahrung ist es tatsächlich so, dass vollständige Heilung und perfekte Gesundheit gar nicht das Ziel sein müssen. Ich sage das als jemand, für den Gesundheit sein ganzes Leben lang sehr wichtig war. Mein Körper hatte mit allem Möglichen zu kämpfen, mit seelischen und körperlichen Belastungen, mit genetischen und umweltbedingten Herausforderungen. Deshalb habe ich viele Jahre lang mit Diäten etwas zu verbessern versucht, aber es wurde alles nur noch schlimmer. Ich gab mir selbst die Schuld an alledem, aber in Wahrheit lag es nicht an mir, und als ich das endlich begriff, war das wie eine Erlösung.

Was ich mir da an Druck und Vorwürfen machte, weil ich nicht gesund war, machte mich erst richtig fertig. Nicht jeder weiß, wie es ist, sich mit chronischen Krankheiten herumzuschlagen, aber wenn du auch so etwas durchgemacht hast, möchte ich dich ebenfalls freisprechen. Du hast dir alle Mühe gegeben. Du bist engagiert. Aber manche Dinge sind wirklich schwer zu durchschauen.

Manche unterliegen nicht unserer Kontrolle. Und dann werden sie doch wieder gut. Das Leben ist sehr geheimnisvoll.

Du musst das nicht alles durchschauen. Aber wenn seelische Gesundheit und Lebensqualität für die körperliche Gesundheit geopfert werden müssen, ist das dann überhaupt Gesundheit? Kann sie Bestand haben?

Ich habe die Fuck-it-Diät immer nur als den nächsten logischen Schritt auf meinem langen Weg zu Gesundheit auf allen Ebenen gesehen. Ich war lange Zeit eine militante Verfechterin von Diäten, und als ich schließlich erfuhr, was reduzierte Nahrungsaufnahme für unsere Stresshormone, unsere seelische Gesundheit und den ganzen Stoffwechsel bedeutet und wie heilsam Zucker und die verteufelten Kohlenhydrate sein können, war mir plötzlich klar, dass all die Jahre meine Gesundheit nur untergraben hatten, statt sie zu verbessern.

Inzwischen glaube ich, dass es für deine geistige und körperliche Gesundheit, deinen Stoffwechsel und die Aufnahme von Nährstoffen in deinem Körper am besten ist, wenn du jegliche Ernährungseinschränkung aufhebst. Und nicht nur das: Wenn du dir ein bisschen Zeit nimmst, in deinem Körper heimisch zu werden, ihm zu essen zu geben und auf ihn zu hören, wird er sich irgendwann klar und deutlich zu Wort melden.

Macht es dir zu viel Angst, alleine die ersten Schritte zu gehen? Dann wende dich an Ernährungsfachleute und Diätberater, die sich mit »Health at Every Size« auskennen und wissen, wie man sich von Essstörungen und zwanghaftem Essverhalten befreit. Behalte aber im Blick, dass Ernährungsberater ihre ganz eigenen

Probleme mit dem Essen oder auch Vorurteile bezüglich des Gewichts haben. Es braucht daher ein wenig Augenmaß, um jemanden zu finden, der dir hilft und das Ganze nicht noch komplizierter macht. Deine eigenen Essensvorlieben sind immer maßgebend.

Aber ich bin nun mal ein Binge Eater!

Viele, die häufig Heißhungerattacken haben, sind der Ansicht, das hebt sie von anderen ab. Sie zeigen Verständnis dafür, dass sich diejenigen, die Reduktionsdiäten machen, ständig mit Essen beschäftigen, denken aber, bei ihnen sei das anders: »Ich esse ja gar nicht zu wenig, sondern grundsätzlich zu viel. Ich schlage mich voll.«

Tatsächlich sind die meisten Diäter auch Binge Eater. Bei mir war es so, und für 95 Prozent meiner Leser und Schüler gilt es ebenfalls. Eigentlich habe ich dieses Buch sogar vor allem für Binge Eater und nicht für Anorektiker geschrieben. Ich sehe Essstörungen gern als ein ganzes Spektrum. Anorexie und Bulimie stehen an einem Ende, entspanntes natürliches Essverhalten, unser Ziel, steht am anderen Ende. Die Fuck-it-Diät versteht sich als Hilfestellung bei allen möglichen Arten von gestörtem Essverhalten dazwischen. Also für alle, die immer wieder mit dem Jo-Jo-Pendel schwingen oder Heißhungerattacken haben oder nur gelegentlich und nie streng Diät halten. Sicher kann dieses Buch auch dann eine Hilfe sein, wenn man Anorexie oder Bulimie zu überwinden versucht, aber in solchen Fällen ist oft professionelle Unterstüt-

zung angezeigt. Noch einmal: Solltest du dir bei deiner Nahrungsaufnahme extreme Beschränkungen auferlegen oder sonst irgendein selbstschädigendes Verhalten haben, musst du dir unbedingt
helfen lassen. Bitte, ja? Es gibt dafür verschiedene Hilfsorganisa-
tionen und Hilfe-Hotlines, im deutschsprachigen Raum zum Beispiel: www.bzga-essstoerungen.de.

Die wichtige Frage lautet hier: Wenn eine leichtere Form von
gestörtem Essverhalten vorliegt, muss man dann von Essstörung
sprechen? Meiner Meinung nach ist dies mit einem vorsichtigen
Ja zu beantworten, weil alle diese Spielarten doch irgendwie im
Spektrum der Essstörungen liegen.

Leute, die sich als Binge Eater sehen, meinen, sie müssten ihr
gestörtes Essverhalten mit noch mehr Kontrolle in den Griff bekommen. Doch genau darin liegt ihr Problem, denn sie sehen dabei nicht, was diese noch strengere Beschränkung mit ihnen
macht. Viele meinen, sie müssten einfach noch konsequenter Diät
halten, dann werde die Störung schon wieder abklingen.

Allen, die besorgt sind, sie könnten eine Binge-Eating-Störung
haben, möchte ich sagen: Wahrscheinlich ist das nicht so. Für sich
allein bestehende Binge-Eating-Störungen sind extrem selten.
Meist haben sie mit einer angeborenen Fehlfunktion zu tun, die
sich darin äußert, dass man sich nie gesättigt fühlt.[50] Wenn du jemals Diät gehalten oder deine Nahrungsaufnahme eingeschränkt
hast, kann bei dir definitionsgemäß keine Binge-Eating-Störung
vorliegen. Vielmehr ist Binge Eating bei dir eine reaktive Störung[51],
die auf frühere Reduktionsdiäten zurückzuführen ist. Wenn es in
Zeiten der eingeschränkten Nahrungsaufnahme, und sei es auch

nur einen halben Tag lang, zum Binge Eating kommt, zeigt das einfach, dass dein Körper überleben möchte.

Meine Schülerin Kim erzählte mir: »Früher dachte ich, ich hätte diesen unbewussten Drang, mich bei jeder Gelegenheit vollzustopfen, und müsse daher ständig aufpassen. Außerdem glaubte ich, mein Essproblem habe auch damit zu tun, dass sich in vielen modernen Nahrungsmitteln suchterzeugende Zusätze befinden. Das lief auf jahrelanges pseudointuitives Essen hinaus, wobei ich mir einredete, ich würde genau auf meinen Appetit achten. In Wirklichkeit war ich immer bemüht, meine Neigung, zu viel zu essen, in den Griff zu bekommen. Seit ich im Rahmen der Fuck-it-Diät alle Nahrungsmittel zulassen kann und keine Angst mehr habe, mich zu überessen, ist das Problem so gut wie verschwunden. Es hatte sich die ganze Zeit nur selbst aufrechterhalten. Selbst Lebensmittelzusätze beeindrucken mich jetzt nicht mehr. Sie sind mir, wie ich staunend vermerke, egal geworden.«

Eine Heißhungerattacke ist keine fehlgeleitete, sondern eine sinnvolle Überlebensreaktion. Solange wir jedoch dagegen ankämpfen, werden wir immer das Gefühl haben, irgendetwas sei furchtbar falsch. Falls du also Binge Eater bist, ist die Fuck-it-Diät definitiv etwas für dich. Dein Körper befindet sich in einem reaktiven Zustand, der sich nur normalisieren kann, wenn du isst und dich wirklich gut ernährst.

Was kannst du während einer Heißhungerattacke tun?

Wenn das Trostessen dir Sorgen macht, stehst du damit nicht allein. Die meisten sind überzeugt, dass sie zu emotional bedingtem Essen neigen oder eben eine Binge-Eating-Störung haben. Viele meinen sogar, das sei dasselbe. Wir werden gleich noch eine ganze Menge über emotional bedingtes Essen oder Trostessen zu sagen haben, aber jedenfalls ist es nicht dasselbe wie diese Essattacken, die wir heute gern als Binge Eating bezeichnen. Bei Binge Eating handelt es sich um eine von Panik angetriebene Reaktion auf eine mehr oder weniger stark eingeschränkte Nahrungsaufnahme. Dieses Gefühl, die ganze Welt verschlingen zu können, kommt vom Diäthalten, das den ganzen Körper in den Hungersnot-Modus schaltet. Aber von diesem Wissen hast du nichts, wenn der Fressanfall bereits läuft. Was tust du also? Was tust du bei diesem grauenhaften Gefühl des Kontrollverlusts, wenn dieser besinnungslose Rausch dich mitreißt und du nur noch stopfst und stopfst?

Vor allem musst du die Sache neu und anders auffassen.

Fang damit an, dass du keinen Widerstand mehr leistest. Sobald du Widerstand leistest, setzt du den Zyklus fort und bleibst in der Panik. »O nein, ich bin ja schon wieder mittendrin! Das darf ich doch nicht!!«

Damit machst du es dir wirklich schwer, diesen manischen, zwanghaften, unaufhaltsam erscheinenden Zyklus zu durchbrechen. Wenn du eine Fressattacke unterbrechen möchtest, erhöhst du den Druck und baust weitere mentale Einschränkungen auf, die den Anfall nur noch schlimmer machen. Dann hast du wieder das Gefühl, alles falsch zu machen und alles zu verderben.

Das mag dir wie ein reines Gedankenspiel erscheinen, aber auf dieses Paradox stößt du unweigerlich, wenn du darauf beharrst, dass das, was gerade passiert, nicht sein darf. Der Widerstand gegen das, was gerade abläuft, lässt dir keinen Ausweg mehr. Du beurteilst und verurteilst deine natürliche Reaktion auf eingeschränktes Essen, anstatt es unverfänglich ausdrücken: »Ah, sieh an, offenbar gibt es heute noch einen leckeren Mitternachtsimbiss. Wieso erlege ich mir eigentlich immer noch Zwänge auf?«

Du kannst die Sache auch einfach umbenennen. Ein Schmaus. Hungersnot beenden. Sich gesund essen. Lass dir irgendwas einfallen, Hauptsache, es bringt zum Ausdruck, dass mit deinem Essen alles in Ordnung ist, ja, dass es dir hilft. Ruf dir in Erinnerung, dass es völlig normal und auch wichtig und erlaubt ist, ordentlich zulangen zu wollen. Setz dich also endlich mal hin und nimm dir Zeit, alles zu genießen.

Dabei geht es aber nicht darum, dass du weniger isst, sondern dass du nachgibst und dich endlich einmal essen lässt. Ich erzähle dir nicht, dass du langsam essen und nach jedem Bissen ein Schlückchen Wasser trinken oder dich mit Stangensellerie vorsättigen oder irgendetwas von dem tun sollst, was du in der Vergangenheit ausprobiert hast. Das alles hat immer noch mit Einschränkung und Verzicht zu tun, und deshalb kannst du das alles knicken.

Du sollst dich hinsetzen und dir Zeit lassen, um dein Essen zu genießen, weil du dir selbst damit bekräftigst, dass du essen darfst. Jederzeit. Du darfst so viel essen wie bei einem richtigen Heißhungeranfall – nur dass du dir Zeit lässt, um dir bewusst zu bleiben, dass es erlaubt ist.

Ernsthaft, hier geht es nicht darum, dass du aufhörst zu essen, sondern dass du isst. Nur so kommst du irgendwann dahin, einfach essen zu können, und zwar ohne das Gefühl, dass es aus dem Ruder läuft. Wenn du dir erlauben kannst, schlicht dazusitzen und wirklich zu essen – ohne Eile, ohne zu stopfen, weil du ja morgen nicht mehr so essen darfst, und ohne dich ratlos zu fragen, weshalb du das immer noch tust –, kann ich dir versprechen, dass damit etwas Neues eingeleitet wird. Und in dieser wunderbar neuen Welt ist Hunger dein Freund, also iss!

Macht die Fuck-it-Diät nicht dick?

Wenn wir wirklich etwas gegen die um sich greifende Fettleibigkeit tun wollen, fängt das mit Respekt an.

Michelle Allison, The Fat Nutritionist
(»Die dicke Ernährungsberaterin«)

Leute, die Angst vor dem Zunehmen haben, stellen mir die Frage: »Also, wenn die Lösung darin besteht, einfach zu essen, wie kommt es dann, dass sich die Leute zwei, drei Zentner und mehr anfuttern? Entsteht Fettleibigkeit nicht durch so etwas wie Fuck-it-Diät – einfach essen?«

Nein. Dein Gewichts-Sollwert und seine Schwankungsbreite sind eine komplexe Angelegenheit mit vielen beteiligten Faktoren.

Oft ist diese Schwankungsbreite genetisch bedingt und rührt manchmal von Vorfahren her, die Hungersnöte überstanden. Es kann auch sein, dass Hormonstörungen beteiligt sind oder die Schilddrüse nicht mitspielt oder irgendwelche systemischen Missverhältnisse vorliegen, die dann oft umweltbedingt sind oder genetische Hintergründe haben und ganz gewiss nicht durch Nahrungseinschränkung oder Scham zu heilen sind. Einer der Gründe für einen ansteigenden Gewichts-Sollwert besteht wohl auch darin, dass es durch Diäten, insbesondere durch Reduktionsdiäten und dem damit verbundenen Jo-Jo-Effekt, zu Mangelernährung und zu Beeinträchtigungen des Stoffwechsels kommt.

Aber vor allem hat der Sollwert deines Körpergewichts mehr Durchsetzungskraft als alle Versuche, etwas dagegenzusetzen. Kämpf gegen dein Sollgewicht an, und du handelst dir nur Hunger und Leid ein. Halte dir immer vor Augen, dass Diäten ein sicheres Mittel sind, um deinen Stoffwechsel auszuhebeln und die Schwankungsbreite deines Gewichts-Sollwerts nach oben zu erweitern.[52] Es ist wirklich tragisch: Ausgerechnet das, was unsere Figur retten und unsere Gesundheit schützen soll, lässt alles immer weiter entgleisen.

Natürlich sind Begriffe wie »Adipositas«, »Fettleibigkeit« und »Übergewicht« fester Bestandteil der ganzen Schamproblematik. Doch wenn man versucht, die Menschen mit Beschämung oder dem Androhen gesundheitlicher Folgen zum Abnehmen zu zwingen, ist das nicht nur wirkungslos, sondern untergräbt die Beziehung der Menschen zum Essen und zu ihrem Körper. Es schädigt ihr Selbstwertgefühl und sogar ihre Gesundheit. Mit Stigmatisierung und Diskriminierung macht man Übergewichtigen nicht etwa den Dampf, den sie angeblich brauchen, um endlich etwas für ihre Gesundheit zu tun und abzunehmen, sondern dies führt zu zyklischen Gewichtsschwankungen, Essstörungen, seelischen Schmerzen und immer mehr Stress – alles so zermürbend, dass schließlich die Gesundheit ernsthaft darunter leidet.[53]

Letztlich wollen wir unsere gestörte, suchtartige Beziehung zum Essen in Ordnung bringen. Ich weiß, das widerspricht allem, was du bisher zu diesem Thema gehört hast, aber herkömmliche Diäten leisten einfach nichts von dem, was wir uns von ihnen versprechen. Sie bringen nicht viel für unser Essverhalten, sie bringen nicht viel für unser Gewicht. Freunde dich doch einfach mal mit dem radikal klingenden Gedanken an, dass wir uns in Sachen Appetit und Gewichtsregulierung auf unseren Körper verlassen dürfen. Tatsächlich müssen wir einfach nur aus dem Weg gehen.

Und wenn ich wirklich gesundheitliche Probleme habe?

Wir wissen bereits, dass eine Diät keine langfristige Lösung für Gewichtsprobleme ist. Wir haben uns eine Menge darüber erzählen lassen, und manches davon klingt ganz vernünftig und scheint bereits Allgemeingut zu sein, doch tatsächlich erreichen wir mit Diäten oft nur das Gegenteil dessen, was sie eigentlich leisten sollen. Bist du aufgeschlossen für den Gedanken, dass eine Diät auch für andere gesundheitliche Probleme nutzlos sein könnte?

Bist du ganz sicher, dass deine spezielle gesundheitliche Verfassung eine besondere Diät verlangt? Ich fordere die Leute immer wieder auf, mit sich selbst ganz ehrlich zu sein. Solange du nämlich nicht an Zöliakie, Diabetes, schwerer Erdnussallergie oder etwas ähnlich Dramatischem leidest, könnte eine selbstauferlegte (oder sogar ärztlich verordnete) Diät überflüssig oder unproduktiv sein und es dir unnötig schwer machen, in der für dich richtigen Weise intuitiv zu essen.

Wenn dir Milchprodukte auf den Magen schlagen, sollst du dich natürlich nicht darüber hinwegsetzen und ordentlich Milch trinken. Niemand soll sich von Dingen ernähren, die ihm nicht bekommen. Ich finde aber, dass die übertriebene, zwanghafte Angst vor bestimmten Nahrungsmitteln uns ganz entschieden behindert. Wir räumen solchen Nahrungsmitteln viel zu viel Macht über uns ein, was wiederum stressbedingte gesundheitliche Probleme nach sich ziehen kann. Wären Milchprodukte wertfrei und erlaubt, würdest du viel leichter wahrnehmen, was dein Körper möchte und braucht, um sich wohlzufühlen (natürlich würden dann auch durch Angst und Stress bedingte Verdauungsstörungen wegfallen).

Meine Schülerin Molly ist eine rundliche Yogalehrerin, die sich schon lange ein Kind wünschte, aber es wollte irgendwie nicht klappen. Ihre Ärzte, erzählte sie mir, hätten gesagt, sie müsse Kohlenhydrate meiden und abnehmen, wenn sie schwanger werden wolle. Da sie auch das polyzystische Ovarialsyndrom hat, machte man ihr Übergewicht und ihre »falsche Ernährung« für diese hormonellen Störungen verantwortlich. Sie befolgte den Rat der Ärzte und quälte sich mit einer Diät herum, mit der sie ein wenig abnahm. Sie hielt sich nicht ganz genau an die Ernährungsratschläge, und sie wurde auch weiterhin nicht schwanger. Natürlich gab sie sich selbst die Schuld dafür und sagte sich, sie mache es einfach nicht richtig und nehme deswegen nicht genug ab.

Irgendwann ging sie dann zur Fuck-it-Diät über und unterstützte mit bestimmten Nahrungsergänzungen, die ihre Ernährungsberaterin ihr empfahl, ihren Insulinhaushalt. Durch unsere Zusammenarbeit lernte sie, das zu essen, worauf sie Lust hatte, und das Abnehmen schrieb sie ganz ab. Sie wurde schwanger und hat jetzt ein gesundes einjähriges Kind, ohne Diät und ohne abzunehmen.

»Es war nicht leicht, mich mit meinem Körper anzufreunden und ihm zu vertrauen, aber wenn ich mir jetzt mein süßes kleines Mädchen anschaue, sehe ich, dass mein Wert tatsächlich nichts mit meiner Figur und meinem Gewicht oder einer perfekten Ernährung zu tun hat. Ich bin froh, dass ich ihr das auch vermitteln kann. Und wenn ihr jemals jemand sagen wird, sie solle eine Diät machen, kann sie hoffentlich selbstbewusst sagen: ›Nein, verdammt noch mal!‹«

Das sieht natürlich bei jedem Menschen ein bisschen anders aus, aber solche Geschichten höre ich oft. Bridget zum Beispiel war davon überzeugt, sie würde Milch und Milchprodukte nicht vertragen, bis ihr irgendwann aufging, dass sie diese Unverträglichkeit selbst herangezüchtet hatte. Heute isst und trinkt sie alles und fühlt sich pudelwohl.

Meredith bekam von ihrem Arzt eine FODMAP-arme Ernährung gegen ihr Reizdarmsyndrom verordnet. FODMAP ist ein Akronym für etliche verschiedene Zuckerarten, die in sehr vielen

Nahrungsmitteln vorkommen und von manchen Menschen nicht gut verwertet werden können. So hielt sie fast zwei Jahre lang eine Diät, in der vieles verboten war. Sie schränkte Weizen, Zucker, manche Obst- und Gemüsesorten, Milchprodukte und vieles andere ein. »Heute weiß ich, dass ich praktisch alles essen kann, was ich möchte. Eigentlich ging es darum, mein Verdauungssystem von den Folgen einer Essstörung und von einem ziemlich fiesen Magen-Darm-Keim zu befreien und viel Stress abzubauen.«

Kara erzählte mir: »Ich habe mich lange mit ›Verdauungsstörungen‹ herumgeschlagen. Ich habe Eliminationsdiäten gemacht und gegen meine Symptome vier verschiedene Medikamente eingenommen. Inzwischen ist der ganze Spuk vorbei, und soll ich dir sagen, wie das kam? Essen. Mehr Essen, genug Essen, jeden Tag. Unglaublich, nicht wahr?«

Nun gibt es natürlich Nahrungsmittelunverträglichkeiten, und du darfst dich auf keinen Fall zwingen, etwas zu essen, was dir nicht bekommt. Das ist das Schöne an der Fuck-it-Diät: Du brauchst nichts zu essen, was du nicht magst oder was dir Magenschmerzen oder Kopfschmerzen macht. Lass Schuldgefühle und Ängste einfach weg. Du brauchst keine perfekte Ernährung. Und mit der Zeit wirst du herausfinden, dass du mehr verträgst, als du gedacht hast.

Bei ernsthaften Nahrungsallergien oder Diabetes kannst du im Rahmen der notwendigen Einschränkungen trotzdem noch lernen, auf deine Gelüste und deinen Hunger zu hören. Und natürlich kannst und sollst du dir auch immer zugestehen, dich an die Gesundheitsexperten deiner Wahl zu wenden.

Eine meiner Klientinnen ist mit einem Chirurgen verheiratet, der seinen Patienten gern sagt, sie müssten erst abnehmen, bevor er sie behandeln kann. Unlängst hat sie ihn einmal gefragt, wie viele Patienten tatsächlich abnehmen, bevor sie dann zur Behandlung kommen, und er sagte: »Na ja, eigentlich niemand.« Niemand. Das bedeutet wohl, dass sie es vielleicht versucht haben und nichts erreichten und deshalb nicht wiederkamen. Vielleicht haben sie es weiter versucht, was leicht in den Jo-Jo-Effekt mündet, der überhaupt nicht gesund ist. Oder sie gingen einfach zu einem anderen Arzt, der sich ihrer so annahm, wie sie waren.

Leider haben sehr viele Ärzte nach wie vor hartnäckige Gewichtsvorurteile. Statt fülligen Patienten einfach genauso zu helfen wie schlankeren, beharren sie darauf, dass sie erst etwas tun können, wenn man abgenommen hat. Übergewichtige bekommen auch oft zu hören, sie hätten ihre gesundheitlichen Beschwerden selbst zu verantworten, da sie allesamt auf ihre Fettleibigkeit zurückzuführen seien – auch wenn da gar kein Zusammenhang besteht oder das Übergewicht einfach eine Begleiterscheinung genetisch bedingter Gelenkprobleme oder Hormonstörungen beziehungsweise einer chronischen Krankheit ist.[54]

Falls dein Hausarzt zu sehr auf das Körpergewicht ausgerichtet ist, frag ihn doch einfach einmal, wie er schlanke Leute mit den gleichen Beschwerden behandeln würde – und dann bestehst du darauf, dass er dich so behandelt. Oder such dir einen anderen Arzt. Langfristig ist dir besser mit Ärzten gedient, die sich für deine Gesundheit einsetzen, statt alles auf dein Gewicht zu schieben.

Falls du Bedenken wegen deiner Gesundheit hast, sagst du dir am besten, dass du von jetzt an ja nicht einfach wild drauflosfuttern wirst. Vielmehr lernst du zu essen. Du lernst, dass du nichts von deinem Speiseplan streichen musst, nur weil irgendeine Zeitschrift behauptet, es sei nicht gut für deine Gesundheit. Du hinterfragst die verbreitete Annahme, dass Übergewicht die Ursache aller deiner gesundheitlichen Probleme sei.

Such dir gewichtsneutrale Ärzte

Du gehst ungern zum Arzt oder hast das Gefühl, dein Arzt oder deine Ärztin hat wenig Sinn für dein neues Körperverständnis? Dann siehst du dich besser nach Medizinern um, die unabhängig von deiner Figur für dich da sind und in deinem Sinne mit dir zusammenarbeiten. Für die Angebote, die dein Arzt oder deine Ärztin dir macht, sollte dein Gewicht keine Rolle spielen. Du hast Anspruch darauf, dass man dir hilft, ohne dein Gewicht oder dein Essverhalten zu kritisieren.

→ Dein zweites Werkzeug: Hinlegen

Ich mag mich nicht »reinknien«, ich möchte mich hinlegen.

Ali Wong

Ja, wirklich, leg dich hin.

Nimm dir jeden Tag mindestens zehn Minuten, um dich hinzulegen. Nach der Arbeit, in der Mittagspause, wenn die Kinder Mittagsschlaf halten, in der Uni, beim Fußballtraining. Leg dich hin – ins Bett, aufs Sofa, auf den Boden, auf eine Yogamatte, auf die Wiese, wo auch immer. Mach die Augen zu und tu zehn Minuten gar nichts.

Mach es dir richtig bequem, ruhig auch mit Kissen und Decken und Augenkissen. Wichtig ist, dass du nichts tust und dich einfach zehn Minuten so sein lässt.

Du hast den Impuls, dein Handy mitzunehmen und ein bisschen rumzuwischen? Lass es sein. Eben nicht aufs Display zu schauen unterscheidet diese zehn Minuten von allem anderen, was du den ganzen Tag lang tust. Es ist wichtig, dir diesen Augenblick *ohne Tun* zu gönnen. Hab nichts im Sinn, such nichts, lass einfach die Finger weg.

Dein Gehirn macht weiter wie immer, und das ist okay. So sind Gehirne eben. Lass es aber wissen, dass es abschalten darf, wenn es das möchte. Gib ihm eine Gelegenheit, sich auszuruhen, auch wenn es dankend ablehnt.

Ruhe gönnen wir uns eigentlich nie. Wir glauben nicht, dass uns Ruhe zusteht. Wir denken, wir hätten kein Anrecht auf Frei-

175

zeit im körperlichen, geistigen oder seelischen Sinne. Wir sehen sie auch nicht als so richtig erstrebenswert und nützlich. Aber wenn wir nie das Tempo drosseln, kursieren ständig Stresshormone in unserem Körper, und die erhöhen unser Risiko, krank zu werden.[55] Außerdem versetzt uns das in chronische Kampf-oder-Flucht-Bereitschaft, und das ist ein ständiger Alarmzustand. Dann denken wir, dass es schon gehen wird, wenn wir uns einfach noch ein bisschen mehr reinhängen. Nein, wird es nicht. Leg dich hin.

Gerade die, die sich nicht zugestehen können, einfach mal zehn Minuten gar nichts zu tun, gerade die müssen sich unbedingt zehn Minuten hinlegen und nichts tun. Und gerade die, die meinen, sie hätten für so was keine Zeit, gerade für die ist es extrem wichtig, sich zehn Minuten hinzulegen und gar nichts zu tun.

Meine Schülerin Chiara sagte zu mir: »Erst war ich skeptisch und konnte mich nicht darauf einlassen, aber jetzt kann ich nur staunen, wie sehr das Hinlegen mein Leben verändert hat. Es ist so einfach und bringt so viel Erholung. Es macht mich so viel ruhiger, und mir scheint, ich bin jetzt auch netter und umgänglicher.«

So sieht physische Selbstfürsorge aus, du gewährst deinem Körper eine echte Auszeit. Mach dir plausibel, dass dir zehn Minuten in der Horizontalen zustehen.

Und solltest du den Wunsch verspüren, dich täglich zwei Stunden hinzulegen, werde ich dich ganz bestimmt nicht davon abhalten.

Die edle Kunst des Ruhens

Langsam, aber sicher bin ich im Zuge meiner eigenen Fuck-it-Diät darauf gekommen, wie ungemein wichtig das Ausruhen für diesen ganzen Prozess ist. Nicht nur für den körperlichen, auch für den geistigen und seelischen, den eher existenziellen Teil dieses Weges. Wenn du kein Ausruhen zulässt, musst du wissen, dass sich das Ruhebedürfnis irgendwann doch durchsetzen wird, auch wenn bis dahin vielleicht noch Monate oder sogar Jahre vergehen. Ganz ohne Ruhe geht es einfach nicht. Und zehn Minuten sind erst der Anfang.

Ruhe ist nämlich wirklich eine großartige Sache. Allerdings empfinden viele, die unterbewusst das Gefühl haben, sie müssten ständig produktiv sein und etwas leisten, Ruhe als beängstigend. Aber Ausruhen ist *das* Heilmittel für Arbeitswütige – auch für die pausenlose, rastlose Geschäftigkeit, die so oft mit Ess- und Körperbildstörungen einhergeht.

Bei einer Diät steht dein Körper permanent unter Stress. Adrenalin und Cortisol zirkulieren durchs Blut, du befindest dich im Überlebensmodus, was zum Teil erklärt, warum wenig essen euphorisch machen kann. Es erklärt auch, weshalb der Körper in der Lage ist, sich über zu geringe Nahrungsaufnahme hinwegzusetzen, sodass er auch dann durchhält, wenn seine Rufe nach Ruhe überhört werden, wenn man ihm zu viel Sport, Arbeit und Sorge zumutet und er nie einfach mal bequem dasitzen und sich entspannen darf.

Dieser Überlebensmodus kann in echten Not- oder Krisensituationen (Krieg, Hungersnot, gefährliche Raubtiere und so weiter) sehr hilfreich sein. Dann ist er manchmal lebensrettend, aber einen dauerhaften Alarmzustand halten wir nicht lange aus. So kann man ganz einfach nicht leben. Unsere unterbewussten Ängste, dass wir nie genug tun, dass wir nie schlank oder schön genug sind, dürfen sich nicht immer wieder in den Vordergrund drängen.

Mit der Zeit untergräbt dieser Stress nämlich deinen Körper. Er laugt die Nebennieren aus, was den gesamten Hormonhaushalt durcheinanderbringt, und um diesen Zustand zu überwinden, brauchst du vor allem jede Menge ... Ruhe. Und Essen. Und dann wieder Ruhe. Und dazu ein gründliches Überdenken deines Weltbilds und deiner Lebenseinstellung.

Darüber hinaus gönnen wir oft auch unserem Geist und unserer Seele keine Ruhe, was sich ebenfalls auf den Körper auswirkt. Selbst ein ganz vages Gefühl, nicht genug zu leisten oder nicht schnell genug zu sein, hält deinen Körper in einer ständigen ängstlichen Anspannung, die du nicht einmal unbedingt bemerken musst, die aber immer mit vermehrter Ausschüttung von Stresshormonen verbunden ist. Körper und Geist beeinflussen sich gegenseitig, und so rennst und rennst du in deinem Stress-Hamsterrad und weißt nie so richtig, woher das alles kommt.

Sogar Leute, die sich selbst nicht als Workaholic sehen, würden staunen, wenn sie wüssten, wie viele stressige Glaubenssätze sie zum Ausruhen, zum Entspannen und zu echten Auszeiten ganz ohne Verpflichtungen haben. Wir gehen einfach davon aus, dass uns so etwas nicht zusteht. Vor allem nicht, solange wir in einem unvollkommenen Körper leben. Und das, so kann ich dir versichern, wird dich für den Rest deines Lebens in einem Status der Erschöpfung halten.

Unser autonomes oder vegetatives Nervensystem besitzt zwei Anteile, die sich gegenseitig im Gleichgewicht halten: Das *sympathische* Nervensystem ist für das kurzfristige Überleben zuständig, es sorgt für die Funktionsfähigkeit der Hauptorgane, lässt dich atmen und steuert die Kampf-oder-Flucht-Reaktionen. Der *Parasympathikus*, auch »Ruhenerv« oder »Erholungsnerv« genannt, dient vor allem dem Stoffwechsel, der Ernährung und der Erholung und ist folglich mehr für das Aufbauende zuständig, für die ruhigere Seite, auf der alles mit einem einzigen großen Nerv verbunden ist.

Mit dem Kampf-oder-Flucht-Reflex reagieren wir auf Krisensituationen – bedrohliche Nahrungsknappheit, plötzliche Gefahr, Trauma –, er geht mit einer massiven Ausschüttung von Stresshormonen einher. Bleibt man längerfristig in diesem Krisenmodus, kommt es zu Entzündungen und genereller Erschöpfung, der Stoffwechsel verlangsamt sich.

Aus dem chronischen Kampf-oder-Flucht-Modus müssen wir irgendwie herauskommen, um mehr auf der anderen, der aufbauenden Seite zu leben, auf der es um Ernährung, Ruhe und dergleichen geht. Und dazu kommen wir, indem wir uns Ruhepausen gönnen. Wir nehmen uns echte Auszeiten. Wir essen. Und wir *atmen*. Das Atmen ist der körperliche Ansatz, um den Parasympathikus, den Ruhe- und Erholungsnerv, zu aktivieren. Er verbindet Herz, Lunge und Verdauung miteinander, und je aktiver er ist, desto ruhiger wirst du, desto weniger Stresshormone sind in deinem Blut und desto besser kannst du verdauen. Du kommst aus dem Modus der erhöhten Wachsamkeit und Alarmbereitschaft heraus, und das ist eine ganz gute Zusammenfassung für das grundsätzliche, körperliche Ziel der Fuck-it-Diät: relaxen, chillen.

Ruhe ist eins der Hauptthemen dieses Buchs. Es wird davon noch ausführlich die Rede sein, wenn wir zur emotionalen bzw. seelischen Seite der ganzen Sache kommen, zum Atmen und Fühlen. Aber den Krisenmodus zu überwinden, ist eben nicht nur einfach eine psychische Aufgabe, sondern hat einen ganz wichtigen körperlichen Anteil. Du wirst dir von jetzt an um die Tagesmitte immer eine kleine Ruhepause gönnen und dich hinlegen. Und das ist wirklich nur das Allermindeste dessen, was du dir an Ruhe verschaffen wirst.

Du musst dir echte kleine Zeitfenster fürs Nichtstun schaffen. Dabei wird sich dein Körper wahrscheinlich erst einmal ziemlich müde zeigen, bevor er sich dann richtig erholt. Das gilt natürlich ganz besonders, solange du dich noch in einem überdrehten Weiter-weiter-weiter-Zustand befindest und dein Körper von Adrenalin und Cortisol überschwemmt wird. Echte Erholung kann Monate dauern. Sie kann auch noch mehr Zeit in Anspruch nehmen, und das darf so sein.

Das Leben zehrt, ich weiß. Wir müssen im Job oft mehr oder weniger ständig erreichbar sein, dazu kommen die Kinder und die endlosen familiären Pflichten, und es kann so aussehen, als bestünde überhaupt keine Chance, jemals ausruhen zu können. Andererseits brauchst du in dieser Lage natürlich mehr Ruhe als irgendwer sonst. Kannst du die Knute einmal weglegen? Kannst du einen Tag für psychische Gesundheit einplanen? Kannst du Einladungen ausschlagen, die über deine Kräfte gehen? Kannst du Erledigungen, die nicht unbedingt heute sein müssen, einfach mal liegen lassen? Widme dich stattdessen ganz dieser neuen, so heilsamen Aufgabe, die da heißt: Ausruhen.

Meine Schülerin Meredith hat mir vor einiger Zeit berichtet, wie das bei ihr lief. »In der ersten Zeit hat mein inneres Arschloch versucht, mich mit Ausdrücken wie ›faul‹ und ›unproduktiv‹ einzuschüchtern, aber ich habe mir trotzdem immer mehr Ruhe gegönnt. Eine ganze Menge hat sich geändert, als mir klar wurde, wie viel Ruhe der Körper braucht, um wieder ganz gesund zu werden, vor allem wenn auch auf der seelischen Seite viel zu heilen ist. Jetzt knie ich mich wirklich rein ins Ausruhen. Ich schlafe bei jeder Gelegenheit aus und habe mir sogar eine Gewichtsdecke bestellt, um noch besser ausruhen zu können. Außerdem bin ich jetzt in einem Yogakurs, wo man zwei Stunden in einer wohltuenden Haltung sitzt und dabei eine Thai-Massage bekommt. Dieses Ausruhen ist wirklich eine tolle Sache! Ich bin bekehrt!«

Mark litt unter starkem Leistungsdruck. Er erzählt: »Für ein paar Monate ging mir alle Motivation verloren, und ich bin froh, dass ich mich da meist fürs Ausruhen entschieden habe. Irgendwann hatte ich dann doch wieder Lust, verschiedene Dinge zu tun. Das kam ganz von selbst, als ich mich lange genug dem Ausruhen überlassen hatte.«

Zum Ausruhen gibt es verschiedene Glaubenssätze, die darauf hinauslaufen, dass wir dafür keine Zeit haben oder dass es nicht so wichtig ist und gar nicht so viel bringt. Beides ist falsch. Tim Ferris hat für sein Buch *Tools der Titanen* besonders erfolgreiche Menschen zu ihren wichtigsten Erfolgsrezepten befragt. Zu den Dingen, die von diesen Milliardären, Ikonen und Weltklasse-Performern durchgehend genannt wurden, gehört das Ausruhen. Ruhe sorgt für anhaltende Produktivität und Kreativität. Wir brauchen einfach dieses Faulenzen. Wir können nicht ständig im Erntemodus leben.

Einmal sagte meine Freundin Emma zu mir: »Wenn ich das Ausruhen ganz oben auf meine Liste setze und die Arbeit irgendwie zwischen den Ruhephasen unterbringe, bin ich komischerweise viel fitter im Kopf und bringe mehr zustande.«

Wahrscheinlich wirst du Mittel und Wege finden, um dich gegen diesen Teil der Reise aufzulehnen. Aber dann bin ich da und kann dich daran erinnern, wie wichtig er ist.

Ruh dich aus

Plane ab jetzt eine Woche lang neben der täglichen zehnminütigen Ruhepause ein paar volle Stunden fürs Nichtstun ein. Damit meine ich durchgehende ganze Stunden, in denen du nichts Produktives zu tun hast. Räum dir üppige Auszeiten ein – ein Schläfchen, ein bisschen fernsehen, shoppen. Lass es ruhig deine ganz eigene, leichtsinnige Sorte Freizeit sein, in der Trainingskluft oder fein herausgeputzt. Was du tust, spielt keine Rolle, aber erträgst du leichtsinnig verplemperte Zeit, ohne dass das Gewissen an dir nagt? Ahnst du vielleicht. sogar schon, dass es heilend wirkt?

(Wir werden uns noch all die mentalen Haken ansehen, die unsere Gesellschaft zur Frage des Ausruhens in unser

Bewusstsein eingebaut hat. Aber jetzt fang erst mal damit an, dich ganz einfach körperlich auszuruhen.)

Und Sport?

Sportliches Training tut dir gut, wenn du dich ordentlich ernährst und ausgeruht bist. Dann macht es dich stärker, regt den Blutkreislauf und das Lymphsystem an und hat etwas wunderbar Lebensbejahendes. Aber wenn dein Körper Hunger leidet oder du erschöpft und ausgelaugt bist, ist Sport ganz und gar nicht gesund. Zu viel sportliche Bewegung bekommt dem Stoffwechsel so wenig wie eingeschränkte Nahrungsaufnahme und ist in dieser Lage eigentlich das, was dir gerade noch gefehlt hat.

Weshalb ist zu viel Sport und vor allem zu viel Herz-Kreislauf-Training so ungesund? Betrachten wir es einmal so: Wenn ein Löwe hinter dir her ist, und das auch noch über längere Distanzen, sorgt sich der Körper um dein Überleben, flutet dich mit Adrenalin und versucht seine Reserven zusammenzuhalten. Es könnte ja sein, denkt er, dass noch mehr Löwen kommen und ich dann nicht so viel Energie nachlegen kann, wie ich verbrauche.

Stichwort Erhaltungsmodus. Und Stichwort Überlebensmodus. Wenn du zu anstrengend trainierst, verbrauchst du massenhaft Energie. Wenn du trainierst wie ein Weltmeister, musst du essen wie ein Weltmeister, um nicht in den Überlebensmodus zu geraten.

Unser Körper ist darauf angelegt zu essen, sich entsprechend dem zu bewegen, was wir zu tun haben, und sich auszuruhen. Ruhe macht dabei einen großen Teil aus.[56] Nur mit dieser Mischung geht es uns richtig gut. Ständig in Aktion zu sein – der bloße Gedanke ist irrsinnig, hält uns im Krisenmodus fest und suggeriert uns, dass unser Leben bedroht ist. Es gibt einfach keinen Grund, über längere Strecken mit äußerstem Kraftaufwand zu laufen, und wenn wir es tun, reagiert unser Körper entsprechend.

Also: Wenn du müde bist, musst du dich ausruhen, und am Beginn der Fuck-it-Diät kann es durchaus sein, dass du erst einmal monatelang müde bist. In der Erholungsphase nach einer Hungersnot wäre das ganz normal, nicht wahr?

Dein persönliches Ruhebedürfnis kenne ich natürlich nicht, aber solange du müde bist und Lust hast herumzuhängen, solltest du einfach herumhängen. Spaziergänge und Yoga? Nur wenn dir danach ist. Lass dich so lange ausruhen, bis dein Körper sich erholt hat, und wenn du dich bewegst, dann nur so, dass du dich dabei wohlfühlst. Es gibt keinen Grund, irgendein Training zu absolvieren, das dir nicht liegt. Und Bewegung ist überhaupt nur dann angezeigt, wenn du nicht müde bist. Bloß nicht vor dem Schlafengehen noch schnell eine Runde drehen, wenn du sowieso schon müde bist. Und dass du dich nicht zu nachtschlafender Zeit in die Muckibude schleppst und da womöglich vom Ergometer kippst. Du stehst am Beginn einer ganz neuen Beziehung zum Sport, die dein Leben aufwertet und dich nicht länger vor deiner Erschöpfung oder deinen Gefühlen weglaufen lässt. Du wirst von jetzt an jeden Tag und von Woche zu Woche erst einmal erspüren, ob du wirklich ausgeruht bist und genug gegessen hast, um zu trainieren.

Ich möchte dir einfach nur klarmachen, dass es absolut nicht gesund ist, einem ohnehin nicht rundlaufenden Stoffwechsel auch noch anstrengendes Training aufzuzwingen. Unser Körper fährt automatisch den Energieverbrauch herunter, wenn wir uns zu stark verausgaben. Der Stoffwechsel verlangsamt sich, und wir fühlen uns erschöpft. Die Gleichung von zugeführten und verbrauchten Kalorien geht nicht so glatt auf, weil wir keine Maschinen sind. Mit allzu viel Training erreichen wir nur das Gegenteil dessen, was wir möchten, genauso wie mit Diäten und weniger essen. Hier kann ein Teufelskreis entstehen, der uns in der Anfangsphase der Fuck-it-Diät festhält, sodass wir kaum etwas von ihren positiven Effekten haben.

Manche sind hoch erfreut über den Rat, weniger Sport zu treiben und sich mehr auszuruhen, für andere ist er eine Katastrophe. Deshalb sage ich allen Trainings-Junkies, denen der bloße Gedanke ans Ausruhen den Schweiß auf die Stirn treibt, sie sollen sich erst einmal hinlegen und Ruhepausen einlegen, wo es geht, und Sport als etwas auffassen, das nur sinnvoll ist, wenn man ausgeruht ist.

Meine Schülerin Maura war arbeits- und sportbesessen und immer auf irgendeiner Diät. Sie erzählte mir: »Dass ich mir zugestehen konnte, mich auszuruhen und mich zu keinerlei Bewegung zu zwingen, hat meine Beziehung zur Bewegung von Grund auf bereinigt. Mein Körper war dann zunehmend auf ganz bestimmte Bewegungsabläufe versessen, die ich heute richtig genieße. Ich musste erst einmal zur Ruhe kommen und zuhören, dann konnte mein Körper herausfinden, was ihm guttut.«

Harriet berichtet: »Ich hatte eine ganz schlechte Beziehung zu körperlicher Anstrengung, weil ich mich in meiner gestörten Zeit viel zu oft dazu gezwungen habe. Es war mein Bestrafungs- und Herrschaftsinstrument. Nachdem ich das jetzt aufgegeben und mir eine ganze Zeitlang Ruhe gegönnt habe, spüre ich jetzt wieder den Drang, mich zu bewegen, und gebe dem auch nach. Manchmal ist es nicht mehr als ein bisschen Dehnen oder Stretching. Ich mache mir keinen Druck und nehme den Umstand, dass ich die Bedürfnisse jetzt spüre, als einen großen Schritt in die richtige Richtung.«

Sag dir in der ersten Phase der Fuck-it-Diät einfach, dass du Ruhe brauchst. Und wenn sich der Bewegungsdrang wieder meldet, kannst du ihn neu einordnen und eher als Dehn-, Streck- und Kreislaufübung sehen und weniger unter dem Gesichtspunkt, dass Kalorien verbrannt werden müssen.

Auch wenn es ein bisschen beunruhigend klingt und dir wohl nicht ohne Weiteres einleuchtet: Wenn dein Körper und dein Stoffwechsel ganz wiederhergestellt werden sollen, musst du auf jeden Fall für eine Weile das intensive Training einstellen.

Genehmigter Trainingsausfall

Gib dir für eine ganze Woche die Erlaubnis, keinen Sport zu treiben. Du darfst es dir gemütlich machen. Falls du wirklich Lust auf einen Spaziergang hast, dann geh raus. Falls nicht, häng einfach rum.

Bei dieser Übung wird nicht trainiert, und du darfst das auf so viele Wochen ausweiten, wie du möchtest. Befürchtungen und Zwänge sollen hier einmal keine Rolle spielen, es geht darum, dass du nur echten Impulsen und Antrieben folgst.

Woran erkennst du, dass die Fuck-it-Diät anschlägt?

Daran kannst du erkennen, dass die Sache in die richtige Richtung geht:

- Du wirst anfangen, kleine Leckereien, die du gekauft hast und die du früher entweder einfach verschlungen oder über die du ständig nachgedacht hättest, einfach zu vergessen.
- Du wirst immer häufiger merken, ob du den Geschmack bestimmter Dinge wirklich magst oder nicht.
- Dir wird auffallen, dass du manchmal Lust auf bestimmte Dinge hast und ein anderes Mal nicht.
- Es wird dir nichts ausmachen, mitten in der Mahlzeit mit dem Essen aufzuhören, wenn du satt bist oder etwas auf dem Teller hast, was du nicht wirklich möchtest.
- Du wirst dich nicht mehr mit dem Gedanken plagen, dass sich bestimmte Nahrungsmittel direkt auf dein Gewicht auswirken.

- Es könnte sogar sein, dass du ungewohnt wählerisch wirst und auf Sachen keine Lust hast, die du früher als besonders lecker empfunden hast. Vielleicht reizen dich etliche Nahrungsmittel gar nicht mehr. Das ist normal – und ebenfalls ein Zeichen dafür, dass sich etwas ändert.

Die folgenden Zitate stammen von einigen meiner Leser und Schüler. Ich habe sie gefragt, wann und woran sie erkannten, dass ihnen die Fuck-it-Diät etwas bringt:

- »Ich wusste, dass die Sache anschlägt, als ich einen halb gegessenen Cookie weglegte, weil er nicht so richtig schmeckte. Das wäre mir früher allenfalls aufgefallen, nachdem ich das ganze Ding verdrückt hatte.«
- »Ich wusste es, als ich lauter Süßigkeiten um mich hatte und nichts mich lockte. Mein Körper wollte Mandarinen.«
- »Ich wusste es, als ich für eine Packung Ben & Jerry's Eiscreme Wochen brauchte und sie nicht wie früher auf einen Sitz verdrückte.«
- »Ich mochte plötzlich nur noch zwei bis vier Kekse auf einmal essen und nicht die halbe Schachtel. Es kostete mich keine Mühe, und ich musste mich auch nicht beherrschen. Ich zwang mich also nicht zu kleineren Portionen, sondern es kam von selbst so, als ich alle Nahrungsmittel in jeder Menge zuließ.«
- »Ich habe nach wie vor Lust auf Süßes, muss aber nicht mehr alles haben, sondern mag nur noch wirklich hochwertige Desserts.«
- »Ich registriere nicht mehr, wie viele Kalorien ich mir jeden Tag zuführe, und das begeistert mich total. Ich finde das vor allem

deshalb sehr bemerkenswert, weil ich früher eine Kalorien-
buchführung hatte, die fatal an eine Finanzbuchhaltung erin-
nerte.«

- »Meine Kollegin brachte Kuchen mit, und mein Körper wollte
  kein einziges Stück davon. Der Kuchen stand den ganzen Tag
  direkt neben meinem Schreibtisch, und es machte mir überhaupt nichts aus. Früher wären meine Gedanken immer wieder
  zu ihm hin gewandert, und schließlich hätte ich ihn aufgeges-
  sen.«

- »Essen hatte früher eine Art magnetische Anziehungskraft auf
  meinen Körper und mein Denken. Heute durchzuckt mich
  manchmal der Gedanke: ›Nanu, mir ist ja gar nicht nach Sü-
  ßem.‹ Irgendwann später am Tag nasche ich dann natürlich
  doch.«

- »Ich vergesse immer wieder, dass ich Schokolade und Kekse im
  Haus habe. Das wäre mir vor der Fuck-it-Diät ganz bestimmt
  nicht passiert.«

- »Ich habe ein paar Pralinen gegessen und konnte den Rest in
  der Schachtel lassen!«

- »Essen ist einfach kein Riesenthema mehr. Ich esse immer noch
  sehr gern, aber nicht mehr so zwanghaft.«

- »Ich kann Sachen im Haus haben, für die ich eine Schwäche
  habe, aber ich muss nicht mehr ständig an sie denken, bis ich
  mich dann schließlich doch damit vollschlage. Auf bestimmte
  Sachen bin ich nach wie vor scharf, habe aber nicht mehr das
  Gefühl, dass sie mich beherrschen.«

Diese Aussage bringt schließlich alles auf den Punkt, was die Fuck-it-Diät bewirkt:

- »Weil ich essen kann, was ich will und so viel, wie ich will, muss ich nicht mehr alles haben.«

An dieser Stelle muss unbedingt festgehalten werden, dass all diese Leute ihre Fixierung aufs Essen nicht dadurch überwanden, dass sie versuchten, diese Fixierung aufzulösen. Das hatten sie alle schon hinter sich.

Worin ihre gestörte Beziehung zum Essen auch bestanden haben mag, Willenskraft war nicht die Lösung. Was das betraf, hatten sie alle immer und immer wieder versagt. Die Lösung bestand schließlich darin, sich alles zuzugestehen und es auch wirklich zu essen. Das ist das Paradox der Fuck-it-Diät. Und das hat überhaupt nichts Mystisches, sondern ist reine Biologie.

Für keinen Teil der Fuck-it-Diät gibt es einen festgelegten Zeitrahmen. Es hat seine Gründe, dass ich hier keine Wochenpläne aufstelle. Es hat seine Gründe, dass ich keine Neunzig-Tage-Lösung anbiete. Der Prozess dauert bei uns allen unterschiedlich lang. Wenn du dir auferlegst, innerhalb einer bestimmten Zeit gesund zu werden, setzt du dich einem Druck aus, der dem Ganzen nicht bekommt. Also bitte: Sag dir immer wieder, dass du alle Zeit der Welt hast.

Du musst nicht möglichst schnell irgendwo ankommen, tu einfach das, was du kannst, und vertrau darauf, dass sich alles richtig und rechtzeitig fügen wird. Schnelle Patentlösungen erweisen sich gern als nicht gar so haltbar.

Nur eine kleine Veränderung

Mitten im Getümmel lässt sich manchmal nur schwer feststellen, ob sich irgendwas tut, und dann ist es gut, wenn du ganz gezielt alles vermerkst, was sich irgendwie ändert, und sei es auch nur ganz leicht. Egal, was es ist. Gibt es irgendetwas Essbares, das dich nicht mehr ganz so fest im Griff hat? Erleichtert dich der bloße Gedanke, dass du nicht Diät halten und abnehmen musst? Hat die Vorstellung, dass du bei jedem Gewicht gesund sein und dich akzeptieren kannst, etwas Befreiendes? Kannst du Sachen genießen, bei denen das früher nicht möglich war? Irgendetwas in dieser Art.

Schreib alles auf, was sich seit dem Beginn der Fuck-it-Diät geändert oder auch nur verschoben hat. Alles, auch wenn es noch so klein ist, zeigt an, dass sie anschlägt. Langsam, aber sicher.

Dein kluger Körper

Sieh es einmal so: In den Jahren des Binge Eatings, in denen du immer das Gefühl hattest, dass dein Körper dich im Stich lässt, wusste er in Wirklichkeit ganz genau, was er tat. Er war immer bemüht, deinen Stoffwechsel aufzupäppeln und zu heilen, damit dein Leben weitergehen konnte. Trotzdem bilden wir uns ein, wir seien schlauer als unser Körper.

All die Jahre, in denen wir unserem Körper misstraut haben und Gesundheitsgurus nachgelaufen sind, während der Körper einfach nur essen wollte. Er wollte immer genau das essen, was ihm geholfen hätte, wieder ins Gleichgewicht zu kommen.

Und jetzt hätte ich gern, dass du es wagst, deinem Körper zu glauben. Du kannst dir sicher sein, dass du ihm am Herzen liegst. Du kannst dir sicher sein, dass er nur das Beste für dich will. Das heißt, wenn du müde bist, prügle dich nicht weiter, sondern ruh dich aus. Wenn du Hunger hast, schlepp dich nicht irgendwie weiter, sondern iss. Wenn du traurig bist, nimm dir Zeit für dich und weine vielleicht auch mal. Wenn du Lust auf Kartoffelchips hast, hat das vermutlich seinen Grund, also iss welche.

Dein Körper war schon immer klüger als du. Er arbeitet mit Instinkt und Intuition, die ihm beide wirklich substanzielle Informationen liefern. Dein Körper weiß, wann du essen musst, wann du Schlaf brauchst, was du essen solltest, und er weiß sogar, wann du den falschen Weg eingeschlagen hast. Dein Körper besitzt Weisheit. Du kannst ihm vertrauen.

Der emotionale Teil

Da du jetzt wieder isst und dich ausruhst, können wir zum Fühlen kommen. Das ist der Teil, der für manche nichts mit Diät zu tun hat oder einfach unnötig ist. Deshalb möchte ich gleich mal klarstellen, weshalb wir das Fühlen hier thematisieren und was du zu gewinnen hast, wenn du die Übungen und Werkzeuge dieses Kapitels, das dem Fühlen gewidmet ist, tatsächlich anwendest.

Zunächst einmal wird emotional bedingtes Essen oder Trostessen sich ganz von selbst erübrigen, wenn du dir angewöhnst, deine Gefühle zu fühlen, anstatt ihnen auszuweichen. Der physische Teil – mehr essen, deinen Hunger beachten, deinen Gelüsten stattgeben – unterbricht den Zyklus von Hunger und Binge Eating. Der nun folgende emotionale Teil wird auf ganz organische Art dafür sorgen, dass wir immer weniger dazu neigen, unseren Gefühlen auszuweichen oder sie mit Essen zu betäuben. Nicht mehr lange, und du wirst Brownies mit großem Genuss essen – nicht aus irgendwelchen diätetischen Gründen oder weil du Stress hast, sondern weil dir einfach nach Brownies ist. Fertig.

Auf diesem emotionalen Abschnitt des Weges wird dir außerdem auffallen, dass die Verunsicherung und Panik, die immer wieder mal die Beziehung zu deinem Körper und deinem Gewicht prägen, dich nicht mehr so stark im Griff haben. Es scheint alles nicht mehr so riesenhaft und bedrohlich.

Durch deine Bereitschaft, deine Gefühle nicht mehr zu unterdrücken, kann dein Körper leichter im Ruhemodus leben und sich wohlfühlen. Atmen und Fühlen unterstützen deinen Körper dabei, den Ernährungs-, Verdauungs- und Ruhemodus des Nervensystems zu aktivieren. Dies fördert wiederum deine körperliche Gesundheit und deinen Schlaf und macht es dir leichter, dich den Dingen unmittelbar zu stellen. Das fühlt sich so viel besser an.

Wenn du das im physischen Teil Gesagte inzwischen angewendet hast, rumpelst du jetzt wahrscheinlich mit allen möglichen alten seelischen Dingen zusammen, und das ist nicht unbedingt ein Vergnügen. Wir haben alle möglichen Gefühle und Überzeugungen zu Ernährung und Körpergewicht und unserem Selbstbild. Das kann alles sehr belastend sein und uns überfordern.

Emotionale und mentale Prozesse sind eng miteinander verflochten, wie das nicht anders zu erwarten ist. Gefühle und Gedanken können regelrecht verfilzt sein und beeinflussen einander ständig. Es ist ein ziemliches Durcheinander. Da ich dir das nicht so durcheinander und verheddert darlegen kann, habe ich dieses Buch in drei Hauptteile gegliedert. Es wird sich als nützlich erweisen, dass wir Fühlen und Denken erst einmal getrennt betrachten, bevor wir uns ansehen, wie sie in der Praxis zusammenwirken. Im geistigen bzw. mentalen Teil wird es um all das gehen, was wir denken und glauben, und hier im emotionalen Teil sehen wir uns an, was du fühlst. Oder was du geflissentlich nicht gefühlt hast.

Worin unterscheidet sich Trostessen von Binge Eating?

Viele glauben, dass starke Gefühle uns zum Essen animieren und wir uns da verdammt noch mal beherrschen sollten. Noch verbreiteter und noch schädlicher ist allerdings das Gegenteil, nämlich mit Diät und Beherrschung unsere Gefühle zu betäuben.

Diät ist eine der wichtigsten Methoden, die wir anwenden, um unseren Körper nicht mehr zu fühlen. Wir überschütten uns dabei förmlich mit Ablenkung, Beherrschung, Perfektionismus und Euphorie, die sich dank des Adrenalins und anderer Stresshormone einstellt, wenn wir nur wenig essen.[57] Mit Diät koppeln wir uns von unserem Körper ab und ersticken unsere Lebenskraft. Mit weniger Nahrung und dafür mehr Stresshormonen tun wir uns zeitweise leichter mit unseren Gefühlen, ganz davon abgesehen, dass wir unsere ganze Aufmerksamkeit und Konzentration dafür brauchen, den Hunger und die körperlichen Reaktionen darauf zu beschwichtigen. Diät ist Ablenkung.

Alle Übungen und Werkzeuge in diesem Teil sind dazu da, dir wieder zum Fühlen zu verhelfen. Du wirst es dir wieder angewöhnen, deine Gefühle wahrzunehmen, und wenn das geschieht, wird dich das Trostessen nicht mehr so fest im Griff haben. Sobald du es darauf anlegst, deine Gefühle wirklich zu fühlen, werden deine Bewältigungsmechanismen wie von selbst eine gesündere Form annehmen.

Emotional bedingtes Essen ist meist nicht der Grund für unsere gestörte Beziehung zum Essen. Die Gründe liegen vielmehr in

Kalorienbeschränkung und dem dadurch ausgelösten biologischen Überlebenszyklus, in Schuldgefühlen und nicht zuletzt in der tiefsitzenden Angst um unser Erscheinungsbild, die extrem viel Raum einnimmt. Wenn du den reaktiven Hungermodus hinter dir gelassen hast und gelernt hast zu fühlen, statt deine Gefühle kaltzustellen, brauchst du dir um emotional bedingtes Essen keine Sorgen mehr zu machen.

Keine Angst, du musst dein Trostessen nicht abstellen – das wäre schon wieder eine hinderliche Beschränkung. Iss einfach. Fühl einfach. Vergiss nicht, dass das Essen als solches nicht das Problem ist. Richte stattdessen deine Aufmerksamkeit neu aus, um sicherzustellen, dass du dich nicht mit Perfektionismus, Beherrschung und Diät abzulenken oder zu betäuben versuchst.

Dabei muss dir auch klar sein, dass Trostessen und Binge Eating nicht dasselbe sind. Bei meiner Arbeit mit vielen, wirklich vielen Leuten, die das emotional bedingte Essen als Kern ihres Problems sahen, habe ich dies wieder und wieder erlebt: Sobald sie sich keine Beschränkungen mehr auferlegten, was das Essen anging, erkannten sie sofort, dass das Trostessen nicht wirklich ihr Hauptproblem war. Bei den allermeisten ist es nicht Kern ihrer problematischen Beziehung zum Essen. Das Problem liegt in dem Jo-Jo von Diät und Binge Eating. Das ist die Sache, die in Ordnung kommen muss, wenn du wieder eine normale Beziehung zum Essen haben willst.

Jenny schrieb mir: »Ich habe immer gedacht, dass es bei mir vor allem um das Trostessen geht, doch jetzt sehe ich, dass alles an der Kalorienreduzierung hängt. Seit ich das Jo-Jo hinter mir habe,

habe ich beim Essen kaum noch irgendein besonderes Trostbedürfnis – ich esse einfach, und alle Gefühle haben dabei auch noch ihren Platz. Nach einem besonders stressigen Tag kann es sein, dass ich mir etwas gönne, was eher tröstend wirkt. Aber das hat nichts Unbeherrschtes, nichts von Fressattacke. Es ist wirklich sehr ungewöhnlich, dass ich die Großpackung Eis in meinem Gefrierschrank noch nicht verputzt habe. Ich habe nie begriffen, wie die Leute das schaffen, und jetzt gehöre ich selbst dazu. Kaum zu glauben.«

Falls du Grund zu der Sorge hast, dass du isst, um dich abzulenken, darfst du dir trotzdem keine Beschränkungen auferlegen, weil du damit wieder das Jo-Jo in Gang setzen würdest. Die Lösung besteht immer darin zu essen. Und jetzt kommt noch hinzu, dass du dir außerdem erlauben musst zu fühlen.

Essen ist immer mit Gefühlen verbunden, das ist völlig normal und gesund. Bei allen Menschen hat das Essen diesen Gefühlsanteil. Deine Gelüste und körperlichen Bedürfnisse sind von dem gefärbt, was in dir vorgeht, und von deiner Stressbelastung. Es ist absolut in Ordnung, dass Essen uns auch als Trost dienen kann. Wir sind, wie ich weiter vorne bereits angemerkt habe, keine Roboter, die nur Energiepellets brauchen.

Essen ist Brennstoff und Nahrung, aber es darf uns auch erden und trösten. Essen als Trost oder Füllstoff oder zwischenmenschliches Bindemittel ist absolut unproblematisch, wenn du dich nicht mehr im Kreislauf von Heißhunger und Reue befindest. Du ernährst dich gut und ausreichend und vertraust deinem Körper, und dein Körper kann sich darauf verlassen, dass er ernährt wird – unter diesen Umständen kann das Trostessen Bestandteil einer ganz normalen Beziehung zum Essen sein.

Zum Beispiel gibt es für den Geburtstagskuchenschmaus emotionale Gründe: Du feierst. Und wenn du müde und traurig bist, ist es absolut legitim, dich mit einer Portion Spaghetti zu sättigen und zu trösten.

Trostessen kommt einfach vor, es ist vollkommen menschlich und gehört zum normalen Essverhalten. Wir schätzen im Laufe des Tages immer wieder neu ein, was unser Körper und unsere Seele gerade brauchen, und das ist ganz richtig so. Je normaler und neutraler das Essen für dich wird, desto leichter und selbstverständlicher wird der Körper ein vielleicht etwas zu reichliches Trostessen ausgleichen können. Einem gesunden Körper mit gesundem Appetit fällt das nicht schwer. Du musst da nicht eigens etwas unternehmen. Iss einfach. Hör auf deine Bedürfnisse. Mach dir klar, dass dieses Essen keine gar so komplizierte Angelegenheit ist.

Trostessen ist kein Binge Eating. Das Problem entsteht erst, wenn dein Trostessen dir Gewissensbisse macht, die wiederum den Zyklus von Heißhunger und Reue in Gang setzen: Du wirfst dir vor, dass du zu viel isst. Dann möchtest du zum Ausgleich die Kalorienaufnahme ein bisschen zurückfahren. Daraufhin bricht die Hölle los, und du bist wieder im Jo-Jo. Grundsätzlich gilt also: Mach dir kein schlechtes Gewissen wegen des Essens, damit verhinderst du nur, dass deine angeschlagene Beziehung zum Essen wieder heilt.

Gefühle, denen wir ausweichen

Kontrollmechanismen, Perfektionismus, Arbeitswut – wir haben viele Möglichkeiten, um uns von unserem Fühlen abzulenken. Auf diese Art versuchen wir mit einem Leben zurechtzukommen, das scheinbar irgendwie aus den Fugen geraten und zu schmerzhaft geworden ist. Wir sind Meister im Ausblenden unangenehmer Gefühle.

Das geht aber, wie Diät, mächtig nach hinten los. Wenn wir das Allernatürlichste auszublenden versuchen, unsere eigenen Gefühle und das Leben in einem Körper, setzen wir einen Kreislauf in Gang, in dem wir uns mit allen Mitteln von unseren Gefühle ablenken oder das Fühlen überhaupt betäuben.

Um unsere Gefühle wieder ganz wahrzunehmen, müssen wir vom Kopf in den Körper gehen. Wir verbringen jede Menge Zeit da oben in unserem Denkapparat und kommen kaum noch dazu wahrzunehmen, wie wir in diesem Körper existieren – aber Gefühle finden nun einmal nicht im Kopf statt. Gefühle sind energetische Bewegungen im Körper. Sie können unangenehm sein, und dann setzen wir alles daran, sie nicht zu fühlen. Nicht gefühlte Gefühle schlagen sich aber am Ende im Körper nieder, und zwar in angespannten Muskeln oder dem berühmten Knoten im Bauch und sogar als Rückenschmerzen.[58] Die Gefühle gehen nicht weg, wenn wir uns angewöhnt haben, ihnen auszuweichen, sondern suchen sich körperlichen Ausdruck und warten darauf, gefühlt und verarbeitet zu werden. Wenn wir sie standhaft ausblenden, führt das oft dazu, dass wir kaum noch in unserem Körper leben.

Nicht in unserem Körper leben, das bringt überhaupt nichts Gutes mit sich. Heilung von körperlichen Beschwerden, seelischen Nöten und Traumata, all das muss im Körper geschehen. Je mehr wir unsere Gefühle zu umgehen versuchen, desto fester haben sie uns im Griff. Kein Wunder, dass wir uns so elend fühlen. (Kommt dir das bekannt vor? Ist das vielleicht das Gleiche wie beim Essen?)

Die meisten Menschen möchten sich ihren Gefühlen nicht ausliefern und nutzen alle möglichen Strategien, um sich von ihrem Körper abzugrenzen und folglich nicht fühlen zu müssen. Angst, Schmerz, Traurigkeit, Wut, Neid und manchmal sogar Glück – wir tun alles, um das nicht fühlen zu müssen. Es ist einfach zu viel.

Sich Gefühle wieder zugestehen, das sieht anfangs nicht nach allzu viel Spaß aus, erweist sich aber am Ende als wirklich lohnend. Sobald es dir wieder zur Gewohnheit geworden ist, dich mit deinen Gefühlen wieder auseinanderzusetzen, wirst du in deinem Körper viel leichter und besser leben. Im Zweifel gilt also immer: *fühlen*.

Womit lenke ich mich ab?

Schreib zehn Minuten lang, ohne nachzudenken, alles auf, was dir zu dieser Frage einfällt. Ohne Pause und ruhig auch ohne Punkt und Komma. Und denk daran: Was auch immer da hochkommen mag, ist nicht das Problem. Du kannst also jeden Gedanken zulassen, lass alles einfach in dein Bewusstsein kommen.

Gewicht und Figur –
ein großes Thema mit vielen Gefühlen

Zwangsläufig lässt die Fuck-it-Diät alte und neue Gefühle hoch-kommen. Verunsicherung, Schmerz, Panik, Erinnerungen an die Erlebnisse, die dich auf den Weg der Diät geführt haben. Es werden Dinge dabei sein, die du lieber unterdrücken möchtest, um sie nie fühlen zu müssen. Du wirst alle möglichen Strategien anwenden wollen, um die unangenehmen Gefühle abzuwehren und dir einzureden, du hättest das Ganze irgendwie im Griff. Aber ich sage dir gleich hier, an dieser Stelle, dass du davon nichts hast. Wir müssen einfach einen neuen Umgang mit unseren Gefühlen lernen.

Joy schrieb mir: »Ich habe auf die Vorstellung, ich könnte zu-nehmen, so heftig reagiert, dass ich es lange vor mir her geschoben habe, mich wirklich auf die Fuck-it-Diät einzulassen. Ich dachte, das schaffe ich nie, auf meinen Körper zu vertrauen und ihn mit allem, was er zum Heilwerden braucht, zu akzeptieren. Ich über-legte endlos hin und her, war ständig der Panik nahe. Ich versuchte es doch wieder mit ein bisschen Diät und dachte, weniger Gewicht würde mir erlauben, etwas ruhiger zu werden, einen kühlen Kopf zu bewahren und das Ganze mit Zuversicht zu sehen. Das funktio-nierte nicht. Erst als ich begriff, dass ich mich der Sache wirklich überlassen muss, auch meinen Gefühlen über Körpergewicht und alles andere, was mich so ängstigte, fing ich an, eine unglaubliche neue Freiheit zu ahnen. In der Vorstellung ist das Ganze ziemlich beunruhigend und in der Realität auch. Aber es lohnt sich. Ich bin so froh, dass ich nicht aufgegeben habe.«

Viele würden gern aussteigen, wenn es beängstigend wird. Etliche tun es sogar. Wenn du aussteigen möchtest, ist das natürlich deine Entscheidung. Schlag dich ins Unterholz, geh zurück in die Arme deiner Diäten, die dich leider trotzdem nicht lieben. Du hast mein volles Verständnis. Aber wenn du zurückkommen und weitermachen möchtest, wird es sich auszahlen. Das kann ich dir versprechen.

Früher kam es manchmal vor, dass ich total ausflippte, vor allem wenn irgendein Event anstand und ich unter Leute musste, die ich kannte. Plötzlich war dann alles, was ich wusste und was mir wichtig war, wie weggewischt, und ich konnte nur noch denken, wie schrecklich meine Bluse aussah. »Was bildest du dir eigentlich ein? An so einem Körper mit solchen Möpsen sitzt einfach keine Bluse.« Ich wusste, dass ich mich von den Dingen lösen musste, hinter denen ich mich früher versteckt hatte, und trotzdem kam es zu solchen Ausrastern. Da war es dann umso wichtiger, einfach zu fühlen. Ich ließ mein Bewusstsein in den Körper absinken und fühlte all die Angst und das Unbehagen, das in ihm brodelte. Wir denken oft, unsere Gefühle würden uns erdrücken, wenn wir sie zulassen würden. Aber in Wirklichkeit finden wir mehr Frieden, wenn wir uns aufkommenden Gefühlen öffnen und ihr Vorhandensein einfach respektieren. Gefühle sind kein Grund zum Aussteigen, sie sind nur ein Grund, sie zu fühlen.

Deine neue Aufgabe besteht also darin, panische Gefühle dieser Art einfach zuzulassen und zu fühlen. Vielleicht rechnest du damit, bei der Fuck-it-Diät zuzunehmen, und damit gehen natürlich Gefühle einher. Du wirst weiterhin Gefühle über deinen Körper haben, über die bevorstehenden großen Veränderungen in deinem Verhältnis zu dir und deinem Gewicht, zum Essen und zu deinem Selbstwert. Du wirst sogar Gefühle über die Aussicht auf mehr und andere Gefühle haben. Auch wenn sich das alles riesenhaft und unmöglich und übermächtig anfühlt, solltest du wissen, dass das alles normal ist und du dich das alles einfach fühlen lassen darfst.

Gefühle über den Körper

Was für Gefühle hast du zu deinem Körper? Zu dem Körper, den du immer gehabt hast? Zu dem Körper, den du jetzt hast? Zu dem Körper, den du zu bekommen fürchtest? Schreib alles auf, was dir dazu einfällt. Du brauchst die Gefühle (noch) nicht zu fühlen. Für den Moment sollst du sie einfach nur zur Kenntnis nehmen. Das ist immer der erste Schritt.

Unsere vielen Betäubungsmittel

Innerlich auszusteigen ist das Gegenteil von fühlen. Je mehr du deine Gefühle zu vermeiden versuchst, desto größer wird der Berg deiner Gefühle, die irgendwann wieder gefühlt und verarbeitet werden müssen.

Es gibt wirklich viele Möglichkeiten, Gefühle zu betäuben, ihnen aus dem Weg zu gehen: das Smartphone, Sport, Arbeit, soziale

Medien, Alkohol, Beziehungen, Zuwendung, Sex. Es sind nicht immer die Dinge selbst, sondern unsere Art, mit ihnen umzugehen. Ein und dasselbe Ding oder Tun kann dein Fühlen vertiefen oder dazu dienen, vor deinem Leben, deinem Körper und deinen Gefühlen wegzulaufen. Was ist es bei dir, das dich mehr in deinen Körper bringt oder mehr aus ihm aussteigen lässt?

Nehmen wir Alkohol als Beispiel. Alkohol ist ja nicht grundsätzlich und seiner Natur nach schädlich. Es gibt viele seelisch gesunde Menschen, die Alkohol trinken, wenn sie mit Freunden feiern oder sich entspannen. Problematisch wird es erst, wenn man Alkohol dafür benutzt, um sich zu betäuben, um seinem Leben, seinem Schmerz oder seinem Trauma zu entfliehen. Wie viel muss man trinken, um der Angst, der Langeweile, der Traurigkeit und dem Gefühl von Ablehnung zu entkommen? Wie sehr wird der Alkohol dabei zur Krücke? Und soll er dich vor der Auseinandersetzung mit deinem Leben bewahren?

Nun ist Alkohol natürlich etwas anderes als Essen. Wir brauchen ihn nicht zum Überleben. Alkohol kannst du einfach mal weglassen, etwa um deine Beziehung zu ihm zu klären, aber beim Essen geht das nicht. Wir neigen dazu, unser Essverhalten wie ein Drogenproblem zu behandeln, aber unsere Kuren führen unweigerlich dazu, dass sich das Problem erst recht verfestigt.

Jetzt fragst du dich bestimmt, wie du verhindern kannst, dass du dich wieder mit Essen betäubst. Wahrscheinlich lässt sich das nicht verhindern. Während du lernst, deine Gefühle zu fühlen und dich mit ihnen auseinanderzusetzen, wird es wieder passieren, dass du dich mit Essen ein wenig betäubst. Es kommt hier nicht darauf an, alles richtig zu machen. Perfektion ist nicht verlangt und nicht möglich. Wenn du mal isst, um dich zu trösten, darf das so sein.

Vielleicht fragst du dich außerdem, woran du überhaupt erkennen kannst, ob du einfach nur isst oder ob du dich trösten musst. Wenn du isst, um dich zu betäuben, ist das meist an etlichen Begleiterscheinungen zu erkennen: Du isst schneller, du atmest weniger, dir ist weniger bewusst, was du tust und brauchst, dein Körper ist angespannt (was du aber nicht unbedingt bemerkst, da du in dieser Verfassung nicht so sehr auf ihn achtest), und darüber hinaus besteht der Drang zuzumachen und vor der ganzen Situation und deinen Gefühlen wegzulaufen. In diesem Fall ist es gut zu wissen, dass du von hier aus zum Fühlen umschalten kannst. Dafür musst du lediglich deine Wahrnehmung und Intention neu ausrichten und atmen. Das ist auch schon alles. Bei einer Portion Käsemakkaroni kannst du wieder ganz in deinen Körper kommen und mit ihm verbunden sein, wenn du beim Essen gut durchatmest und fühlst, was zu fühlen ist. Doch, es ist erlaubt, traurig zu sein *und dabei zu essen*. Atme vorher, nachher und beim Essen immer mal tief durch, und du wirst sehen, dass die Richtung stimmt. Lass die Tränen ruhig weiter in dein Eis kullern, du machst das sehr gut.

Es geht darum, dass dir bewusst wird, wann du in deinem Körper und in deinen Gefühlen bist und wann nicht. Du kannst auch mit einer neuen Intention anfangen. Sag dir, dass du fühlen *möchtest*. Anfangs ist etwas Übung und ein bisschen Mut nötig, um zu fühlen, was im Körper vor sich geht, vor allem wenn du das bisher vermieden und vielleicht betäubt hast. Vor allem anderen müssen jedoch der Wunsch und die Entscheidung stehen, all das zu fühlen, was du bis jetzt ausgeblendet hast.

Angst vor Schmerz

Unangenehmen Empfindungen weichen wir aus. Wenn uns etwas Unerfreuliches einfällt, möchten wir das gleich wieder beiseiteschieben, weil es auch körperlich so unangenehm ist. Plötzlich blitzt die Erinnerung an ein Vorstellungsgespräch in dir auf, bei dem dir ein peinlicher Patzer unterlief. Schon bevor dir die Sache ganz bewusst wird, würdest du am liebsten im Boden versinken. »Wieso musste ich ihn noch mal fragen, wie es ihm geht, wenn ich ihn doch schon danach gefragt hatte und er auch geantwortet hatte und es inzwischen längst um mich ging?« Heiße Schamesröte steigt dir ins Gesicht, deine Haut kribbelt, und anstatt einfach amüsiert die Dämlichkeit der ganzen Situation nachzufühlen, packt dich die Panik, und du möchtest sie so schnell wie möglich wieder loswerden. Am liebsten würdest du nie wieder daran denken und schon gar nicht darüber sprechen. Bloß nicht. Diese Vermeidungshaltung gegenüber unangenehmen Gefühlen schleift sich ein und wird schließlich zur Gewohnheit.

Aber wenn du es einmal ganz nüchtern betrachtest, ist das körperliche Unbehagen einfach eine Empfindung und nichts weiter. Da zieht sich etwas zusammen und kribbelt und schwirrt, es wird heiß, kalt, stachelig – schrecklich sind an dem Ganzen eigentlich nur unsere Assoziationen zu diesen Empfindungen. Könnten wir uns durch unseren peinlichen Patzer hindurchatmen, hätte die kribbelnde, heiße Scham eine Chance, wieder zu verfliegen. Sobald wir sie zu verscharren versuchen, bleibt sie einfach da und wartet. Es mag paradox klingen, aber seelische Schmerzen kannst du nur dann überwinden, wenn du dich darauf einlässt, sie zu fühlen.[59]

Noch etwas anderes passiert, wenn wir unsere Gefühle und Erlebnisse nicht vollständig verarbeiten: Wir fragen uns ängstlich, was alles passieren wird, wenn wir uns all den jahrzehntelang verschwiegenen Gefühlen aussetzen. Wir sehen eine Katastrophe über uns hereinbrechen, und so entsteht eine Angst vor der Angst. Werden wir in diesem Gefühlssumpf nicht einfach untergehen? Wir sehen kommen, dass uns die Traurigkeit oder die Wut völlig besetzen werden, wenn wir sie an uns heranlassen, um sie ganz zu fühlen. Vielleicht geben sie uns dann nie wieder frei, und wir sind für den kümmerlichen Rest unseres Lebens traurig oder wütend. Und wenn wir dann tot sind, stehen die Leute total enttäuscht an unserem offenen Grab: »Meine Güte, ich hätte nicht gedacht, dass sie so schwach ist. Sie hat geweint und geweint, dann war sie auf einmal tot. Es war wohl falsch, sie zu befördern.«

Wir treiben einen riesigen Aufwand, um unseren Gefühlen zu entkommen, und vielleicht kennst du dieses Unterdrücken von Gefühlen ja aus eigener Erfahrung. Aber wenn wir unseren Gefühlen und damit zwangsläufig unserem Körper ausweichen, stellen wir uns selbst ein Bein und stolpern erst recht in den Kontrollverlust, bis wir schließlich ausrasten, von einem Wutanfall oder Heulkrampf mitgerissen werden und nicht einmal wissen, warum.

Gefühle bringen uns nicht um, da mögen wir uns noch so düstere Szenarien ausdenken. Aber wenn wir uns dazu überwinden, das Unbehagen zuzulassen und unsere Toleranzschwelle zu erhöhen, werden wir das Unbehagen schließlich fühlen und so verarbeiten und loslassen. Wir meinen gern, um unserer Gefühle Herr zu werden, müssten wir sie unterdrücken und sie sicherheitshalber gar nicht erst erwähnen. Wir legen uns einen Panzer zu und hoffen, dass die Welt auf unser so stählern wirkendes Erscheinungsbild hereinfällt und echt beeindruckt ist.

Doch viel unangenehmer als die Gefühle selbst ist unser linkisches Bemühen, sie so weit wegzuschieben, dass wir uns ihnen nicht mehr aussetzen müssen. Aber so gerinnen unsere Gefühle ganz einfach. Sie bleiben, wo sie sind, und warten auf ihre Chance, sich wieder bemerkbar zu machen, was dann gern explosionsartig vor sich geht. Das Bemühen, unseren Gefühlen auszuweichen, zieht eine ständige dumpfe unterschwellige Angst nach sich, weil wir doch immer wieder mit Anteilen unserer selbst zusammenprallen, die uns sehr peinlich sind und Fluchtimpulse auslösen. Wir wissen, wie sich solch ein Leben anfühlt: sehr unbehaglich. Noch mehr fürchten wir aber den Gedanken, all die Gefühle, vor denen wir immer weglaufen, einfach zuzulassen. Das Unbekannte ist immer ganz besonders beängstigend.

Tatsächlich ist es aber so, dass verdrängte Gefühle immer größer und schlimmer zu werden scheinen. Die Gefühlslava gerät immer mehr in Wallung, bis es schließlich zu einem Ausbruch kommt. Würden wir einfach nur *fühlen*, was in uns vorgeht, könnten die Gefühle verarbeitet werden und vergehen.

Zu fühlen, was wir fühlen, kann an sich schon unangenehm sein, aber zusätzlich wird uns auch noch *beigebracht*, nicht zu fühlen. Es gibt den unausgesprochenen Konsens, dass offen und öffentlich gezeigte Gefühle von Schwäche und Dummheit zeugen. »Jetzt hab dich doch nicht so. Sei nicht so empfindlich. Reiß dich zusammen.«

Je mehr wir von der Unangemessenheit unserer Gefühle überzeugt sind, desto mehr ungeeignete Gegenmittel wenden wir an, um sie zu betäuben und uns nicht als Schwächlinge sehen zu müssen. Aufsteigende Gefühle werden weggedrückt. Auf diese Art können Gefühle nicht verarbeitet werden, sie setzen sich irgendwo in uns fest und lösen immer wieder Panikattacken, Ausbrüche und Zusammenbrüche aus.

Hast du schon mal gehört, dass jemand während einer Massage oder bei einer intensiven Yoga-Übung anfängt zu weinen? Dazu kommt es, wenn sich alte, unverarbeitete Gefühle, die im Körper festsitzen, lösen. Wer sich gern über die »Gefühlsduselei« anderer mokiert, dem sind solche unwillkürlichen Gefühlausbrüche gar nicht recht. Wenn dann Gefühle aufzubrechen drohen, werden sie noch entschlossener unterdrückt. Aber es nützt alles nichts, sie kommen irgendwann doch wieder hoch.

Das hat viel von unserem wohlbekannten Pendelschwung zwischen Binge Eating und Reue. Sobald wir etwas Natürliches unterdrücken, wird es sich immer wieder ins Spiel zu bringen versuchen. Und wenn wir es in unserer Angst und Missbilligung noch stärker unterdrücken, heizt sich der Zyklus immer weiter auf. Es kann anfangs unangenehm und unheimlich sein, unsere Gefühle zu fühlen, vor allem wenn wir sie ein Leben lang unterdrückt haben. Dann hat sich einiges angestaut, wie in einem Waschbecken mit verstopftem Abfluss. Sei gut zu dir, und lass deine Gefühle endlich zu. Benutze den metaphorischen Pümpel.

Und wie so oft, ist es dann gar nicht so schlimm, wenn wir erst einmal damit angefangen haben. Die Gefühle sind durchaus zu ertragen, und das Ganze ist gar nicht mehr so schwierig und überwältigend. Die Menschen, die ihre Gefühle wirklich fühlen, sind dadurch auch in der Lage, ihr Leben ganz zu leben, in ihrem Körper präsent zu sein und ihr Menschsein nicht zu fürchten.

Was passiert, wenn ich *alles* fühle?

Bevor ich dich gleich auffordere, die Empfindungen in deinem Körper zu fühlen, wollen wir noch feststellen, wo die Widerstände sitzen. Schreib, ohne abzusetzen und ohne nachzudenken, auf, was zu befürchten ist, wenn du dir gestattest zu fühlen. Was könnte dir passieren? Was für ein Mensch wärst du dann? Was würden die Leute von dir denken? Was sind überhaupt deine größten rationalen und irrationalen Ängste? Es gibt hier keine falschen Antworten, schreib einfach zehn- bis fünfzehn Minuten drauflos.

Du bist nun mal ein Mensch

Lange vor der Fuck-it-Diät war ich ein Selbsthilfe-Junkie, wie er im Buche steht. Ich dachte, ich könne mir selbst zu besseren Diäterfolgen verhelfen. Ich würde mir selbst helfen, mein Trostessen wegzubekommen und mich in ein Wesen von geradezu erleuchteter Schlankheit verwandeln.

Meine Selbsthilfe-Diät schlug nicht an. Denn Diäten bringen grundsätzlich nichts. Trotzdem war es nicht ganz und gar vergebliche Liebesmüh, denn die vielen Bücher, die ich las, stimmten mich irgendwie auf die Fuck-it-Diät ein. Und diesen ganz wichtigen emotionalen Teil der Fuck-it-Diät würde es wahrscheinlich nicht geben, hätte ich nicht jahrelang versucht, mir selbst zu helfen.

Damals jedoch mochte ich lesen und lernen, so viel ich wollte, all die Übungen, die ich ausprobierte, brachten nicht viel, ob ich präsenter zu sein versuchte oder meinen Atem verfolgte oder meine Gedanken vorbeischweben ließ. Nicht dass ich das alles nicht gut gefunden hätte ... ich vergaß es nur immer gleich wieder.

Das Einzige, was mir wirklich weiterhalf, war, in meinen Körper zurückzukommen, was mir meine Freundin und Lehrerin Alexis Saloutos auf wirklich beeindruckende Weise beibrachte. Sie besitzt einen Master in Ernährungswissenschaften und praktiziert seit Jahren ihre ganz eigene Form der Fuck-it-Diät. Sie bezeichnet sich selbst als eine »Ernährungsberaterin, die nicht mit Nahrungsmitteln arbeitet«. Ich wurde ihre Schülerin, weil ich wissen wollte, wie der Körper Energie und Gefühle speichert. Später wurden wir dicke Freundinnen.

In deinen Körper zurückzukehren heißt wahrzunehmen, wo dein Bewusstsein körperlich verortet ist. Das geht ganz einfach: Wie fühlt es sich an, in deinem Körper zu sein? Mehr als das brauchst du nicht, um wirklich präsent zu sein. Ich kann das viel leichter umsetzen als alles, was ich in sämtlichen Selbsthilfebüchern gelesen habe, und außerdem reicht es viel tiefer, vor allem für eine wie mich, die es überhaupt nicht mochte, in einem Körper zu leben, der mehr als Haut und Knochen war.

Wir sollen uns in unserem Körper zu Hause fühlen, so ist es ursprünglich gemeint. Aber wir mit unseren ungefühlten, unterdrückten Gefühlen und der Angst, zu breit oder zu viel oder zu irgendwas zu sein, fühlen uns in unserem Körper nicht wohl. Daher bevorzugen wir es den größten Teil unseres Lebens, einfach nicht zu fühlen.

Statt in unserem Körper anwesend zu sein und zu fühlen, was es da zu fühlen gibt, überlassen wir uns dem Denken, grübeln endlos über alles nach, während wir gleichzeitig so wenig fühlen wie möglich. Wir hoffen immer, uns irgendwie über diesen Körper erheben und alle Probleme durch Denken beheben zu können – aber das funktioniert nicht. Seelische Verletzungen lassen sich so wenig durch Nachdenken heilen wie körperliche. Du musst *im* Körper sein, um ihn heilen zu können. Komm wieder auf den Boden.

Im Grunde laufen wir alle als Menschen herum, die nicht wirklich Menschen sein wollen. Wir möchten nicht unbedingt fühlen, wie es ist, einen Körper zu haben, Gefühle zu haben. Bei näherer Betrachtung könnte man den Eindruck gewinnen, dass unsere Ernährungs- und Körperangst etwas grundsätzlich Lebensfeindliches haben. Wenn du nichts mehr isst, gehst du nämlich irgendwann ein. Das zeigt sich vor allem bei extremen Essstörungen wie Magersucht und prägt sogar die Dynamik bei denen, die ständig neue Diäten machen, die immer weiter abnehmen möchten, bis sie irgendwann eine »annehmbare« Figur haben. In dem Wunsch, immer weniger zu wiegen, drückt sich vielleicht das unbewusste Verlangen aus, sich zu »verdünnisieren«, sich einem Zustand des Nichtvorhandenseins anzunähern, in dem man nicht fühlen muss und nichts mit Dingen zu tun hat, an denen man sich stoßen kann.

Versteh mich nicht falsch, ich weiß durchaus, dass das Leben verdammt hart sein kann. Einen Körper zu haben ist nicht einfach. Gefühle zu haben ist nicht einfach. Und die Annahme, Diät könne uns die Schmerzen des Daseins ersparen, ist nicht nur abwegig. Wenn wir abnehmen, finden wir in dieser Gesellschaft Lob und Anerkennung, und außerdem ist Diät ein wirklich probates Mittel, um uns gegen unsere Gefühle und das, was wirklich los ist, abzuschotten.

Sehr, sehr viele Menschen mit irgendwie gestörtem Essverhalten tun sich sehr schwer zu fühlen, wie es ihnen in ihrem Körper geht. Bewusstsein findet bei ihnen ausschließlich im Kopf statt. Für mich änderte sich alles, als ich darauf gebracht wurde, mein Bewusstsein wieder in den Körper zu lenken und mich wirklich darauf einzulassen, ein Mensch zu sein und zu fühlen. Hier zu sein und zu fühlen, wie es ist, einen Körper zu haben und Raum einzunehmen, ist das Gegenteil dieses Bemühens, immer schlanker zu werden und sich schließlich zu verflüchtigen. Die Fixierung auf das Abnehmen ist eigentlich das Bestreben, den Körper zu verlassen, »einzulaufen« und in dieser Welt so wenig Raum wie nur irgend möglich einzunehmen. Das kommt unserem zweiten Vorhaben entgegen, nämlich so wenig wie möglich zu fühlen. Diät ist eigentlich das genaue Spiegelbild unseres Wunschs, nicht wirklich hier zu sein und uns nicht mit den Dingen des Lebens auseinandersetzen zu müssen.

Sich wieder in den Körper zu begeben kann anfangs ziemlich unangenehm und schwierig sein, weil dann alle möglichen Gefühle und Missempfindungen in uns hochkommen. Das sind Gefühle, die eigentlich längst beachtet und verarbeitet werden wollten. Sie haben die ganze Zeit auf dich gewartet, und sie zu fühlen ist der einzige Schritt, der dir ein Weiterkommen verspricht.

Mit dem Essen führst du deinem Körper eigentlich »die Erde« zu, und das verbindet dich mit diesem Planeten und sichert dein Überleben. Es verleiht deinem körperlichen Dasein Gewicht. Zu essen und in den Körper zurückzukommen fordert uns auf, unser Menschsein zu bejahen. Mit all seinen unangenehmen, unübersichtlichen, erdhaften, schmerzlichen und niederen Anteilen.

In deinem Körper, da bist du lebendig, da sprühst du, da liegt deine Kraft und Verbundenheit. Trotzdem wehren wir uns fast alle dagegen.

Es geht also darum, diesen Körper, den du immer als zu ausladend und als hässlich erlebt hast, wirklich zu fühlen und in ihm zu wohnen. Er möchte von dir, dass du bewusst Raum einnimmst, nämlich so viel Raum, wie dein Körper von Natur aus einnimmt. Er möchte von dir, dass du nicht immer weiter abzuschmelzen versuchst, um schließlich ein hauchzartes Feenwesen zu werden, das es nicht nötig hat, sich mit erdenschweren Dingen wie Essen, Gefühlen und Fett herumzuschlagen. Wir müssen uns dazu durchringen, wirklich zu fühlen, wie es ist, einen Körper zu haben. Das gilt für uns alle unabhängig von unserem Körperumfang. Auf den einfachsten Nenner gebracht: Nicht in unserem Körper sein zu wollen bedeutet, dass wir nicht ganz lebendig und ganz menschlich sein möchten, keine Bewohner dieser Erde.

Die Ursprünge des modernen Diätdenkens liegen in einer religiös verbrämten Körperfeindlichkeit. Der Amerikaner Sylvester Graham (1794–1851), Erfinder des Grahambrots und der Graham Cracker, war ein protestantischer Geistlicher, der glaubte, dass Vollkorngetreide und überhaupt Faser- und Ballaststoffe den Geschlechtstrieb dämpfen. Er setzte sich ganz entschieden für eine vegetarische Ernährung ein und war überzeugt, dass »Schmackhaftes«, wie Fleisch und Kaffee, zur Sünde verführen.

Gegen Ende des 19. Jahrhunderts baute John Harvey Kellogg die Lehre Grahams weiter aus. Richtig, die Rede ist vom Schöpfer der Cornflakes und anderer Arten von Knusperfrühstück oder Granola – nach seinen Vorstellungen soll es allerdings möglichst fad und zuckerfrei sein, damit es der Wollust nicht Vorschub leistet. Kellogg war ein sehr religiös gesinnter Arzt, der glaubte, sexuelles Verlangen und Masturbation seien mit uninteressant schmeckendem Essen, Ballaststoffen und »einfacher, gesunder Ernährung« in den Griff zu bekommen.[60] (Natürlich ist gesunde Ernährung zur Eindämmung des Sexualtriebs ein Widerspruch in sich, weil abnehmende Libido ja bedeutet, dass irgendetwas nicht stimmt. Vielleicht verhungerst du gerade oder stirbst auf andere Art, oder dein Körper hat mit der Fortpflanzung abgeschlossen.) Aus dem gleichen Grund befürwortete Kellogg die Genitalverstümmelung bei Frauen und Männern, darüber hinaus war er für Rassentrennung und Eugenik. Er selbst blieb sein Leben lang keusch: Seine Ehe wurde nie vollzogen, das Ehepaar Kellogg adoptierte alle seine Kinder. Krasser Typ.

John Harvey Kellogg gründete zusammen mit seinem Bruder ein Unternehmen, das Antimasturbationszerealien herstellte: Cornflakes. Wirklich wahr. Will, der Bruder, hatte es nicht so mit der sexuellen Enthaltsamkeit und dachte mehr ans Geschäft, deshalb wollte er das Rezept mit etwas Zucker anreichern, damit die Sache ein bisschen Geschmack bekam. John Harvey war strikt dagegen, denn Zucker würde natürlich wieder zur Wollust führen. Daraus entstand eine Fehde, aus der die Brüder nie wieder herausfanden, und John zog sich aus dem Unternehmen zurück. Zu unserem Glück, denn heute haben wir die Kellogg Company[61] mit ihren Frosties. Ah Frosties! Dieses Konglomerat aus Faserstoffen, »gesunder« Ernährung, Nahrungsmittelreinheit, spiritueller Reinheit, tiefer Körperangst und Lustfeindlichkeit reicht tief, und wir dürfen es nicht aus dem Auge verlieren. Jedenfalls haben wir hier den Anfang der modernen Diätbewegung. Täusch dich nicht, die Jahrhunderte, in denen mit der »Sündhaftigkeit des Fleisches« Ängste geschürt wurden, sind in unsere kollektive Psyche eingesickert. Noch heute ist mit manchen Nahrungsmitteln und Ernährungsformen der mahnend erhobene Zeigefinger verbunden. Wir fragen uns heute noch besorgt, was unsere Gelüste über uns aussagen. Wir glauben nach wie vor an eine Verbindung zwischen

Körpertypen und Moral. Und wir fürchten weiterhin das Risiko, durch zu viel Hunger oder Dekadenz oder Gelüste aufzufallen.

Es hilft dir nichts, deinen Körper und dein Gewicht als Problem anzusehen. Sehr wichtig ist es dagegen, deinen Körper genau so anzunehmen, zu fühlen und zu bewohnen, wie er gerade ist. Dein Körper ruft dich, er möchte, dass du in ihn zurückkehrst, dass du nach Hause kommst, also geben wir ihm doch, was er möchte.

Durch Essen in den Körper zurückfinden

Kannst du das Essen als etwas Erdendes sehen, das dich in deinen Körper zurückholt? Kannst du erkennen, dass diese Rückkehr viel damit zu tun hat, dass du deinen Körper fühlst und in ihm Raum einnimmst? Dass du wirklich ganz Mensch sein möchtest?

Aus dieser Vorstellung heraus kannst du dir deiner Energie bewusster werden, spüren, wie es ist, geerdet und in deinem Körper verwurzelt zu sein – und wie es sich anfühlt, eine gute und umfassende Beziehung zum Essen zu haben.

Die Kampf-oder-Flucht-Falle

Zum Glück hat diese ganze »Gefühlsduselei« einen ganz handfesten biologischen Hintergrund, und zwar in Gestalt des bereits erwähnten Kampf-oder-Flucht-Reflexes. In seinem Buch *Trauma-Heilung*[62] stellt Peter A. Levine dar, dass der primitive Teil unseres Gehirns in lebensbedrohlichen oder als lebensbedrohlich empfundenen Situationen ohne unser Zutun Adrenalin und Energie freisetzt, um uns auf Kampf oder Flucht einzustimmen. Ist die Gefahrensituation vorüber, normalisieren sich die Verhältnisse wieder, aber wir Menschen lassen oft nicht zu, dass diese instinktgesteuerte Kampf-oder-Flucht-Reaktion auf natürliche Weise ausklingen und sich die Energie entladen kann. Der Körper bleibt dann lange über die Gefahrensituation hinaus in einem Alarmzustand – der das ganze Leben anhalten kann. Das kann nur heilen, wenn wir diesen Zustand beenden, indem wir die im Körper festsitzenden alten Empfindungen bewusst fühlen. Dazu müssen wir in den Körper zurückkehren und atmen und fühlen.

Oft lassen wir diesen biologischen Prozessen nicht ihren Lauf und stecken dann im Überlebensmodus fest. Ohne es zu wollen, greifen wir in die Mechanismen unseres Körpers ein oder setzen uns sogar über sie hinweg. Wir maßen uns Urteile über diese Mechanismen an, die dazu da sind, uns zu schützen und zu heilen.

Damit haben wir zwei Überlebensstrategien, die unsere Lebensqualität stark einschränken: den Hungermodus und den Kampf-oder-Flucht-Modus. Beide sorgen für einen erhöhten Adrenalinspiegel im Körper, und dies länger, als uns guttut. Das schadet unserem Körper, setzt sich gegen alle vernünftigen Regungen des Gehirns durch und kann uns jahrelang in einem Zustand der Erschöpfung halten. Wir müssten zum Ruhe- und Verdauungsmodus zurückfinden, können uns aber nicht losreißen. Diesen Zustand ständiger Alarmbereitschaft im Kampf-oder-Flucht-Modus bezeichnen wir inzwischen salopp als Trauma. Unser Nervensystem glaubt, die Bedrohung sei nach wie vor gegeben, selbst wenn wir in Sicherheit sind. Manche umschreiben ein Trauma als im Nervensystem festsitzende, »eingefrorene« Energie, die wir körperlich fühlen müssen, damit sie »auftauen« kann.

Ich will nicht die Erlebnisse von Menschen relativieren, die Schreckliches erlebt haben, und ich will auch nicht andeuten, dass wir alle gleich stark traumatisiert sind. Wenn du eindeutig ein Trauma erlebt hast oder an posttraumatischer Belastungsstörung leidest, solltest du für den Heilungsprozess unbedingt die professionelle Hilfe suchen, die dir zusteht. Und solltest du bei einer der Übungen in diesem Buch das Gefühl bekommen, dass es dir zu viel wird, steigst du besser einfach aus, machst in deinem eigenen Tempo weiter und suchst dir zusätzlich professionelle Hilfe.

Du bist dir nicht sicher, ob diese Kampf-oder-Flucht-Sache auch für dich persönlich relevant ist? Auf der biologischen Ebene ist sie es vermutlich. Nur wenige kommen durchs Leben, ohne je ein Trauma zu erleiden. Wahrscheinlich hat sich auch in deinem Nervensystem der aufgestaute Stress nicht verarbeiteter Erlebnisse festgesetzt, besonders wenn du zu den Menschen gehörst, die nicht so recht in ihrem Körper sein wollen oder die Rückkehr in den Körper als unangenehm empfinden oder sich leicht überfordert fühlen.

Nach Peter Levine entstehen Traumata nicht nur aufgrund tatsächlich lebensbedrohlicher Situationen. Ursache können auch weitaus weniger bedrohliche Dinge sein, auf die das Nervensystem aber so reagiert, als stünde das Leben auf dem Spiel. Dein Körper erlebt dann Dinge als traumatisch, von denen dein Verstand weiß, dass sie absolut nicht lebensbedrohlich sind – kleine chirurgische Eingriffe, eine Zahnbehandlung, ein harmloses Kindheitserlebnis wie etwa die Befürchtung, im Kaufhaus die Eltern verloren zu haben, oder ein glimpflich verlaufender Autounfall, ganz abgesehen von allen möglichen emotionalen und sozialen Traumata, wie Liebeskummer oder öffentliche Bloßstellung.

Wir Menschen erleben so viel mehr Traumatisches als Tiere[63], weil wir so gut wie nie wirklich in unserem Körper sind. Wir denken, statt zu fühlen, und weil das so ist, lassen wir die biologische Kampf-oder-Flucht-Reaktion nicht auf natürliche Weise ausklingen. Wilde Tiere befinden sich dagegen gänzlich in ihrem Körper und überlassen sich einfach dem natürlichen Kampf-oder-Flucht-Verhalten. Sie können nicht wie wir Menschen aus dem Körper in den denkenden Verstand wechseln. Tiere erholen sich nach einem Schock schnell wieder und verarbeiten den Energieschub zum Beispiel durch unwillkürliches Schütteln oder Flügelschlagen. Die Flucht-oder-Abwehr-Reaktion kann ungehindert ihren Lauf nehmen, und deshalb entsteht nur selten ein Trauma. Wir Menschen unterbrechen diesen Prozess jedoch unwillkürlich. Statt die intensiven Körperempfindungen einfach zu fühlen, damit sie sich anschließend entladen können, gehen wir mit dem Gehirn dazwischen. Die Heftigkeit der Empfindungen erschreckt uns, und so stellen wir das Fühlen ein und fangen an zu rationalisieren. Wir lassen der Überlebensreaktion nicht ihren Lauf, und das schadet uns auf Dauer körperlich und psychisch.

Der Ausweg liegt darin, dass du fühlst, was in deinem Körper ist. Wirklich, bleib bei den rohen Empfindungen, die sich da abspielen. Achte darauf, wie sie sich anfühlen, lass ihnen genügend Raum.

Dein nächstes Werkzeug wird dich darin unterstützen, bei deinen Gefühlen und Körperempfindungen zu bleiben. Im Grunde geht es darum, dass du atmest und fühlst. Das mag simpel klingen, doch das ist es nicht. Du bekommst hier einen Baustein für einen anderen Umgang mit allem, was in dir noch ungelöst ist. Du wirst dabei lernen zu fühlen, statt wegzulaufen.

→ Dein drittes Werkzeug: Atmen und Fühlen

Stell einen Timer auf fünf Minuten ein und leg dich hin. In diesen fünf Minuten hast du nichts weiter zu tun, als die stärkste Empfindung in deinem Körper aufzuspüren und in sie hinein zu atmen. Frage dich: »Welches Gefühl fällt mir als Erstes auf? Und wie fühlt es sich an?« Dann atme. Ändere nichts an der Empfindung, versuch nicht, sie loszuwerden. Lass sie sein, wie sie ist. Sei neugierig und frage dich, was du über diese besondere Empfindung noch in Erfahrung bringen kannst. Ist sie heiß? Oder kalt? Bewegt sie sich? Pulsiert sie oder wirbelt sie, ist sie stachlig oder scharf? Wie groß ist sie? Welche Farbe hat sie? Wie dicht ist sie? Welche

Intensität hat sie auf einer Skala von eins bis zehn? Was fällt dir besonders auf?

Wenn dir das schon als eine Art Mediation erscheint, hast du recht. Es ist eine Form der Meditation, kurz und dicht.

Du kannst Empfindungen in dir nicht ohne Weiteres fühlen? Dann spüre erst einmal deinen Körper im Raum. Was spürst du als Berührung deiner Haut? Wie fühlt sich deine Haut an? Und wie fühlt es sich unter deiner Haut an? Und du, was fühlst du? Danach fragst du dich wieder nach der im Moment stärksten Körperempfindung. Atme in sie hinein. Setze den Atem ein, um mehr zu fühlen, nicht weniger.

Das fühlt sich alles sehr unangenehm an? Großartig, das zeigt, dass du es richtig machst. Lass dich ganz auf unangenehme Empfindungen ein, um zu sehen, welche Qualität sie tatsächlich haben und was sie im Grunde sind und tun. Es sind ja nur fünf Minuten, das Unbehagen ist bald wieder vorbei.

Du vergisst, weshalb du hier liegst und was du vorhast? Stattdessen denkst du darüber nach, dass du eigentlich die Wäsche noch in den Trockner hättest tun sollen? Das ist völlig in Ordnung. So läuft das nun mal. Du hast nichts weiter zu tun, als deine Gedanken durch Atmen und Fühlen in den Körper zurückzuholen, sie zu fühlen und auf die derzeit intensivste Körperempfindung zu achten. Das soll zur Gewohnheit werden, daran arbeitest du. Mehr ist im Moment nicht zu tun.

Wenn du gefragt wirst, ob du meditierst, kannst du jetzt antworten: »Ja, ich meditiere, und ich liege dabei. Ich finde es ganz toll.«

Du kannst auch im Alltag so atmen und fühlen, wenn du von hier nach da gehst oder E-Mails liest oder immer dann, wenn wieder mal unangenehme Erlebnisse anstehen. Aber immer nur einen Schritt auf einmal, ja?

Atmen zum Stressabbau?

Es gibt dieses Märchen, dass sich Stress durch richtiges Atmen reduzieren lässt. Ein paar Atemzüge, und schon sind wir wieder die Ruhe selbst. »Nur die Ruhe! Atme ein paarmal tief durch!« Aber das klappt nicht immer und nicht bei jedem. Anfangs kann das Atmen die Leute sogar in ängstliche Anspannung versetzen, weil das Bewusstsein beim tiefen Atmen in den Körper zurückkehrt und wir dadurch gezwungen sind, mehr zu fühlen. Das Atmen mobilisiert alte, gestaute Energien und Gefühle (lässt dich deinen derzeitigen Stress stärker wahrnehmen), sodass du unter Umständen erst einmal noch mehr Unbehagen empfindest, bevor es dir besser gehen kann.

In dieses Unbehagen hinein zu atmen soll uns zur Gewohnheit werden, denn nur so können wir dranbleiben und es gleich verarbeiten. Würden wir immer atmen und fühlen, könnten wir unsere Gefühle gleich bei ihrem Auftauchen verarbeiten, statt sie wegzuschieben, damit sie später Panikattacken und Gefühlsausbrüche auslösen. Gefühle müssen bei ihrem Auftauchen sofort gefühlt werden, sonst staut sich ihre Energie und sucht sich später andere Wege.

Gestaute Energien und Gefühle zeigen sich zuerst in deiner Muskulatur. Wir alle speichern unverarbeitete Gefühle in unseren Muskeln und anderen Geweben ab. Die Muskeln spannen sich an und halten Gefühle und gestaute Energie fest, bis wir sie bewusst wieder in Umlauf bringen und fühlen – durch Massage oder Dehnübungen, durch Atmen oder irgendeine Form von bewusstem Fühlen oder durch Energiearbeit wie das »Atmen und Fühlen«, von dem eben die Rede war.

Gefühle werden außerdem in Organen und anderen Körpergeweben »eingelagert«. Die Neurowissenschaftlerin und Pharmakologin Candace Pert glaubte, dass der Körper selbst das Unterbewusstsein ist, und als Forscherin befasste sie sich überwiegend mit sogenannten Peptid-Rezeptoren unserer Drüsen und Organe, die emotionale Inhalte speichern und zugänglich machen können. »Echte und wahre Gefühle, die zum Ausdruck kommen müssen«, schrieb sie, »haben im Körper ihren Sitz und möchten zur Oberfläche aufsteigen und sich Ausdruck verschaffen, um so integriert und dadurch ganz und heil zu werden.«[64]

Auch in östlichen Heilsystemen werden unbewältigte Gefühle bestimmten Organen und Organsystemen zugeordnet. So wird eine Leberstauung oft mit im Körper gespeichertem ungelöstem Ärger in Zusammenhang gebracht.

Ich weiß noch, wie ich einmal total wütend und genervt auf der Akupunkturliege lag und zu meiner Therapeutin sagte, ich fühle mich unwohl und sei völlig frustriert und stinksauer. Sie gab zurück: »Das wundert mich nicht, ich arbeite im Moment an Ihrer Leber.«

Das »Atmen und Fühlen« ist eine einfache Methode, mit der ich selbst meine gestauten Gefühle verarbeite, und natürlich soll sie allen Anwendern der Fuck-it-Diät in dieser Weise dienen. Um den Körper ins Gleichgewicht zu bringen oder die Leute in ihren Körper zurückzuführen, damit Verfestigtes wieder in Bewegung kommen kann, gibt es zahlreiche Möglichkeiten: Massage, Akupunktur, Akupressur, Yoga, was auch immer dich anspricht. Es muss nicht unbedingt Mainstream sein, auch Reiki, Klopfen, Rolfing und so weiter funktioniert.

Jede Form der Körper-, Energie- oder Bewegungsarbeit, die dir hilft, in deinen Körper zurückzufinden, ist geeignet. Es steht dir frei, absolut alles auszuprobieren, aber du kannst es auch ganz einfach halten und nur atmen und fühlen. Es geht immer darum, dass wir in unseren Körper kommen und dort fühlen, um die Dinge zu verarbeiten. Wenn du das verstanden hast, ist schon eine Menge geschafft.

Bringt es etwas, dich selbst fertigzumachen?

Mit vier bin ich einmal im Wohnzimmer herumgetänzelt und dabei gestolpert, sodass ich hinfiel und mir an einer Ecke des Fernsehtischs die Wange im Bereich des oberen Jochbeins aufschlug. Ich weinte fürchterlich, weil ich zu Dramatik neigte, und meine Eltern verpflasterten mich und erörterten dabei, ob die Wunde nicht lieber genäht werden sollte (was unterblieb, daher habe ich nun eine Narbe).

»Oje, das geht ja richtig tief. Sollen wir mit ihr nicht lieber in die Ambulanz gehen?«

»Erst mal ein Schmetterlingspflaster, um die Wunde zu schließen.«

(»Schmetterlingspflaster« nennen wir in meinem Heimatland diese zweiflügelig geschnittenen Klemmpflaster, mit denen Wundränder so zusammengezogen werden können, dass Infektionsrisiko und Narbenbildung minimiert werden.)

»Schmetterlingspflaster?«, dachte ich. Meine Eltern hielten heimlich Schmetterlingspflaster bereit und ich wusste nichts davon? Wieso verschwiegen sie mir das? Die Aussicht auf einen Schmetterling im Gesicht unterbrach jedenfalls meinen Anfall ... bis ich dieses blöde weiße Pflaster sah, das so gar nichts von einem Schmetterling hatte. »Das sieht aber nicht wie ein Schmetterling aus«, schluchzte ich.

»Es ist ja auch ein Schmetterlings*pflaster*«, wurde ich belehrt. »Das ist bei tieferen Wunden besser als ein normales Pflaster.«

Ich fing wieder an zu weinen, zuerst wohl wegen der Verletzung, aber irgendwann brach etwas anderes aus mir heraus, wieder und wieder: »Wäääh, ich hasse mich ich hasse mich ich hasse mich ich hasse mich.«

Mein Vater fragte: »Weshalb sagst du denn so was, Caroline?« Meine Eltern schimpften nie mit mir, wenn ich mich verletzte, es gab also wirklich keinen Grund dafür, dass ich so hart mit mir ins Gericht ging. Ich erinnere mich aber noch gut an das Gefühl der Peinlichkeit und an meine Wut. Ich hätte mich nicht so *dumm* anstellen sollen, wie ein kleines *Kind!*

Ich war erst vier, aber meine Eltern sollten mich als ein »großes Mädchen« sehen, und dieser Unfall bewies, dass es damit nichts war. Ich war ein kleines Kind und dumm genug, meine Pirouetten um den Fernseher herum zu drehen, obwohl ich vor der Stolpergefahr gewarnt worden war. Ich tat es trotzdem. *Oh, wie ich mich hasse! Weshalb bin ich so dumm?*

Wenn ich mich ganz offen fertigmachte, würde jeder wissen, dass ich zumindest *wusste*, wie man es besser macht. Und mir würde ich damit beibringen, kein dummes kleines Kind mehr zu sein, das nicht mal herumwirbeln kann, ohne hinzufallen ... und vielleicht sollte ich das Herumwirbeln überhaupt einstellen (schluchz!!).

»Ich hätte nicht hinfallen sollen-n-n-n-n.«

»Aber dafür kannst du doch nichts, Caroline. Jeder fällt mal hin.«

Nur dass ich eben besser sein musste als alle diese dummen Leute, die beim Herumwirbeln hinfallen.

Ich weiß wirklich nicht, welche karmischen Schrecken eine so sonderbare kleine Perfektionistin aus mir gemacht haben, aber jedenfalls habe ich lange gebraucht, um das wieder zu verlernen.

Kennst du so etwas? Leute, die ständige Diäten machen, neigen nämlich auch zu solchen Selbstverurteilungen. »Ich muss es besser können als all die anderen, die es nicht schaffen abzunehmen. Und wenn ich es nicht besser kann, muss ich mir meine Bequemlichkeit, meine Unfähigkeit und mein Herumtänzeln wenigstens richtig übel nehmen.«

Wir denken, dass wir schon in Gang kommen werden, wenn wir nur ordentlich über uns selbst herziehen. Entsprechend glauben wir, wir würden uns vielleicht mit unserer Trägheit und Hässlichkeit abfinden, wenn wir anfangen, nett und verständnisvoll mit uns umzugehen – und womöglich wären wir dann auch noch *glücklich*, was wir jetzt auf keinen Fall sein dürfen! Wir sehen nicht gut genug aus, folglich ist es einstweilen absolut verboten, glücklich zu sein. Wir haben nicht genug geschwitzt und geschuftet, um stolz auf uns zu sein. Glücklichsein ist unzulässig, schließlich stecken große Firmen Milliarden in die Werbung, um uns wissen zu lassen, dass wir echt keinen Grund zum Glücklichsein haben!

Wenn wir jemanden erleben, der mit einem höheren Körpergewicht tatsächlich glücklich ist, kann sich das wegen unserer eigenen Gewichtsängste so fremd anfühlen, dass wir uns sagen, dieser Mensch sei doch insgeheim sicher kreuzunglücklich. Wir müssen uns nur mehr hassen, denken wir, dann werden wir uns schon bessern. Und wir müssen uns nur noch mehr schämen, dann werden wir uns schon entschlossen für unsere Schönheit einsetzen.

Wenn bei mir eine Diät wieder mal nicht anschlug und ich zunahm, fand ich es leichter, mich erst mal selbst zu hassen, bevor andere mir mein Versagen ankreiden konnten. Bevor sie von mir angewidert sein konnten, würde ich das selbst übernehmen, und wenn ich es gründlich genug machte, würde es mir doch ganz bestimmt den Impuls geben, das Ruder herumzureißen und ein Ausbund an Selbstbeherrschung zu werden: Ich würde jeden Tag in die Muckibude gehen, meine Lust auf Kohlenhydrate zähmen und sagenhaft schlank und schön werden. Schön heißt glücklich, nicht? Aus Selbsthass würde Glück werden.

Außerdem habe ich mit allerlei wirklich schrägen geistigen Klimmzügen und Fantasien versucht, mir das Hungerhaben auszureden. Während der Collegezeit beispielsweise habe ich einmal ernsthaft darüber nachgedacht, ob meine Diät nicht erfolgreicher wäre, wenn ich mich als Vampir sähe und alle Desserts als meine große Liebe, die ich unmöglich fressen konnte. Gute Idee, *Twilight*. Ich habe auch überlegt, wieso Harry, Ron und Hermine kaum ans Essen dachten. Ich kam zu dem Schluss, dass ich wohl irgendeinen großen Magierkrieg bräuchte, der mich ständig in Atem halten würde, denn das war doch eindeutig besser, als Lust auf Essen zu haben.

Sicher muss ich dir nicht eigens erzählen, wie sehr das Ganze in die Hose ging. Meine Selbstoptimierungsprojekte ließen sich einfach nicht durchziehen, solange Selbstekel als treibende Kraft dahinterstand. Du kannst nicht glücklich sein und dich hassen. So funktioniert Glück einfach nicht.

Sicher, es gibt immer mal diese kurzzeitige Euphorie, wenn du eine Gehaltserhöhung bekommst oder zwei, drei Kilo abnimmst und dafür Komplimente einheimst. Du hast dann einen Sieg errungen, und unser Gehirn liebt Siege. Aber so ein Hochgefühl darf man nicht mit Glück verwechseln. Ohne durchgehende Selbstbejahung zieht Euphorie immer einen Absturz nach sich. Außerdem werden diese Hochgefühle selbst wieder zur Sucht. Wir suchen die schnelle Bestätigung durch andere oder durch irgendeinen Sieg und fragen uns dann, weshalb wir trotzdem noch so unsicher und mies drauf sind. Die Jagd nach dem Hochgefühl, das ist die eigentliche Sucht, um die du dich sorgen solltest, nicht um Kohlenhydrate.

Die Kräfte des Zorns

Wenn die ersten Schritte der Fuck-it-Diät hinter dir liegen, ist es ganz normal, dass du wütend wirst und irgendwem die Schuld geben möchtest. Jahre hast du mit peinigenden und äußerst hinderlichen Selbstzweifeln vergeudet, weil man es dir so beigebracht hat. Du hast dich selbst mit Ärger überzogen, um dir mehr Willenskraft abzunötigen. Jetzt wird es Zeit, diese Energie anders einzusetzen.

Dein Zorn hat auch etwas Gutes. Er kann dich dazu bringen, für dich selbst einzustehen, selbstbewusst eine abweichende Meinung zu haben und auf gesunde Art deutliche Grenzen zu ziehen. Die Energie dieses Zorns und Aufbegehrens einzusetzen kann auf deinem Weg sehr heilsam sein und dir dazu dienen, deine eigene Kraft und dein Selbstwertgefühl zurückzuerobern.

Sei dir dessen bewusst, dass es keinen Zweck hat, deinen Ärger zu ignorieren, vor allem dann nicht, wenn es sich um unterdrückte alte Wut handelt. Du musst die Wut zulassen und wirklich erleben, damit sie verarbeitet werden und vergehen kann, sonst beherrscht sie dich immer aus den schummrigen Schatten heraus.

Viele müssen sich während der Fuck-it-Diät auch überlegen, wie sie künftig mit Menschen umgehen wollen, die ihnen viel bedeuten. Es kann sein, dass Freunde, Partner, Angehörige oder frühere Diätfreunde dir zunehmend auf die Nerven gehen und dich ratlos machen, weil sie immer noch total auf Gewicht und Ernährung fixiert sind und dich gern im gleichen Boot sähen.

Da kann es leicht passieren, dass solche Menschen scheinbar zu Widersachern werden, aber so frustrierend ihre Kommentare auch sein können, sie glauben ja nur all das, was man ihnen über Gesundheit und Schönheit und bewusste Ernährung erzählt hat – genauso wie du es getan hast. Schlanksein ist in ihren Augen wichtig und gut für die Gesundheit, richtige Ernährung ist wichtig und heilsam, und sie erzählen das ständig allen anderen, zum Wohle aller anderen.

Bei vielen, die zu mir kommen, erlebe ich alten Groll gegenüber der Familie, insbesondere gegenüber der Mutter, die in vielen Fällen die erste Diätpartnerin ist. Die achtzigjährige Mutter einer meiner Schülerinnen sieht Zucker immer noch als Verkörperung des Bösen, und sie muss auch immer noch alles kommentieren, was ihre fünfundfünfzigjährige Tochter sich in den Mund steckt. Unglaublich, wie viele Menschen kaum etwas anderes als Essen, Reinheit, Gewicht, Sport und Aussehen im Kopf haben! Wenn du solche Leute als Eltern hast, kann daraus schon allerlei gestörtes Essverhalten, Selbstverurteilung und Schmerz entstehen. Die Neurosen und Glaubenssätze unserer Eltern gehen auf uns über, wer hätte das gedacht?

Um auf deinem *eigenen* Weg voranzukommen, gehst du am besten davon aus, dass deine Eltern sich Mühe gegeben haben, aber eigentlich nicht wussten, was sie da taten und redeten. Im Grunde handeln die meisten Menschen in bester Absicht. Sie glauben, dass sie dir tatsächlich helfen und du einfach zu stur bist, um auf sie zu hören. Und hey, vielleicht warst du auch so – sogar vor nicht allzu langer Zeit.

Sieh es mal so: Deine Mutter oder Oma oder Tanzlehrerin oder dein Arzt oder diese Freundin, die auf eine wirklich, wirklich funktionierende Diät schwört – sie alle wollen ihr Bestes geben. Alles wird leichter werden, wenn du das verstehst und außerdem erkennst, dass *du* inzwischen freier bist. Dein Wert als Mensch hat nichts mit deinem Gewicht zu tun und nichts mit dem, was andere über Körpergewicht denken. Auch wenn die Leute dich vielleicht weiterhin nerven – wenn wir uns alle als Opfer eines übergreifenden Paradigmas sehen, wird es doch sicher leichter, miteinander in dieser Welt zu leben, die Schlankheit zu einem ihrer Götzen gemacht hat.

Es steht dir frei, dich von Leuten fernzuhalten, die einfach nicht aufhören, über Diät zu reden. Du darfst ihnen sogar *sagen*, sie sollen in deiner Gegenwart aufhören, über Diät und Gewicht zu reden.

Eine besonders frustrierende Seite der Fuck-it-Diät (und des Lebens überhaupt) besteht darin, dass wir immer mit Leuten zu tun haben, die deine Sicht der Dinge grundsätzlich nicht teilen und ganz im Bann dessen stehen, was ihnen über den Körper beigebracht worden ist. Das mag entmutigend sein und einem das Herz zerreißen, aber am Ende kannst du eben doch nur für dich selbst sorgen und ganz klar sein in dem, was du glaubst. Das werde ich später im mentalen Teil vertiefen, wenn wir über Glaubenssätze und Überzeugungen sprechen.

Nutze Ärger als eine Kraft, mit der du dich schützen und deinen Platz behaupten kannst, er wird dir helfen, das Schweigen, die Unterdrückung und den Selbsthass zu durchbrechen und dadurch verlorene Lebenszeit wettzumachen. Da hilft der Ärger dir erst einmal weiter, aber eine dauerhafte Lösung besteht eher in der Erkenntnis, dass die meisten Menschen nicht wissen, was überhaupt gespielt wird. Sie bilden sich ein, sie könnten dir zu mehr Glück und Gesundheit verhelfen. Sie wissen nicht, dass sie Dogmen verbreiten und selbst Opfer sind.

Bei vielen anderen, deren Gedanken ständig um Essen und Körpergewicht kreisen, steckt nicht die Familie dahinter, sondern der Umstand, dass Gesellschaft und Medien geradezu zwanghaft mit Schlankheit und Fitness beschäftigt sind. Wut auf eine Gesellschaft, die dir einredet, du seist nicht gut genug, ist angemessen. Machen wir uns klar, dass wir dieser Kultur angehören, um dann zu überlegen, welche kleinen Schritte der Veränderung uns möglich sind.

Du kannst dich gegen Schönheitsnormen wehren, du kannst ins Gespräch bringen, was du hier lernst, du kannst sogar an die Menschlichkeit der Leute appellieren und sie auffordern, *dein* Menschsein zu respektieren – ich empfehle das sogar. Aber du musst dazu nicht im Ärger *leben*, sondern nutze ihn lieber, um dich zu wehren, deine Gefühle zu verarbeiten und dich für eine optimistische Sicht der Dinge zu entscheiden. Das scheint mir eine ideale Verbindung zu sein: Rebellion plus Optimismus. Dein neues Bild der Welt und der Ernährung und des Körpers könnte für die nächste Generation zum Leitbild werden, das solltest du dir vielleicht als Ziel setzen.

Wenn du deinen Clinch mit dem Essen und der Figur irgendwie beilegen kannst, wirkt sich das heilsam auf deine Beziehungen aus. Eine meiner Schülerinnen schrieb mir: »Mir fällt auf, dass ich mich durch die Fuck-it-Diät Freunden näher fühle, die noch Diäten machen. Ich fühle mit ihnen, und zugleich bin ich neutral und weiß mich sehr wohl von ihnen und ihren Diäten abzugrenzen. Und da ich mich jetzt zunehmend für andere Themen als Diäten interessiere, gibt es mehr Berührungspunkte und tieferen Kontakt. Damit habe ich nicht gerechnet, und es ist wirklich cool.« Mit der Fuck-it-Diät zum Sieg.

Und das Allerwichtigste: Du *darfst* glücklich sein, auch wenn andere das vielleicht überhaupt nicht nachvollziehen können. Probier es mal damit: »Du denkst vielleicht, dass ich nicht genug für meine Fitness tue, aber ehrlich, mir ist es piepegal, was du denkst. Ich wünsche dir wirklich, dass dein Intervallfasten dich total befriedigt.«

Und vergiss nicht: Fuck it. Oder pfeif wenigstens drauf.

Ein Brief an dich selbst

Schreib einen Brief an dein jüngeres Ich. Das Alter kannst du selbst wählen, aber es sollte eine Zeit sein, in der du jemanden gebraucht hättest, der dich versteht und aufrichtet. Vielleicht, als du mit Diäten angefangen hast, oder die Hochphase des Diät-Elends. Schreib mit deinem jetzigen Wissen an dein jüngeres Ich. Was möchte dein jüngeres Ich von dir hören?

Wenn du Lust hast, kannst du anschließend eine Zeitreise machen und dein jüngeres Ich von seinem Ort aus antworten lassen.

Steig in deine Zeitmaschine und schau, ob du bei Adam und Eva oder beim Urknall und der ganzen Evolution landest, dann gib mir mir auf Twitter Bescheid, damit ich alles weitergeben kann. Und tritt nicht auf Schmetterlinge. Das wird aus zwei Gründen als Schmetterlingseffekt bezeichnet. Okay, jetzt schreib.

Lass es ruhig unordentlich sein

Unser Fühlen ist unordentlich bis chaotisch, und das gilt auch für diese ganze Fuck-it-Diät. Nichts verläuft hier geradlinig oder geradeaus. Es ist ein großes Durcheinander – und es ist gut, dass es so ist. Es soll so sein. Du lernst dabei, Unordnung einfach hinzunehmen.

Eine Schülerin gewann daraus diese Erkenntnis: »Bei meiner Magersucht und diesem Reinheitswahn ging es eigentlich darum, etwas Besonderes zu sein, anders zu sein, einmalig. Als Anhängerin der reinen Ernährungslehre gehörte ich irgendwie zur Elite. Ich war mir zu schade für Restaurants, zu schade für das, was bei meinen Eltern auf den Tisch kam. Seit ich das nicht mehr alles unter Kontrolle haben muss, bin ich unglaublich erleichtert.«

Wir haben gehofft, uns durch die Diät »unantastbar« zu fühlen, als etwas Besonderes. Natürlich geht es letztlich wieder um das Gefühl, reizend und liebenswert zu sein. Wenn wir Unvollkommenheit nicht zulassen möchten, können wir nur noch zumachen und uns mit dem empfundenen Versagen gar nicht erst abgeben. Doch dann kommen wir nie dazu, die damit verbundenen Gefühle wirklich zu fühlen.

Bei allem, was wir Menschen tun, wird es immer chaotisch und unvollkommen zugehen. Wie wollen wir ganz heil werden, solange wir uns dem nicht anvertrauen und einfach durch das Chaos des Lernens und der Heilungsphase gehen? Mitten in diesem Durcheinander, genau da sollst du sein.

Bestimmt hast du das schon oft gehört, verdrehst jetzt die Augen und sagst: »Na klar, ich bin genau da, wo ich sein soll, bla, bla, bla. Können wir jetzt vielleicht mal zum Abnehmen kommen?« Aber die Scham über unseren Körper werden wir nicht los, indem wir abnehmen, perfekter werden oder mehr Geld verdienen. Es nützt auch nichts, unsere Gefühle einfach zu verleugnen oder alles kontrollieren zu wollen. All das kann dich nur zeitweilig abschirmen, es hilft dir aber nicht bei dem, was du wirklich fühlst. Du ziehst nur immer neue Mauern hoch, hinter denen du dich immer mehr in dich verkriechst, ständig in der Panik, dass die Welt irgendwie doch mitkriegt, wie deine Arme aussehen. Oder dass du nicht alles im Griff hast. Es sind lauter Mauern, die dich weiter und weiter von der Welt trennen.

Die Lösung besteht darin, die Gefühle an dich heranzulassen, die mit Unvollkommenheit, Peinlichkeit, Irrtum und Ablehnung verbunden sind – und mit den Fehlern, die du unweigerlich immer wieder machst. Das ist gemeint, wenn wir davon sprechen, »ungeschützt« zu bleiben: Wir lassen die Dinge an uns heran und fühlen sie, in dem Wissen, dass sie uns nicht umbringen werden. Durch das Fühlen können wir sie verarbeiten und werden stärker – werden zu ganzen Menschen. So schaffen wir uns neue Möglichkeiten, alle bisher ruhiggestellten und betäubten Dinge aufzuarbeiten, und finden dadurch die Kraft, uns dem Chaos zu stellen. Vollkommenheit ist nicht nötig.

Der mentale Teil

In diesem Teil werden wir uns durch all das durcharbeiten, was wir über Gewicht und unseren Körper *gelernt* haben und was uns überhaupt nicht weiterbringt, sondern nur belastet. Es geht um Überzeugungen, die einem die Fuck-it-Diät wirklich schwer machen können. Auch wenn du inzwischen mit dem Essen einigermaßen im Reinen bist, gibt es noch die ganzen Ernährungsregeln, Schuldgefühle und mit dem Körper verbundenen Überzeugungen, die sich im Laufe eines Lebens angesammelt haben. Es ist an der Zeit, sich mit ihnen auseinanderzusetzen, da sie sonst womöglich einfach aktiv bleiben und dich hinterrücks anfallen können, sodass du weiterhin in Angst lebst und das Gefühl hast, nicht weiterzukommen. Das ist der Abschnitt, in dem wir uns der immer noch bestehenden »mentalen Nahrungseinschränkung« bewusst werden und sie überwinden können. Wir werden einschränkende Überzeugungen aufdecken und abbauen.

Viele möchten gern die Fuck-it-Diät ausprobieren, dabei aber auch noch »auf ihr Gewicht achten«. Bloß nicht! Wenn du dich der Angst vor dem Zunehmen gar nicht erst aussetzt, wirst du am Ende genau da sein, wo du angefangen hast. Es ist schwer, ich weiß. Wäre es leicht, wären Gewicht und Figur nicht das Riesendrama, das sie in dieser Gesellschaft und in unserem persönlichen Leben nach wie vor sind, und du würdest dieses Buch nicht brauchen. Unsere Anschauungen über Schönheit, Gewicht und Wert bilden den Kern unserer komplizierten und gestörten Beziehung zum Essen. Daran wird sich nur etwas ändern, wenn du bereit bist, das Gelernte wieder zu verlernen und die alten Glaubenssätze über dein Gewicht zu revidieren. Erst einmal musst du verstehen, wie du dahin gekommen bist, wo du jetzt stehst, nur dann kannst du deine Beziehung zum Essen wieder normalisieren.

Den Knoten lösen

Unser Unterbewusstsein ist ein verfilzter Wust aus unbrauchbaren Glaubenssätzen. Anfangs ist alles verwickelt, verwirrend und stressig, man lässt sich leicht hineinziehen und bekommt es dann mit der Panik, weil alles wie ein riesiger, unentwirrbarer Knoten aussieht. Wir wissen nicht einmal so recht, was unsere Panik letztlich ausmacht, aber sie hat mit Millionen von kleinen Gedanken, Ängsten und Überzeugungen zu tun, die immer wieder etwas in uns auslösen.

Diesen Wust aufzudröseln verlangt viel Geduld. Das geht nicht alles auf einmal. Du kannst nicht irgendwo ziehen und erwarten, dass sich das Ganze einfach aufribbelt, dazu ist dieser Knoten einfach zu verwickelt. Jede kleine Verknotung in diesem großen Wust ist vergleichbar mit einem hinderlichen Glaubenssatz, der sich mit anderen Glaubenssätzen zu diesem wirklich furchteinflößenden Riesenknoten verbindet. Wenn man irgendwo zieht, kann es sein, dass es anderswo noch fester wird. Geh also gezielt und mit viel Gefühl Knötchen für Knötchen an. Und sei nett zu dem Knoten, er fühlt nämlich ebenfalls.

Am Anfang ist der Verlauf der einzelnen Fäden nicht zu erkennen. Es ist wirklich ein Wust. Nicht zu schaffen. Aber wenn du dann alles ein bisschen gelockert hast, erkennst du immer mehr, erschließt sich dir der jeweils nächste Schritt.

Du hast es hier mit einem komplexen Geflecht der Angst zu tun, das sich aus vielen kleineren Knoten zusammensetzt. Bei diesen kleineren Knoten solltest du ansetzen. Sieh zu, ob du herausfindest, woher die Angst stammt, danach kannst du sie langsam und geduldig entwirren. Je lockerer das Ganze dadurch wird, desto mehr Klarheit gewinnst du und desto leichter siehst du, woher der Stress kommt und weshalb du ihn empfindest. Du wirst dein Leben lang immer weitere große und kleine Knoten lösen, aber es wird mit der Zeit leichter und überschaubarer, weil das ganze Gebilde nicht mehr so fest und verheddert ist.

Diese Metapher will auch besagen, dass du zwar ein einziger großer Knoten bist, der gelöst werden muss, aber eben doch kein hoffnungsloser Fall. Die kleinen Knoten einfach abzuschneiden wird dich jedoch nicht weiterbringen. Hinderliche Glaubenssätze müssen ganz langsam und nach und nach entwirrt werden.

→ Dein viertes Werkzeug: Gehirn entrümpeln

Wir können nichts entwirren, wenn wir noch nicht einmal den Knoten sehen. Wir können nicht heil und ganz werden, solange wir das Problem nicht klar und deutlich erkannt haben. Und genau hierbei soll uns dieses Werkzeug helfen. Die Schreibübung »Gehirn entrümpeln« wird dir dabei helfen zu erkennen, was unter der Oberfläche wirklich vor sich geht. Du wirst mehr Bewusstsein dafür entwickeln, und Bewusstsein ist immer der erste Schritt.

Die Übung besteht darin, dass du zwanzig Minuten lang ohne Unterbrechung und ohne jegliche Überlegung und Kontrolle alles aufschreibst, was dir gerade in den Sinn kommt oder was du fühlst oder was dir Sorgen macht. All das sollst du aus deinem zugemüllten Gehirn entlassen und zu Papier bringen. Das ist auch schon alles. Ganz einfach.

Früher habe ich Tagebuchschreiben strikt abgelehnt. Ich fand es nicht blöd, sondern richtig blöd. Nutzlos und total doof. Außerdem war ich Schriftstellerin, und wenn ich etwas schrieb, musste es so geistreich sein, dass es veröffentlicht oder für die Ewigkeit archiviert werden konnte. Tagebuchschreiben als Therapie, der Gedanke ging mir gegen den Strich. Ich war mir sicher, dies würde überhaupt nichts bewirken. Irgendwann musste ich aber zugeben, dass ich da völlig falsch lag, denn diese Gehirnentrümpelung hat mein Leben verändert. Sie führte mich durch die Fuck-it-Diät und durch alles, was mich auf diesem Weg an Erkenntnissen und Gefühlen erwartete. Ich denke, diese Übung gehört zu den Dingen, die mir am allermeisten geholfen haben. Sie ist wirklich nicht zu unterschätzen.

Mit diesen zwanzig Minuten wahllosen Schreibens kannst du dir Klarheit über die Dinge verschaffen, die gerade in deinem Denken, deinem Herzen und deinem Unterbewusstsein vor sich gehen. Schließ nichts aus, wie popelig oder kleinkariert es dir auch erscheinen mag. Schreib wirklich alles hin, keine Korrekturen, keine Unterbrechungen, keine Beurteilungen. Schreib alles hin, was in dir Raum einnimmt, was dich gerade beschäftigt oder dir Sorgen macht. Kommentiere das Geschehen nicht, und vor allem zensiere dich nicht selbst. Geh aus deinem Kopf und raus aufs Papier, denn da siehst du dann, was im Moment wirklich los ist. Wir werden immer verrückte, neurotische und von Sorgen durchsetzte Gedanken haben, so ist unser Gehirn nun mal gestrickt. Unsere armen kleinen Sorgengedanken werden wir nicht los, doch statt uns von ihnen vereinnahmen zu lassen, können wir sie bewusst zur Kenntnis nehmen und uns sagen, dass es sich einfach um das ganz normale durchgedrehte Dröhnen dieses Denkapparats handelt. »Hallo, Gehirn, ich sehe dich, du kleines Miststück. Nett, dass du mir den Tag versauen willst.« Lass dich einfach ein auf den Wahnsinn.

Wenn du wirklich ganz heil und gesund werden möchtest, kannst du nicht länger ignorieren, was geistig, seelisch und körperlich in dir vorgeht. Hier hast du nun die Gelegenheit, dem ganzen geistigen Wirrwarr einmal in die Augen zu schauen und etwas davon zu verstehen.

Diese Schreibübung ist immer dann angebracht, wenn du gestresst bist, wenn du dich überfordert fühlst, wenn du durcheinander bist, wenn der Sitz deiner Hose dich doch wieder panisch werden lässt – immer dann, wenn du Klarheit oder Anleitung brauchst.

Bei mir kann dieses Draufloschreiben alle nur erdenklichen Formen annehmen und alle möglichen Inhalte haben. Ich schreibe mir meine Ängste und Stressauslöser von der Seele oder mache eine To-do-Liste oder lasse Einfälle zur Beantwortung einer E-Mail oder zum Konzept eines geplanten Onlinekurses fließen oder fantasiere über meine Zukunft oder mache Witze über mich selbst oder bitte um Hilfe und Anleitung oder notiere Ideen zu Tweets – all das und mehr. Das Gehirn entrümpeln – den ganzen Kram, der im Gehirn herumschwirrt, auf dem Papier abladen. Du kannst dabei nichts falsch machen, schreib einfach drauflos. Im ersten halben Jahr meiner Fuck-it-Diät schrieb ich fast ausschließlich über Essen und Gewicht. Nach und nach veränderten sich meine Aufzeichnungen, so wie sich auch mein Fokus änderte.

Denk daran, dass du hier nicht Tagebuch schreibst. Was du hier notierst, ist nicht für deine Kinder und Enkel bestimmt. Sieh diese Notizen als Produkte des Augenblicks. Nur so fühlen wir uns sicher genug, wirklich alles aufzuschreiben, was in uns vorgeht und wie wir uns fühlen. Wenn du möchtest, kannst du das Aufgeschriebene immer gleich wegwerfen oder zerreißen. Oder du behältst es, bis du eine Art Gehirnentrümpelungstagebuch hast, und wirfst es irgendwann weg. Mach keine große Sache daraus. Du musst nicht unbedingt ganze Sätze schreiben, es muss nicht richtig ausformuliert sein, auch die Rechtschreibung spielt keine Rolle. Du kannst es noch einmal lesen oder auch nie wieder. Es geht nur um das Schreiben. Wenn du ganz einfach eins zu eins notierst, was gerade in dir vorgeht, ist das eine Art Meditation auf dem Papier. Du schreibst spontan und unkontrolliert, um deine Gedanken zu beobachten, um Muster zu bemerken, um durch das Aufschreiben etwas aus deinem Kopf aufs Papier zu bringen und dadurch ein bisschen Platz zu schaffen.

Setze diese Übung so um, wie sie für dich am besten funktioniert. Mach sie einmal täglich oder auch fünfmal täglich oder nach Bedarf. Mach sie mit oder ohne Ritual. Ich empfehle zwanzig Minuten pro Tag, aber zehn Minuten oder eine Stunde sind auch in Ordnung, wenn dir danach ist. Wir möchten einfach ein bisschen mehr Klarheit und Leichtigkeit bekommen, und dazu lockern wir langsam, aber sicher diesen Knoten. Mach es einfach. Es wird dir helfen.

Die Macht unserer Glaubenssätze

Es war einmal ein ganz gewöhnlicher alter Milchshake, der an einer wissenschaftlichen Studie teilnahm. In dieser Studie ging es um den Ghrelin-Spiegel bei Leuten, die den Milchshake tranken. Du erinnerst dich: Ghrelin ist das »Hungerhormon«, und wenn sein Spiegel steigt, sagt das deinem Körper, dass es Zeit ist, etwas zu essen. Ein hoher Ghrelin-Spiegel steht demnach für Hunger, ein niedriger Spiegel bedeutet kein Hunger. Wenn das Hungerhormon im Blut zunimmt, verlangsamt das den Stoffwechsel, und zwar vorbeugend für den Fall, dass es dann doch nichts zu essen gibt. So beschreibt es die Leiterin der Studie, die klinische Psychologin Alia Crum.[65]

Die Probanden, die Milchshakes bekamen, wurden in zwei Gruppen eingeteilt. Beide Gruppen bekamen den gleichen Shake, allerdings mit unterschiedlichen Etiketten. Für die erste Gruppe gab es einen gesunden, kalorienarmen »Sensishake: fettfrei, gutes Gewissen – 140 Kalorien«. Für die zweite Gruppe gab es »Hochgenuss: Man gönnt sich ja sonst nichts – 640 Kalorien«.

Tatsächlich lag der Milchshake irgendwo dazwischen, nämlich bei 380 Kalorien. Und bevor sich dir die Haare sträuben, weil ich über Kalorien rede – ich versichere dir, du wirst die Lektüre nicht bereuen. Bei der Gruppe, die den angeblich kalorienreichen Milchshake trank, sank der Ghrelinspiegel. Mit anderen Worten, sie hatten keinen Hunger mehr. Bei den anderen jedoch, die einen Milchshake mit 140 Kalorien zu trinken glaubten, blieb der Ghrelinspiegel erhöht, sie blieben hungrig, und ihr Stoffwechsel war nach wie vor verlangsamt – und das, obwohl sie denselben Milchshake tranken wie die Probanden der anderen Gruppe. Ist das bei dir angekommen? Ein und derselbe Milchshake wirkte sich völlig unterschiedlich aus, je nachdem, was die Leute zu trinken *glaubten*.

»Unsere Überzeugungen«, schreibt Crum, »spielen in fast allen Bereichen unseres Lebens und in allem, was wir tun, eine Rolle. Ich glaube, wir berücksichtigen noch nicht ausreichend, welche Bedeutung unsere Überzeugungen für die Physiologie und für unsere Realität tatsächlich haben.«

Was du zu essen glaubst, beeinflusst deine physiologische Reaktion stärker als der tatsächliche Nährwert und Brennwert dessen, was du isst. Dein Körper wird sehr stark von dem beeinflusst, was du denkst und vorhast. Deshalb kann das bloße Denken an eine Diät bereits einen Fressanfall auslösen.

Du brauchst nur zu *denken*, dass du abnehmen und deshalb weniger essen musst, und schon kommt im Körper ein Gefühl von Nahrungsentzug und Mangel auf, bevor du auch nur anfängst zu fasten. Das wirkt sich dann automatisch auf deine Hunger- und Sättigungshormone aus. Du musst eine Diät nur planen, schon reagiert der Körper darauf, indem er den Ghrelinspiegel hoch hält. In der Folge wirst du mehr Hunger verspüren, als wenn du einfach vorhättest zu essen, worauf du Lust hast. Dein Körper erinnert sich an die Diäten, die du schon gemacht hast. Er lässt sich von dir nicht hinters Licht führen.

So wirkt sich die »mentale Nahrungseinschränkung« in Gestalt etwa einer geplanten Diät aus. Damit dieser Zyklus durchbrochen werden kann, musst du dich unbedingt mit deinen von Angst geprägten Annahmen über Ernährung und deinem Körper auseinandersetzen.

Unsere Gedanken über das, was wir essen, haben Auswirkungen auf die physiologischen Reaktionen des Körpers. Ich betone gern, dass man sich das unbedingt einprägen muss – denn die meisten Leute glauben ja, dass das, was sie essen, ihnen schadet. Und während sie etwas essen, denken sie, dass sie es nicht essen sollten. Was meinst du: Bringt uns das weiter? Wie sieht hier wohl die physiologische Reaktion aus? Beschissen. Stress. So sieht es aus.

Was du glaubst,
zieht Bestätigungsfehler nach sich

Unsere Überzeugungen wirken sich nicht nur direkt auf den Körper aus, sondern prägen auch unsere Sicht der Welt. Dieses Phänomen wird in der Psychologie als »Bestätigungsfehler« bezeichnet: Wir filtern und interpretieren Informationen so, dass sie unsere schon vorhandenen Annahmen, Überzeugungen und Theorien bestätigen.

So lassen sich Leute in Verschwörungstheorien hineinziehen – sie sehen dann alles als Bestätigung ihrer Theorie, selbst wenn sie Ergebnisse wissenschaftlicher Untersuchungen oder eigene Beobachtungen verbiegen oder verdrehen müssen, damit sie zu ihrer Überzeugung passen. Deshalb wirkt unsere Welt so gespalten. Die verschiedenen Fraktionen beziehen sich auf »Fakten«, die ihnen jeweils vollkommen klar erscheinen.

Viele unserer Überzeugungen sind uns nicht bewusst. Solange wir nicht gezielt nachforschen, nehmen wir sie nicht wahr, aber aus dem Untergrund heraus bestimmen sie unser Weltbild und unseren Umgang mit der Welt. Was wir glauben, erleben wir dann auch.

Mit Stress verbundene oder negative Glaubenssätze werden vielfach als »einschränkend« bezeichnet, weil sie dich kleiner machen und dein Leben beschneiden. Alles, was du über Geld, Liebe, Leben, Glück und Gesundheit glaubst, beeinflusst dich unterbewusst und energetisch, aber auch ganz praktisch. Es wird dir zurückgespiegelt, indem du die Realität auf eine bestimmte Weise interpretierst. Wir beachten alles, was unsere Überzeugung bestätigt, und übersehen das, was diese Bestätigung nicht liefert.

Bestätigungsfehler kommen überall vor, auch in deiner Beziehung zur Ernährung und zum Körpergewicht. Was du auf diesem Gebiet glaubst, stellt ganz besonders schwierige Hindernisse dar.

Bei der Fuck-it-Diät können solche Überzeugungen auch nach Monaten noch hinterrücks über dich herfallen. Vor nicht allzu langer Zeit teilte mir eine Schülerin mit: »Eine ganze Zeit lief es gut, und ich fand alles, was mit dem Essen zusammenhängt, gar nicht mehr so schwer, aber dann kroch diese alte Angst wieder an mir hoch, und ich konnte nur noch an all das denken, was jetzt wahrscheinlich wieder schiefgehen würde. Da wurde mir klar, dass ich mit der Fuck-it-Diät wieder genauso umging wie mit meinen früheren Kurzzeit-Diäten. Da hatte ich immer geglaubt, die Erfolge würden nicht anhalten. Als ich mir das jetzt einmal genauer ansah, wurde mir klar, dass nichts mich zwingt, Misserfolge zu erwarten. Hier geht es ja nicht darum, ob etwas gut oder schlecht ist. Ich rief mir in Erinnerung, dass ich nie wieder hungern würde, und war dann wirklich beruhigt.«

Um mentale Nahrungseinschränkung zu überwinden, weiß ich nichts Besseres, als dir deine Überzeugungen bewusst zu machen, und dazu wiederum weiß ich nicht Besseres, als zu schreiben (dein Gehirn entrümpeln). Wenn du einfach so, ohne Stift und Papier, einen Moment innehalten kannst, um im Hintergrund lauernde Glaubenssätze aufzuspüren, umso besser. Sie aufzuschreiben hat jedoch den Vorteil, dass die Dinge sich besser einprägen und du immer wieder auf sie zurückgreifen kannst. Solange sich Überzeugungen in den dunklen Winkeln unseres Unterbewusstseins herumdrücken, nehmen wir nicht wahr, wie sie uns beherrschen und gängeln. Also leuchte hinein in diese Ecken. Es ist entscheidend zu wissen, was uns da bewegt und beherrscht. Schau es dir ganz direkt an. Dann sag: »Ich sehe dich, du kleines Mistvieh.«

Die kleinen Mistviecher aufspüren

Setz dich hin und schreib alle negativen, einschränkenden Glaubenssätze über Ernährung und Körpergewicht auf, die dir einfallen. Das wird vermutlich eine richtig lange Liste werden. Du weißt ja: Der unumgängliche erste Schritt ist Bewusstsein.

Erinnerst du dich an die Ernährungsregeln, die du im physischen Teil aufgeschrieben hast? Bei den meisten handelt es sich um einschränkende Überzeugungen. Geh diese Liste jetzt noch einmal durch und zieh die Punkte heraus, die dir immer noch zutreffend erscheinen und bei denen es dir schwerfällt, sie loszulassen.

Woran erkennst du eine einschränkende Überzeugung? Nun, wenn sie mit Stress verbunden ist, dann ist sie negativ oder eben einschränkend.

Stressbelastete Gedanken sind fast immer unzutreffend. Gewöhn dich an diesen Gedanken, das ist der erste Schritt.

Mentale Nahrungseinschränkung und Binge Eating

Falls du immer noch diese Heißhungerattacken hast, schränkst du die Nahrungsaufnahme in gewisser Weise weiterhin ein. Wenn du nicht ohne Weiteres erkennst, an welcher Stelle, handelt es sich wahrscheinlich um mentale Nahrungseinschränkung und um Schuldgefühle rund ums Essen. Nach meiner Erfahrung ist die Auseinandersetzung mit deinen negativen, begrenzenden Überzeugungen die beste Möglichkeit, noch vorhandene mentale Beschränkungen der Nahrungsaufnahme langsam abzubauen.

Zum Binge Eating kommt es nicht wegen unverbesserlicher Esssucht, sondern weil du entweder nicht genug isst oder immer noch nicht darauf vertraust, dass du wirklich essen darfst. Dieser Mangel an Vertrauen kommt dir immer wieder in die Quere.

Sofern es sich nicht direkt um Binge Eating handelt, sondern du einfach nur ständig ein bisschen zu viel isst, gilt das Gleiche: Wenn an deinem Essverhalten etwas ist, das du nicht ohne Weiteres beherrschen kannst, schränkst du entweder deine Nahrungsaufnahme ein oder magst irgendwie nicht in deinem Körper sein und fühlen – oft ist beides der Fall.

Alle Ernährungsregeln, mit der Ernährung zusammenhängende Schuldgefühle und Diät-Überzeugungen, die du noch nicht ganz abgelegt hast, beeinflussen dein Essverhalten und deinen Appetit nach wie vor. Der Körper möchte einfach nicht Diät halten und hungern. Er möchte, dass du isst. Bei Fressanfällen hast du deshalb die Aufgabe herauszufinden, wo du immer noch meinst, du müsstest dich beherrschen.

Die Fuck-it-Diät wäre so einfach, wenn du nicht dieses Gehirn hättest, das über alles endlos grübeln kann und mag. Wärst du ein Murmeltier und ganz von deinen Instinkten geleitet, hättest du einfach deinen Hunger befriedigt, und der Stoffwechsel wäre wieder normal, und fertig. Tiere kümmern sich nicht um ihr Körperbild und geraten deshalb nicht in die Falle von Schuld und Reue.

Du müsstest deinem Körper eine Menge zu essen zugestehen, um die Hungersnot (Diät) auszugleichen, und du müsstest deinem Körper gestatten zuzunehmen. Du müsstest dir Ruhe und Erholung gönnen, und die Zeit der Diäten würde bald so weit hinter dir liegen, dass du dich kaum noch erinnerst. Dein Appetit würde sich normalisieren, und du könntest dich endlich wieder den anderen Dingen des Lebens zuwenden, ohne ständig von Gedanken ans Essen abgelenkt zu werden.

Aber so machen wir es nicht. Wir denken und denken. Wir denken uns in die Panik. Wir denken, dass alles fürchterlich schiefgehen wird. Wir lassen zu, dass unsere Überzeugungen alle möglichen Gefühle aufwühlen, die wir dann nicht zur Kenntnis nehmen mögen, weil sie uns ängstigen. Wir trauen uns selbst nicht über den Weg, wir glauben nicht an den Prozess, wir vertrauen nicht auf unseren Körper. Wir sehen uns bereits bis zur Unkenntlichkeit entstellt, kreuzunglücklich und kein bisschen liebenswert.

Trag deine Überzeugungen
zusammen

Wenn du die Übung zum Entrümpeln des Gehirns machst, kannst du deine Überzeugungen isolieren und als separate Liste zusammentragen. Achte auf Überzeugungen, die dich gängeln und verhindern, dass du irgendwie weiterkommst. Beim Entrümpeln des Gehirns kannst du dich ruhig ordentlich beschweren und alles aufschreiben, was dich aufregt und verunsichert. Dadurch kann sich noch deutlicher abzeichnen, welche Glaubenssätze dahinterstecken.

Frag dich auch: »Welche Überzeugungen löst dieses Gefühl in mir aus?«, und dann schreibst du dies auf.

Wir haben alle unsere Gründe

In meiner Zeit an der Highschool fing ich an, ständig zu- und abzunehmen, auch meine BH-Größe schwankte ganz erheblich. Zur gleichen Zeit ging Jessica Simpsons Jo-Jo-Geschichte durch die Klatschblätter.

Sie nahm mit irgendeiner Diät ab, aber nach ein paar Monaten waren Brüste, Arme und Gesicht wieder wie vorher, und die Boulevardzeitungen zerrissen sie in der Luft. Ich konnte nur denken: »Das ist ja genau mein Körper. So nehme ich auch ab und wieder zu. Wirklich unmöglich, ich sollte mich schämen.« Sie wurde von den Zeitungen verrissen, ich machte es bei mir selbst. Und sie war *schön*. Wie hässlich musste ich da sein?

In der achten Klasse vollzog sich innerhalb weniger Monate eine krasse Veränderung. War ich bis dahin ein unbekümmert durchs Leben hopsendes Kind gewesen, hupten jetzt auf einmal die Trucks, und Männer pfiffen mir nach. Ich verstand es nicht. Was hatten diese Leute? War das normal, was sie taten? Wussten sie nicht, dass ich ein Mensch bin? Ich dachte, es müsse wohl mit meinen Brüsten zusammenhängen, und die wiederum hatten etwas mit meinem Gewicht zu tun. Auf einmal war mein Körper das, was mich ausmachte, und ich konnte nichts gegen dieses übergriffige Verhalten tun. In meinem Teenagergehirn reimte sich das so zusammen, dass ich kein dünnes Mädchen mehr war und dafür bestraft wurde. Von da an dachte ich für lange Zeit, ich müsse nur abnehmen, dann würde diese plumpe Anmache aufhören.

Diese Straßenszenen waren nicht der einziger Grund dafür, dass meine Beziehung zu meinem Körper immer schwieriger wurde. In dieser Zeit, ich war vierzehn, stellten die Ärzte bei mir ein polyzystisches Ovarialsyndrom fest und sagten, ich dürfe nicht zunehmen und solle weniger Kohlenhydrate und Fett essen. Auch das bewies mir wieder, dass Abnehmen und überhaupt die ganze Fixierung auf die Figur wichtig und legitim waren. Hätte mich jemand darauf aufmerksam gemacht, dass meine Beziehung zum Essen immer problematischer wurde, wäre das nicht bei mir angekommen. Schließlich hielt ich mich ja nur an das, was die Ärzte verordneten.

Zu allem Überfluss wollte ich auch noch Schauspielerin werden. Ich hatte vor, zunächst eine Ausbildung zur Musical-Darstellerin zu absolvieren und danach als Schauspielerin Karriere zu machen. Auf ganz schräge Art belastend war dabei, dass ich ziemlich begabt war und meinte, ich müsse jetzt nur noch für das richtige Aussehen sorgen, dann würde ich ganz sicher groß rauskommen. Wenn ich so klein und zierlich war, wie es meiner Stimme und meinem »Typ« entsprach, würde der Erfüllung meiner Träume nichts mehr im Wege stehen. Sollte ich mein Gewicht aber nicht in den Griff bekommen, wäre alles umsonst. Dann würde ich nie in die Meisterkurse kommen, und Engagements konnte ich mir gleich abschminken: »Meine Brüste passen in keins dieser Kleider! Und das ist alles meine Schuld. Ich muss unbedingt wieder die Atkins-Diät machen und die Sache ein für allemal in Ordnung bringen.«

Ich war davon überzeugt, dass ich unwiderruflich schlanker werden musste, wenn ich meinen Traum verwirklichen wollte, wenn ich auf der Straße nicht mehr angemacht werden wollte und wenn ich verhindern wollte, dass mein polyzystisches Ovarialsyndrom meine Gesundheit ganz ruinierte und mich zur unfruchtbaren Diabetikerin machte. Ich musste unbedingt an meinem Willen arbeiten. Ich musste unbedingt aufhören, Kohlenhydrate zu essen, und ich musste bei meiner Diät bleiben, wie schwer es mir auch fallen mochte. Wenn ich das nicht schaffte, würde ich mich durch meine Esssucht von meiner Bestimmung abbringen lassen.

Mit jedem Bissen und jedem weiteren Pfund sah ich meine Gesundheit und Karriere gefährdet und überhaupt war mein Gewicht offenbar die Ursache all meiner Probleme. Es war schrecklich! Jeder Bissen war eine Prüfung: Taugte ich als Mensch?

Konnte ich wertvoll, erfolgreich und bewundernswert sein, oder war mein Weg in Krankheit, Hässlichkeit und Misserfolg schon vorgezeichnet?

Auch mein Körper wehrte sich zunehmend gegen meine Anstrengungen und meine Bemühungen, weniger zu essen, während mein Kopf kaum noch einen anderen Gedanken als den ans Essen zuließ und meine Scham über die Unfähigkeit, bei einer Diät zu bleiben, ins Unermessliche wuchs. »Was ist nur los mit mir? Bin ich wirklich so verkorkst?« Es war ein großes Elend. Und niemand war da, der mir hätte sagen können, dass meine Gedanken und mein Tun alles andere als gesund waren – schließlich leben wir alle in einer Gesellschaft, in der die meisten es genauso machen und dabei auch noch angefeuert werden.

So viel zu meinen Erfahrungen. Du hast deine eigenen. Wir alle haben durch eine Kette von Ereignissen die Überzeugung entwickelt, dass wir unser Gewicht irgendwie in den Griff bekommen müssen. Von da an haben wir geglaubt, dass sich alles bessern würde, wenn wir nur schlanker und fitter werden könnten. Der Auslöser für das ganze Missverständnis kann eine einzelne Bemerkung gewesen sein oder etwas, das wir immer wieder zu hören bekamen. Es kann etwas ganz normal und harmlos Wirkendes oder auch ein lehrbuchmäßiges Trauma gewesen sein. Die Frage nach den Erlebnissen, die bei dir eine Fixierung auf Ernährung und Gewicht ausgelöst haben, soll dich nicht in der Vergangenheit festhalten oder endloses »könnte, sollte, müsste« nach sich ziehen, sondern dazu führen, die daraus entstandenen Kernüberzeugungen aufzuspüren. Das sind wahrscheinlich die Überzeugungen, die das Ganze aus deinem Unterbewusstsein heraus steuern, aber eigentlich nichts für dich tun.

So brachte mich die häufige Anmache auf der Straße auf den Gedanken, dass meine Figur meine Sicherheit bedrohte und ich wegen meiner Brüste den Leuten praktisch wehrlos ausgesetzt war. Wenn man Kurven hat, so meine Schlussfolgerung, ist man Freiwild und muss sich mit geschmacklosen oder rücksichtslosen Kommentaren abfinden. Das Einzige, was mir Respekt verschaffen und Sicherheit bieten würde, war: Schlanksein. Solche Glaubenssätze bringen einen nicht weiter. Sie sind auch nicht wahr. Aber ich hielt derart an ihnen fest, dass sie für mich wahr wurden.

Schreib deine Geschichte

Nimm dir gut zwanzig Minuten, um deine Geschichte von Ernährung und Körper aufzuschreiben – alles, was bis heute gelaufen ist. Wie war das Leben vor den Diäten? Warum hast du mit Diäten angefangen? Wie kamst du darauf, dass du Diät halten und abnehmen musst? Wie fühlte sich das alles an, als es akut war?

Geh wirklich dorthin zurück. Erinnere dich an Dinge, die du ganz gezielt vergessen hast. Das ist bestimmt keine sehr lustige Geschichte, und das Aufschreiben kann bedrückend sein. Doch es ist ein erster Schritt zur Heilung. Extrapunkte gibt es, wenn du beim Erinnern und Schreiben in deinem Körper bist und atmest und fühlst.

Danach geh den Text noch einmal durch und streiche die Erlebnisse an, die eindeutig zu Glaubenssätzen wurden, die dich heute noch bestimmen. Solltest du dich zum Beispiel daran erinnern, dass du beim Abnehmen immer gelobt wurdest, kann daraus ein Glaubenssatz wie dieser entstanden sein: »Wenn ich abnehme, ist man stolz auf mich.«

Füge das deiner Liste einschränkender Glaubenssätze hinzu, die du in der Übung »Die kleinen Mistviecher aufspüren« bereits erstellt hast, und heb die Liste auf, damit du immer darauf zurückgreifen kannst. Wir sammeln überhaupt unsere negativen Überzeugungen, um weiter damit zu arbeiten.

Ganz wichtig: Je besser es dir gelingt, bei der ganzen Sache zu atmen und zu fühlen, desto besser gelingt dir der Einstieg in das Entwirren des großen Knotens.

Was wir uns vom Schlanksein versprechen

Der Plan sah so aus: Wenn ich das mit der Low-Carb-Ernährung so richtig drauf hatte, nie wieder Brot aß und dadurch dauerschlank war, würde ich mir das Haar blond färben. Dann würde ich schlank *und* blond sein. Vielleicht würde ich mir auch noch die Nase korrigieren lassen. Die Nase stünde möglicherweise noch besser da, wenn ich mir die etwas dicken Wangen verkleinern ließe. Man wird sehen.

Jedenfalls bin ich dann schlank und schön und selbstbewusst, und wenn ich irgendwo für eine Theaterproduktion vorspreche, werde ich vom Fleck weg engagiert. Ständig bin ich auf Partys, ich liebe es, unter die Leute zu gehen und Spaß zu haben. Witzig und cool werde ich sein und immer gut gekleidet – alles wird sooo viel leichter sein.

Ich gedachte außerdem, in einem großen gesellschaftlichen Drama vorzukommen, weil ich irgendwie in London mit der Frau eines Freundes von Prinz Harry im gleichen Stück spielen würde und wir dann abends alle zusammen essen gingen, wobei ich aber nicht so richtig wüsste, wer dieser rothaarige Typ war, weil ich die Nachrichten nicht sehr genau verfolgte – jedenfalls würde Prinz Harry sich in dieses bezaubernde, dabei aber bodenständige und noch dazu schöne, schlanke, blonde, versonnene und so gar nicht machthungrige Persönchen verlieben, das ich sein würde. Dazu muss man wissen, dass Prinz Harry in der Zeit, in der ich dieses Kapitel schrieb, Single war und jetzt, während ich das Manuskript überarbeite, eine bezaubernde, schöne, schlanke, *nicht* blonde Schauspielerin heiratet. Ach, Träume sind Schäume. Viele weitere Fantasien dieser Art spielten ebenfalls in London, und sehr oft handelten sie davon, wie ich mich mit George Weasley traf, am liebsten in einem Muggel-Coffeeshop.

Gemeinsam war all diesen Fantasien, dass ich darin schlank und rank auftrat. Das war der wichtigste Teil. Eine weitere, aber von mir gar nicht intendierte Gemeinsamkeit lag darin, dass ich in einen hoch angesehenen rothaarigen Briten verliebt war. (George ist immerhin Inhaber eines Süßigkeiten- und Scherzartikelladens für Zauberer beiderlei Geschlechts. Natürlich hatte ich nicht vor, dem magischen Naschwerk zuzusprechen, schließlich war ich eine kohlenhydratfreie Göttin.)

Im Laufe der Jahre haben sich diese Fantasien immer wieder gewandelt, je nach meiner aktuellen Diät. In meiner »Warum französische Frauen nicht dick werden«-Phase malte ich mir eine fantastische Garderobe mit lauter hochwertigen hautengen Klamotten und Seidenblusen aus. Meine auf das richtige Maß eingelaufenen Brüste würden darin nicht einmal einen BH benötigen. Ich würde nur das besitzen, was ich wirklich benötigte. Meine Wohnung würde aussehen wie Amélies Bleibe.

Als der Film *Chicago* erschien, ging ich noch auf die Highschool und hatte eine Phase, in der ich total unglücklich war, weil ich nicht wie Catherine Zeta-Jones aussah. Monatelang fühlte ich mich mies und verbrachte Stunden damit, Fotos von ihr auf dieser neuen Website namens Google zu betrachten. Ich studierte dieses perfekte Gesicht und raufte mir innerlich die Haare, weil ich so gar nicht wie sie aussah. Und sie war auf Atkins-Diät! Noch eine Beweis dafür, dass meine einzige Hoffnung darin lag, Brot ein für allemal aus meinem Leben zu verbannen.

Viele von uns legen sich in der Fantasie ein Leben zurecht, in dem wir abnehmen, bekommen, was wir uns wünschen, und alles sich in unserem Sinne fügt. Zugegeben, meine Bilderwelt ist ziemlich detailliert und kunterbunt, aber so bin ich nun mal. Die Fantasie vom Abnehmen wird in unserer Gesellschaft aktiv gepflegt, und die Werbebranche bedient sich einfach deiner Fantasie, damit du all den nutzlosen Plunder kaufst.

Diese tiefe Sehnsucht, schlank oder fit zu sein, wird uns erst eingepflanzt und dann ausgebeutet, bis wir unser ganzes Geld für die Träume ausgeben, die uns das Schlanksein erfüllen wird: Glück, Respekt, Liebe, Selbstbewusstsein, Schönheit, schicke Armbanduhren, eine unwahrscheinlich weiße Küche voller ganz kleiner Joghurtbecher, entspannte Leichtigkeit, Frieden.

Wir machen uns solche Fantasien zu eigen, ohne dass es uns bewusst ist – es fühlt sich alles so total stimmig an. An dieser unbemerkt ablaufenden Gehirnwäsche können wir gleich jetzt etwas ändern. Du musst dir einfach nur deine Schlankheitsfantasie bewusst machen, und dann kannst du sofort damit anfangen, dir all das tatsächlich zuzugestehen, was darin vorkam. Und pfeif auf alle, die es dir ausreden wollen.

Glaubst du, dass irgendwer Lena Dunham gesagt hat, sie sei die ideale Verkörperung einer Frau, die im Fernsehen groß herauskommt? Ganz bestimmt nicht! Sie hat sich das selbst gesagt, und dann hat sie ihren eigenen Film auf die Beine gestellt und später die Fernsehserie *Girls*. Sie leitete das alles selbst in die Wege. Ob du sie und ihre Sendung magst oder nicht, spielt keine Rolle – jedenfalls hat sie einfach das getan, was sie tun wollte, ohne darauf zu warten, dass sie endlich schlank genug war. Das kannst du auch.

Dieser Glaube, Schlanksein würde dich glücklich machen, leitet eigentlich schon den Misserfolg ein. Nicht umsonst ist es ein Gemeinplatz, dass Glücklichsein nichts mit Äußerlichkeiten zu tun hat. Trotzdem dreht sich das Leben so vieler Menschen um die Vorstellung, dass sie erst glücklich sein werden, wenn sie schlank oder sogar dünn oder fit oder sonst etwas sind. Oder wenn sie viel

Geld haben. Oder vergöttert werden. Von solchen Überzeugungen hängt es ab, wie du dich selbst behandelst. Wenn du dann hast, was du wolltest, und das erwartete dauerhafte Glück trotzdem ausbleibt, bist du erst recht unglücklich.

Dazu muss ich dir sagen und werde das auch wiederholen: Verschaffe dir jetzt gleich und unabhängig von deiner Figur all das, von dem du erwartest, es würde dir mit dem Schlanksein zufallen. Du bist nicht dazu da herumzusitzen und darauf zu warten, dass dir das erträumte Leben von irgendwem oder durch irgendwas zugestanden wird. Du bist dazu da loszuziehen und es dir selbst zu erschaffen.

Wir denken gern, wenn wir schlank und schön und reich geworden sind, könnten wir endlich glücklich sein. Aber wie wir die Dinge dann erleben, hängt von unserer Haltung ab. Wenn du in einer Haltung von Unsicherheit und Bedürftigkeit an eine Beziehung herangehst, wird sie auch so laufen. Du wirst weiterhin unsicher und bedürftig sein und ständig Bestätigung brauchen. Mit dem Schlankwerden ist es genauso. Du magst abnehmen, aber damit ändert sich nicht unbedingt etwas an deiner seelischen Verfassung. Du bekommst nicht automatisch eine neue Einstellung zu dir, es wird sich nicht ändern, was du bisher über dich geglaubt hast. Man stellt sich das so vor, ich weiß, aber meist ist es nicht der Fall. So viele, die einige Kilos abnehmen und dafür von allen Seiten Lob ernten, behandeln sich selbst so, wie sie es immer getan haben. Sie mögen sich nach wie vor nicht.

Ich bin nicht gegen Ziele, ich selbst habe verschiedene Ziele. Aber ich weiß, dass man sich vom Erreichen äußerer Ziele nicht das Glück versprechen darf. Diese Gehaltserhöhung wird nicht alle Probleme deines Arbeitslebens lösen. Verliebt zu sein lässt weder deine Selbstzweifel noch deine Einsamkeit automatisch verschwinden. Ruhm und Anerkennung bescheren dir nicht ohne Weiteres Frieden und Zufriedenheit. Wir müssen uns ansehen, was du jenseits der vordergründigen Ziele tatsächlich suchst. Wenn du dir vom Abnehmen in Wirklichkeit mehr wohlwollende Nachsicht mit dir selbst und eine schnuckelige neue Bluse versprichst, wirst du dich dazu durchringen müssen, dir beides *jetzt* zu gewähren. Das sind die Dinge, nach denen du dich im Grunde sehnst, und es gibt keine Garantie dafür, dass du mit ein paar Kilo weniger netter mit dir umgehen wirst – auch wenn du es dir jetzt so vorstellst. Meist wird daraus nichts. So, wie du bist, wenn du dein Ziel verfolgst, so wirst du auch dann noch sein, wenn du es erreichst.

Es gibt durchaus lohnende Ziele. Doch sie zu erreichen wird dir nicht zwangsläufig die Gefühle verschaffen, auf die du aus bist. Gut, dass du die Gefühle, die du dir vom Erreichen deines Ziels wirklich erhoffst, jetzt schon benennen kannst – denn dadurch erreichst du sie noch früher als das Ziel selbst. Glück und das »wahre Leben« ereignen sich nicht *dann* oder wenn irgendetwas endlich verwirklicht ist. Das Leben ist immer und vollständig jetzt.

Du wirst eines Tages auf dein jetziges Leben zurückblicken und dich fragen, weshalb du immer auf später gewartet hast.

Ziele abklopfen

Schreib fünf deiner wichtigsten Ziele auf. Mach dir keinen Stress, sondern nimm einfach irgendwelche Ziele, die du mal gehabt hast oder noch hast, auch wenn sie sich vielleicht ändern.

Nimm dir jetzt ein bisschen Zeit, um dich zu fragen, weshalb das deine Ziele sind. Was schwebt dir vor für den Fall, dass du sie erreichst? Wie möchtest du dich dann fühlen? Was wirst du tun und was denken?

Sehr gut. Jetzt sieh zu, ob du dir erlauben kannst, all das und die dazugehörigen Gefühle jetzt zu haben. Jetzt, das heißt, bevor du die notierten Ziele erreicht hast.

Die Identität verlieren

Immer wieder werden mir Fragen dieser Art gestellt: »Ich weiß nicht, wie das gehen soll. Sport treiben und das Gewicht niedrig halten, das gehört zu meinen Grundwerten. Wie soll ich glücklich sein, wenn ich meine Grundwerte aufgebe?«

Das sind wirklich Grundwerte für dich? Wie Ehrlichkeit? Oder wie andere so zu behandeln, wie du selbst gern behandelt werden möchtest? Ein niedriges Gewicht zu halten ist kein Grundwert. Es ist einfach eine auf Ängsten basierende gesellschaftliche Norm, die keinen anderen Zweck hat, als aus deiner Verunsicherung Kapital zu schlagen. Hinter Gewichtskontrolle stecken Ängste und Fixierungen. Manchmal ist damit ein kleines Glücksgefühl verbunden, wenn wir gelobt werden, uns sicher und zugehörig fühlen und für einen Moment aufatmen können, wenn wir irgendein Zielgewicht erreicht haben. Puh, jetzt bin ich bei allen anerkannt, und nichts und niemand sitzt mir mehr im Nacken. Ich selbst werde mich jetzt in Ruhe lassen!

Das reicht nur so lange, bis es eben nicht mehr reicht oder bis wir wieder zunehmen und uns ganz grässlich fühlen und der Scham-Zyklus wieder anläuft.

Gesundheit, Bewegung, essen, was wohltut, dich so kleiden, wie du es magst – nicht einmal das sind Grundwerte. Aber es sind natürlich wunderbare Möglichkeiten, gut für dich zu sorgen. Sich gesund und stark und im Körper zu Hause zu fühlen, das sind vollkommen legitime Wünsche. Von der ständigen, zwanghaften Beschäftigung mit Ernährung und Körpergewicht kann man das nicht sagen.

»Gesund und schlank« als Grundwert setzt voraus, dass Gesundheit und Körpergewicht in deiner Hand liegen, dass richtige Ernährung und das richtige Körpergewicht letztlich für bessere Gesundheit sorgen – dies sind einfach nur Annahmen, die sogar widerlegt wurden.[66] Abgesehen davon sind Ziele und Grundwerte, die von Selbstliebe und Selbstvergebung bestimmt sind, sehr wahrscheinlich viel besser für deine Gesundheit.

Es ist nachvollziehbar, dass auf den Verlust deiner alten Identität eine Orientierungsphase folgt, in der du herausfinden musst,

wer du ohne sie bist. Wer bist du eigentlich ohne dein Schlank-
heitsziel? Wer bist du ohne den Aufkleber »gesund«? Was fängst
du mit dir an in den Stunden, in denen du bisher deine fettarmen,
kohlenhydratarmen Mahlzeiten für die Woche geplant und vor-
bereitet hast?

Beim Aufbau deiner neuen nachsichtigeren Identität werden
Grundwerte wie »Meine Bedürfnisse wichtig nehmen« und »Gut
für mich sorgen« sehr hilfreich sein. Und falls dich die Gewichts-
frage oder irgendein anderes gestörtes Essverhalten umtreibt, sehen diese Grundwerte, die deine Bedürfnisse in den Vordergrund
stellen, ziemlich nach Fuck-it-Diät aus.

Du kannst natürlich dabei bleiben, deinen Wert nach deinem
Körpergewicht zu bemessen, aber es wird dir nicht mehr lange
Spaß machen.

Die alte Fantasie verabschieden

Erinnere dich an deine Fantasie von dem Menschen, der du
werden wolltest. Verabschiede dich jetzt ohne jedes Urteil,
aber mit Anerkennung und vielleicht ein wenig Trauer von
diesem Körperbild und dieser Lebensvorstellung, die dir
nicht wirklich gedient haben – in dem Wissen, dass du in
Wahrheit einfach nur glücklich sein wolltest.

Warum wir in Panik geraten

Würdest du in deinem tiefsten Innern glauben, dass du deinen Körper auf bestmögliche Art versorgst und so gut auf ihn hörst, wie du nur eben kannst; dass du am besten fährst, wenn du dich einfach essen lässt; dass du schön, aber in keiner Weise durch dein Aussehen festgelegt bist; dass deine Kraft in deinem Herzen und in deiner Kreativität liegt – du würdest auf die Bemerkung eines anderen, dass du da gerade ein ziemlich üppiges Sandwich verzehrst, einfach antworten: »Ja, es ist ein richtig großes Sandwich.«

Wenn du nicht mehr in deine Hose passt, würdest du einfach feststellen, dass sich alles immer wieder ändert und du dich auf einem Heilungsweg befindest, auf dem du dich möglichst an deinem Appetit orientierst. Und dann würdest du dir eine neue Hose kaufen. Wenn eine gute Freundin oder jemand aus der Familie sich besorgt über dein Gewicht und deine Gesundheit äußert, würdest du sagen: »Schön, dass du dir Gedanken machst. Ich verstehe auch, warum du so denkst, aber ich bin jetzt viel glücklicher und fühle mich viel gesünder als früher. Ich werde weiterhin auf meinen Körper hören und dich auf dem Laufenden halten. Wirklich, es geht mir gut.«

Stattdessen geraten wir in Panik. Du reagierst mit Panik und eingezogenem Kopf statt mit einem Achselzucken, weil du immer noch an die verbreiteten Anschauungen über Ernährung, Körpergewicht, Wert und Gesundheit glaubst, statt dich an einer Sicht der Dinge zu orientieren, in der du selbst Verantwortung trägst und handlungsfähig bis (und die auch noch zutreffender ist). Sobald du deine tiefsten Überzeugungen bedroht siehst, kommt es zu einer ganz körperlichen Reaktion: Der Teil deines Gehirns, der auf körperliche Bedrohung reagiert, wird aktiviert und löst eine Kampf-oder-Flucht-Reaktion aus.

Solltest du also tief in dir drin doch glauben, dass du unverantwortlich handelst und eigentlich ein hässlicher Nichtsnutz bist, gerätst du natürlich in Panik. Wenn du insgeheim glaubst, dass zu enge Kleidung dein moralisches Versagen sichtbar macht und alle von dir enttäuscht sind, und zwar mit Recht, weil ja alles deine Schuld ist – ja dann gerätst du natürlich in Panik. Bei jeder Kleinigkeit, die alte Kernüberzeugungen infrage stellt und damit Ängste auslöst, gerätst du in Panik.

Aber das Ganze lässt sich zum Glück auch anders auslegen: Alle deine kleinen Zusammenbrüche lassen sich als positive Impulse auffassen, die dich auf einschränkende Glaubenssätze aufmerksam machen, auf Überzeugungen, die dich kleiner machen und die du erkennen und dir bewusst machen musst, damit du dich von ihnen lösen kannst. Jede große oder kleine Panik möchte dich auf solche Glaubenssätze aufmerksam machen.

Vermeidbarer Schmerz

Das Leben bringt Schmerzen mit sich, ich kann dir kein schmerzfreies Leben in Aussicht stellen. Das steht hier auf der Erde nicht zur Wahl. Aber machen wir uns klar, dass manche Schmerzen erst durch unsere Überzeugungen richtig schlimm werden.

Unvermeidliche Schmerzen haben meist mit irgendeiner Art von Kummer zu tun. Liebeskummer wäre hier zu nennen oder der Verlust geliebter Menschen, sogar der Verlust liebgewonnener Dinge oder Vorstellungen (wie der Fantasie, dass mit dem Schlanksein alle deine Probleme gelöst wären). Wir trauern. Es gehört zum Loslassen, es gehört zum Leben, es gehört zum Menschsein. Beim Verlust geliebter Menschen oder Dinge müssen wir einfach trauern.

Auch wenn wir schlecht behandelt werden oder ein seelisches Trauma erleiden, empfinden wir Schmerz und Kummer. Können wir uns auf die Gefühle einlassen und sie verarbeiten, erfahren wir durch den Kummer etwas über uns und wachsen an der Veränderung und dem Verlust.

Niemand kommt ohne Verluste und Kummer durchs Leben, und solange du das Gefühl nicht bewusst zulässt, bleibt es unverarbeitet liegen und wartet darauf, dass du es endlich fühlst. Bei nicht vermeidbaren Schmerzen ist mein Rat immer der gleiche: ihn zur Kenntnis nehmen und fühlen. Alles wird auf diese Art verarbeitet. Du gehst in den Körper und fühlst den Schmerz, wendest das »Atmen und Fühlen« an, und mit der Zeit wird dir wieder leichter. Der Schmerz wird in Wellen kommen und gehen und dich bereit machen, ganz Mensch zu sein. Das macht nicht immer Spaß, aber es ist nicht zu vermeiden. Und gerade Kummer und Schmerz schaffen irgendwann den Raum, in dem du weitergehen und schließlich sogar wieder glücklich sein kannst.

Durch Überzeugungen bedingte Schmerzen sind vermeidbar, man muss nur wissen, wie es geht. Hier handelt es sich um Stress, der durch Glaubenssätze bedingt ist, in unserem Fall durch Glaubenssätze über Gewicht und darüber, wie du sein und aussehen solltest. Zum Beispiel: »Ich bin unmöglich. Ich sollte nicht so aussehen. Ich bin eine Versagerin. Mein Körper ist abstoßend. Alle rümpfen die Nase. Wie recht sie damit haben.« Und so weiter und so weiter.

Von solchen Überzeugungen gehen die meisten deiner trübseligen Empfindungen aus. Ein Großteil dieser Gefühle wäre vermeidbar, wenn du dir sagen könntest. »Also, ich finde es ganz toll, dass ich mir so viel Mühe gebe. Und du, wenn du mich beschämen möchtest, bist eindeutig ein blödes Arschloch.«

Wenn du deinen Bauch für nicht annehmbar hältst, grämst du dich. Das ist ein Schmerz, und dieser Schmerz geht von einem Glaubenssatz aus. Könntest du deine Grundanschauung über deinen Bauch ändern, wäre dieser spezielle Auslöser für Angst und Unsicherheit entschärft, und insgesamt hättest du weniger quälende Gedanken über deinen Körper.

Aber nehmen wir an, jemand macht eine abfällige Bemerkung über deinen Bauch. Das kann sowohl vermeidbaren als auch unvermeidbaren Schmerz nach sich ziehen. Zum einen nerven solche Bemerkungen von Leuten, die keine Ahnung haben. Aber vielleicht bekümmert es dich auch, dass du in einer Welt leben musst, in der die Leute über die Figur anderer lästern. Das ist Kummer und nicht zu vermeiden. Aber wie schmerzhaft so etwas ist, hängt dann immer noch davon ab, ob du diesen Leuten insgeheim Recht gibst oder nicht. Wenn solche unverschämten Bemerkungen nicht zu dem passen, was du selbst im Hinblick auf deinen Bauch und deinen Wert als Mensch glaubst, werden sie dich nicht so sehr beeindrucken. Du wirst diese Dummköpfe durchschauen – und *das* ist unser Ziel.

Wenn bei dir viele nicht überprüfte Annahmen und Glaubenssätze vorliegen, kann leicht ein Schneeballeffekt entstehen. Dann kann eine abschätzige Bemerkung einen Gedankengang wie diesen auslösen: »Das denken sicher alle. Und vielleicht haben sie recht. Anscheinend bin ich wirklich abstoßend. Ich kann keinem vertrauen. Keiner respektiert mich.« Und so rollt die Lawine weiter. Solche ständig im Hintergrund lauernden Glaubenssätze machen die Pein so viel größer, als sie sein müsste.

Ohne diese Glaubenssätze würde dich das Ganze nicht kratzen. Der Schmerz würde nicht weiter kommen als bis zu »Was ist denn mit denen los?«, und die ganze Panik würde ausbleiben. Wenn dir klar wird, welche Glaubenssätze sich gern zu solchen Lawinen auswachsen, wird es dir gelingen, im hilfreichen unvermeidbaren Schmerz zu bleiben und entsprechend weniger überzeugungsbedingte vermeidbare Schmerzen zu leiden.

Schluss mit dem »Sollte«

Inzwischen wird dir aufgefallen sein, dass wir uns mit dem Gedanken, unser Leben sollte irgendwie anders sein, als es ist, keinen Gefallen tun.

Wenn ich nur besser, schlanker, älter, jünger, reicher, verliebt, hübscher, witzig, umgänglicher, klüger wäre und eine bessere Stellung hätte, wäre alles in Ordnung, und ich könnte glücklich sein.

Ich bezeichne dies als das »Sollte«. Unser Gehirn formuliert unsere mentalen Hänger als einschränkende und beklemmende Überzeugungen: »Dick ist schlecht«, oder: »Ich *sollte* weniger dick sein.«

Jedes Sollte sagt auf seine Art, dass irgendetwas nicht sein darf und anders sein müsste.

Hier ein paar Beispielsätze:

Ich sollte inzwischen schon weiter sein.
Ich sollte nicht mehr so sehr mit dem Essen beschäftigt sein.
Ich sollte Kleidergröße soundso haben.
Ich sollte mich soundso ernähren.
Ich sollte nicht müde sein.
Ich sollte keine Lust auf Süßes haben.
Ich sollte nicht Single sein.
Ich sollte nicht unglücklich sein.
Ich sollte beruflich besser vorankommen.
Ich sollte Lust auf gesundes Essen haben.
Ich sollte jetzt langsam mal ein bisschen abnehmen.
Ich sollte weniger essen.

Ganz ehrlich, dieses Sollte vermiest dir nur das Leben. Alles Sollte ist mies. Wir bilden uns gern ein, solche Formulierungen würden dazu führen, dass wir uns echt Mühe geben. In gewisser Weise besagen sie auch, dass wir uns nur durch Scham zu besseren Entscheidungen bequemen. Tatsächlich zieht dieses Sollte dich nur in einen Strudel aus Scham und Schuldgefühlen, aus dem kaum noch herauszukommen ist. Es hat etwas von dem Zyklus aus Binge Eating und Reue, nur dass dieser mental-emotionale Strudel wirklich verhängnisvoll ist.

Das Sollte wird sich sehr deutlich bemerkbar machen, sobald du richtig in die Fuck-it-Diät einsteigst. Viele haben sehr genaue Vorstellungen davon, wie dieser Einstieg aussehen soll. Man erlaubt sich, alles zu essen, was man möchte, wird vielleicht ein paar Tage so richtig zulangen, aber dann ist man ganz schnell richtig locker und entspannt und hat auf einmal ein völlig normales Verhältnis zum Essen. Danach hat man instinktiv Lust auf Spargel und Goldmakrele und in der zweiten Woche vielleicht auf einen Pfirsich zum Nachtisch. In der dritten Woche, kaum zu glauben, aber wahr, ist man schon richtig schlank, und wenn man gefragt wird, wie das sein kann, sagt man: »Es ist einfach unglaublich. Ich habe vor drei Wochen aufgehört mit Diäten und esse, was ich will. Und was soll ich dir sagen? Wie sich jetzt herausstellt, mag ich eigentlich sowieso nur Fisch und Gemüse.«

Lass dir bitte sagen, dass es sehr wahrscheinlich so nicht laufen wird. Goldmakrelen und Pfirsiche sind wunderbar, aber ich reite nicht umsonst darauf herum, dass es nach Jahren oder Jahrzehnten Hungermodus richtig lange dauern kann, bis sich dein Verhältnis zum Essen normalisiert. Du kannst dich da nicht hin*denken*, und ich hebe nicht umsonst immer wieder hervor, wie wichtig es ist, dich und deine Figur auch bei höherem Gewicht zu akzeptieren.

Dein Sollte bringt dir nur unnötigen Stress: »Aber sollte mich diese Sache nicht heilen? Inzwischen sollte ich doch Lust auf Fisch und Gemüse haben! Eigentlich sollte ich schon weiter sein. Vermutlich sollte ich das alles ganz anders machen.« Es wird dir nicht gut gehen, wenn du meinst, es sollte anders laufen, als es läuft. Hör also auf mit »sollte«. Das produziert viel mehr Stress, als dir bewusst ist. Wenn du dich mies fühlst, schau einfach mal nach den Glaubenssätzen und dem Sollte, die dem zugrunde liegt. Mit dem Sollte kannst du so umgehen wie mit einschränkenden Überzeugungen.

Alles, was du tun und können solltest

Schreib all dein Sollte auf. Nicht nur zu Ernährung und Körper, sondern zu allem, was du mit »sollte« belegst.

Zum Beispiel: Ich sollte mir Zeit für _____ nehmen. Ich sollte inzwischen _____ gemacht haben. Ich sollte _____ anders machen. Und immer so weiter.

Schreib wirklich alles auf, bis dir nichts mehr einfällt. Die hinderlichen Glaubenssätze, die du schon identifiziert hast, dürfen hier ruhig auch wieder vorkommen.

Unter »sollte« fallen all die Dinge, die an dir zerren. Auf sie aufmerksam zu werden ist für sich allein schon eine große Hilfe.

Einschränkende Überzeugungen entlassen

Unverarbeitete Gefühle und Energien setzen sich im Körper fest, wie wir im emotionalen Teil gesehen haben. Wenn du mit der Methode »Atmen und Fühlen« deine Gefühle und Empfindungen wahrnimmst, kommen vielleicht Bilder und Erinnerungen hoch, oder dir wird plötzlich etwas klar. Denn Überzeugungen und Glaubenssätze sind an bestimmte Gefühle und Energien gebunden. Daher kannst du auch umgekehrt von deinen stressbelasteten Überzeugungen aus zu den damit verknüpften Gefühlen vordringen, um sie zu verarbeiten. Dazu ist das nächste Werkzeug da, mit dem ich dich gleich vertraut machen werde.

Eine sehr verbreitete Überzeugung lautet: »Wenn ich zunehme, muss ich mich schämen.« Daran hängt ein ganzes Bündel von Gefühlen – von Schmerzen, Erinnerungen, Energien und Scham –, die wir allesamt lieber nicht fühlen würden.

Deshalb wurden sie sozusagen eingemauert, und man hat sich nicht mit ihnen auseinandergesetzt. Wir ziehen energetische Mauern in unserem Körper, um die mit Überzeugungen verknüpften Gefühle nicht fühlen zu müssen. Praktisch alles kann diese Gefühle und Mauern reaktivieren, aber sobald wir das damit verbundene Unbehagen spüren, beeilen wir uns, die Mauern eher noch zu verstärken, was dann zu noch mehr Stauung führt.

Dein fünftes Werkzeug ist so etwas wie die Verbindung von »Gehirn entrümpeln« und »Atmen und Fühlen«. Du wirst bei irgendeinem hinderlichen Glaubenssatz ansetzen, um an die damit verbundene Energie im Körper heranzukommen. Du wirst dich intensiv mit dieser Energie beschäftigen und über sie schreiben. Du wirst in das hineinatmen, was dabei hochkommt, um es zu fühlen. – Es geht wie immer darum, die Dinge zu fühlen, vor denen du sonst wegläufst und die du jetzt durch das Atmen aktivierst und verstärkst.

Es gibt ein paar große hinderliche Glaubenssätze, die sich gern mit einer gestörten Beziehung zum Essen verbinden. Mit diesen kannst du dich im Rahmen deiner Fuck-it-Diät befassen:

Ich habe eine Suchtbeziehung zum Essen.

Allzu satt sein ist ungesund.

Ich muss mich mehr zusammenreißen.

Ich bin selbst schuld.

Entspannte Ruhe steht mir nicht zu.

Ich muss die Verantwortung übernehmen.

Fühlen verunsichert nur.

Wenn ich einmal anfange zu fühlen, hört der Schmerz nie mehr auf.

Wenn ich nicht schlank bin, habe ich versagt.

Wenn ich nicht schlank/schön bin, werde ich _____.

Ich darf erst gut für mich sorgen, wenn ich nicht mehr dick bin.

Ich kann mein derzeitiges Gewicht nicht akzeptieren.

Dick ist hässlich.

Nur schlanke Leute können _____.

Ich brauche Menschen, die mich anerkennen.

Zunehmen schadet der Gesundheit.

Zunehmen macht hässlich.

Abnehmen wäre einfach, wenn ich mich nur beherrschen könnte.

Wer abnimmt, handelt verantwortlich.

Niemand nimmt mich mehr ernst, wenn ich zunehme.

Die meisten Nahrungsmittel sind schlecht für mich.

Zunehmen heißt, dass ich versagt habe.

An meinem Gewicht bin ich selbst schuld.

Ich traue meinem Körper nicht.

Ich muss weniger Kohlenhydrate essen.

Ich darf nicht viel essen.

Wenn ich schlank bin, werde ich glücklich sein.

→ Dein fünftes Werkzeug: Glaubenssätze entlassen

- Überleg dir einen hinderlichen Glaubenssatz, mit dem du arbeiten möchtest. Sicher kannst du in deinen Notizen einen finden oder irgendeine Anregung in diesem Buch aufgreifen.
- Such dir einen ruhigen Platz, an dem du ungestört schreiben kannst. Nimm dir ein Notizbuch oder ein paar Blätter, die du später verbrennen, zerreißen oder recyceln wirst (oder was dein Drama-Herz halt verlangt).
- Oben auf dem Blatt notierst du: Ich entlasse jetzt den Glaubenssatz »_____«.
- Dann schreib alles auf, was dir zu diesem Glaubenssatz einfällt. Erinnerungen, Gefühle oder auch einfach Gedanken am Rande.

Woher kam er? Wodurch ist es so schwer oder beängstigend oder unmöglich, ihn loszulassen?

- Achte beim Schreiben darauf, wann du Stress oder Unbehagen spürst und wo im Körper das Gefühl sitzt: Beine, Unterbauch, Magen, Herzgegend, Kehle oder sonst irgendwo. Spür hin und atme in die Stelle hinein. Mehr haben wir hier gar nicht vor: festsitzenden Stress lockern, dann atmen und fühlen, um ihn zu verarbeiten. Es ist nicht wichtig, ob du viel oder nur ein bisschen fühlst, ob es klare Gefühle oder eher allgemeine Empfindungen wie Anspannung sind. Du verweilst einfach bei diesem Gefühl und setzt dich allem aus, was du sonst von dir fernhältst.

- Wenn dir allmählich nichts mehr einfällt, was du aufschreiben könntest, aber spürst, dass da noch mehr ist, dann konzentriere dich darauf zu schildern, wo die Überzeugung herkam und weshalb sie so schwer preiszugeben ist. Atme weiter in das hinein, was sie im Körper auslöst.

- Du entscheidest selbst, wann es genug ist. Schon ein, zwei Minuten sind gut. Du kannst auch weitermachen, bis du eine Veränderung spürst und der Stress nicht mehr so deutlich wahrnehmbar ist. Das bedeutet wahrscheinlich, dass du eine Menge erreicht hast. Aber auch ganz kleine Schritte bewirken einiges und sind ein sehr guter Anfang.

Was du aufschreibst, ist nicht so wichtig wie das, was das Schreiben an Gefühlen auslöst. Vielleicht hast du mal einen großen Durchbruch, und es kommen vergessene Erinnerungen hoch.

Aber aufgelöst werden sie durch das bewusste Fühlen. Die Aufgabe besteht hier einfach darin zu atmen und zu fühlen – das habe ich jetzt sicher oft genug gesagt.

Deine Erinnerungen müssen nicht beeindruckend sein, ganz alltägliche Dinge können weit in die Tiefe reichen. Du fühlst sie und atmest und kannst dabei so manches lösen, was dir im Weg war.

Sei gut zu dir, dieses Aufarbeiten von Energien verlangt einem eine Menge ab. Ruh dich danach aus, iss etwas, gönn dir ein Fußbad – tu irgendetwas, das dich beim Entlassen von Glaubenssätzen und Aufarbeiten von Gefühlen erdet und aufbaut.

Es gibt kein Allheilmittel

Dieses fünfte Werkzeug ist eine Form von Energiearbeit, für die es viele methodische Ansätze gibt. Manche Formen setzen bei den Meridianen, den Chakras oder den Akupressurpunkten an, wieder andere bei den Muskeln. Einige arbeiten direkt mit dem Körper, andere sind spirituell ausgerichtet. Mit Energiearbeit können auch vererbte Traumata früherer Generationen bearbeitet werden. Falls du interessiert bist, kannst du so viel davon ausprobieren, wie du möchtest – oder du machst es einfach so, wie ich es hier darstelle.

Meine Ausbildung in Energiearbeit habe ich zusammen mit Psychologen absolviert, die sagten, sie müssten diese Arbeit oft »heimlich« machen. Dabei räumten sie ein, dass sie mit den Klienten, die dafür aufgeschlossen sind, Energiearbeit machen, viel schneller weiterkommen.

Energiearbeit verträgt sich gut mit allem, was ich bereits über Ernährung, Diät, Körpergewicht und Gesundheit gesagt habe. Setze sie so ein, wie es dir angemessen erscheint. Eins bleibt dir auf jeden Fall: das Fühlen.

Da ich aber grundsätzlich nicht nur gegen Diäten, sondern auch gegen Dogmen bin, muss ich noch anmerken, dass nichts als Allheilmittel zu betrachten ist. Nichts. Bei der Energiearbeit geht es um die Bereitschaft, sich tiefer einzulassen. Du gehst in den Körper und fühlst, was da zu fühlen ist, und das hilft dir, Dinge zu verarbeiten, die bis dahin unüberwindlich schienen. Energiearbeit kann dich dabei anleiten, weil sie dich dafür bereit macht, all das zu fühlen, was du bisher lieber unter Verschluss gehalten hast.

Es war nie deine Schuld

Ich habe sehr lange die Überzeugung mit mir herumgeschleppt, dass ich an allem schuld bin. »Es ist alles meine Schuld. An meinem Gewicht bin ich selbst schuld. Meine Gesundheitsprobleme habe ich mir selbst eingebrockt. Dass ich immer müde bin, wahrscheinlich auch. Beim Vorsprechen tauge ich nicht viel, und dafür kann nur ich etwas. Ich bin hässlich und selbst schuld. Und wenn ich einsam sterbe, ist das ganz bestimmt nur meine Schuld.«

Irgendwann fiel mir auf, dass ich bei allem, was mich belastete, eigentlich weniger die Sache selbst als belastend empfand, dafür umso mehr den Umstand, dass es wahrscheinlich alles meine Schuld war. Ständig lebte ich in der Sorge, ich hätte längst etwas unternehmen sollen. Folglich konnte ich niemandem außer mir selbst etwas vorwerfen.

Meine Schülerin Charlotte lief jahrelang mit schrecklichen Fußschmerzen herum. Jeder Schritt tat ihr weh, und sie schob das immer auf ihr Übergewicht. Sie war zu schwer und folglich selbst schuld. Wäre sie leichter und stärker, würden die Schmerzen sicherlich weggehen. Sie brauchte nicht zum Arzt zu gehen, der würde ja doch nur sagen, sie müsse abnehmen.

Jahrelang versuchte sie es mit Diät und Gewichtheben, um abzunehmen, aber ihr Fuß wurde dadurch nicht gesund. Nach zehn Jahren ging sie zum Arzt. Der sagte nach der Untersuchung: »Damit sind Sie so lange herumgelaufen? Nicht zu fassen! Es handelt sich um einen eingeklemmten Nerv, der eine Wucherung des Bindegewebes auslöst. Wir bezeichnen das als Morton-Neurom, und es lässt sich ganz einfach chirurgisch entfernen. Wir können das morgen ambulant machen, es dauert ungefähr zwanzig Minuten. Sie können danach in Therapieschuhen nach Hause gehen.« Ein Morton-Neurom hat nichts mit dem Körpergewicht zu tun, jeder kann es bekommen. Charlottes Eigenbehandlung mit sportlicher Betätigung hatte die Symptome eigentlich eher noch verschlimmert. Sie hatte so lange geglaubt, sie sei selbst schuld an ihren Schmerzen und habe sich nicht entschlossen genug um ihre Gesundheit gekümmert und »sollte« den Schmerz eigentlich in den Griff bekommen, dass sie das gar nicht mehr infrage stellte. Jedenfalls kann sie jetzt schmerzfrei gehen – ohne Diät, ohne abzunehmen.

Manche Dinge müssen wir uns selbst zuschreiben, andere nicht. Wenn wir ständig grob und unfreundlich sind und andere schlecht behandeln, sind wir dafür verantwortlich. Aber für unser Gewicht und Aussehen, für Pech, für finanzielle Rückschläge oder die Gesundheit gilt das nicht. Das sind Dinge, die wir nie ganz in der Hand haben und bei denen es keinen Sinn hat, uns etwas anzukreiden – dadurch wird es nicht besser.

Uns wird beigebracht, wir könnten schöner und beeindruckender werden, immer jung bleiben und endlich glücklich werden, wenn wir nur tatkräftig zur Sache gehen, die richtigen Dinge kaufen und uns der »Gesundheit« und unermüdlichen Produktivität verschreiben. Und genau das tun wir dann als pflichtbewusste Bürger.

Innerhalb gewisser Grenzen können wir tatsächlich selbst einiges für unsere Gesundheit tun. Nahrhaftes Essen, Wasser, Sonne, Schlaf, Entspannung, beschwingte Körperbewegung – all das tut unserer Gesundheit gut.

Manche können ihre Gesundheit mit Joghurt ganz enorm fördern, andere werden mit einer Quecksilberbelastung geboren und haben es einfach schwerer. Falls die Gesundheit für dich ein Stressfaktor ist und du das bisher auf deine Ernährung oder dein Gewicht geschoben hast, inzwischen vielleicht sogar auf deine Diäten, kannst du dir jetzt sagen, dass es nicht deine Schuld ist. Du hast immer nach bestem Wissen gehandelt, und es gibt wirklich Dinge, die schwer zu durchschauen sind. Für manche braucht man ein ganzes Leben, andere verstehen wir nie. Manchmal besteht die Lektion darin, es einfach so zu lassen, wie es ist.

Ich bin davon überzeugt, dass die allermeisten Menschen ihr Bestes tun, auch wenn dieses Beste nicht immer richtig gut aussieht. Das gilt sogar für Alkoholismus, fürs Rauchen, für Drogen-konsum, für eine chronische Vermeidungshaltung und alle For-men der Selbstbetäubung. Die Menschen leiden und versuchen mit den ihnen verfügbaren Bewältigungsmechanismen das Beste daraus zu machen. Und irgendwann, wenn sie bereit sind, tun sie den nächsten Schritt.

Sprich dich frei. Es sei denn, du vergewaltigst. Es sei denn, du bist Rassist. In dem Fall bist du ernsthaft verkorkst und suchst bitte geeignete Hilfe.

Diät-Trauma

Fat Shaming ist traumatisch.

Jes Baker

Wenn du wegen deiner Figur angeprangert oder beschimpft wirst, ist das traumatisch. Wie wir im emotionalen Teil gesehen haben, können auch vergleichsweise harmlos wirkende Anlässe auf der körperlichen Ebene traumatisierend wirken. Das ist eine Überle-bensreaktion. Bedenke, dass unser Überleben noch vor nicht allzu langer Zeit von unserem Stamm oder von der Gemeinschaft ab-hing. Wenn man ausgegrenzt oder verbannt wurde, war das eine sehr reale Bedrohung. Wir haben ein tiefes Verlangen, uns aner-kannt und akzeptiert zu fühlen.

Wir lassen also die grausame Behandlung über uns ergehen, und als ob das nicht schon Trauma genug wäre, fangen wir dann auch

noch mit einer Diät an, die unserem Körper einen weiteren Über-
lebenskampf zumutet – noch mehr Trauma. Ganz davon abgesehen, dass diese Diäten immer wieder versagen und unsere schöns-
ten Hoffnungen zerrinnen lassen. Jahr für Jahr geht das so, wie
sehr wir uns auch bemühen mögen. Es überfordert uns, es entmu-
tigt uns, aber vor allem ist es traumatisch. All dies kostet Energie
und ist mit vielen Emotionen verknüpft, was verständlich macht,
weshalb Gewichtszunahme mit so viel Panik verbunden sein kann.
Wir leben in einer Gesellschaft, die dicker zu werden als etwas
wirklich Schlimmes brandmarkt und in der es beleibten Menschen
passieren kann, dass sie in den Medien lächerlich gemacht werden.
Unsere Verunsicherung und Emotionalität sowie unsere Strenge
gegenüber uns selbst sind da nur allzu verständlich.

In einem Kommentar zu einem meiner YouTube-Videos über
die Fuck-it-Diät schrieb ein Mann, das Bemühen um ein positives
Körperbewusstsein sei Bestandteil dieser »abwegigen liberalen
Idee, jedem ein gutes Gefühl für sich selbst zu geben«. Das scheint
eine ganz schlimme Sache zu sein. Tatsächlich denken aber viele
so. Anscheinend sollen wir alle möglichst unzufrieden mit uns
selbst herumlaufen und uns schämen und für unser bloßes Vorhandensein entschuldigen. Aber das funktioniert nicht.[67]

Wenn wir wegen unseres Gewichts bloßgestellt werden oder
mitbekommen, wie dies anderen geschieht, die es angeblich verdient haben, weil sie ja selbst schuld sind, entwickeln wir Abwehr-
strategien, um uns weitere Schmerzen dieser Art zu ersparen.

Hier der Bericht meiner Schülerin Jenna: »Mich hat diese ganze
Diätkultur und Übergewichtsangst so fertiggemacht, dass meine

Therapeutin es sogar als posttraumatische Belastungsstörung bezeichnet hat. Hä?? Damals hielt ich das für ein bisschen übertrieben, aber heute leuchtet es mir total ein. Ich war traumatisiert. Wenn irgendwo von Ernährung, Körpergewicht oder Diät die Rede war, brach ich sofort in Tränen aus, und das kann anstrengend werden, schließlich ist heute ja überall davon die Rede.

Aber seit ich die Fuck-it-Diät und die Energiearbeit gefunden habe, ist irgendetwas völlig anders geworden. Bisher habe ich sie erst bei vielleicht vier einschränkenden Überzeugungen angewendet, aber ich spüre einen deutlichen Unterschied. Vor allem kann ich inzwischen gegen Diäten wettern, ohne rumzuheulen, ich esse ohne schlechtes Gewissen, und ich habe keine Fressattacken mehr. Ich nehme meinen Körper Tag für Tag immer ein bisschen mehr an, und das ist für mich mit meinen dreiundfünfzig Jahren wirklich allerhand, nachdem ich mit zehn angefangen habe, meinen Körper wirklich zu hassen. Es ist eine regelrechte Verwandlung.«

Es grenzt wirklich an Zauberei, wenn du zunehmend deinem Körper und Appetit vertraust, wenn du in deinen Körper zurückfindest und die Dinge fühlst und schließlich verarbeitest, die du immer ausgeblendet hast. Schon zu wissen, weshalb du nicht aufhören kannst zu weinen und weshalb dir das Herz bis zum Hals klopft, wenn du auch nur an Figur und Diät denkst – schon das hilft dir, gut zu dir zu sein, wenn es um diese Dinge geht.

Viele von euch werden deutlich mehr und zwar persönliche Beratung oder Therapie oder Anleitung benötigen, um ein solches Trauma aufzuarbeiten, aber die hier beschriebenen Gedanken und

Werkzeuge sind ein guter, solider Einstieg. Das Fühlen wird dir auf jedem Abschnitt des Weges nützen. Was ich hier an energetischen Ansätzen vermittle, ist der Ausgangspunkt.

Das Glück der Dünnen

Welche der folgenden Erfahrungen hast du schon gemacht?

- Bei deiner Figur denken die Leute, dass mit deiner Gesundheit etwas nicht stimmt.
- Sie kommentieren oder kritisieren deine Ernährung, angeblich weil sie es so gut mit dir meinen.
- Der Arzt behandelt deine Beschwerden nicht, sondern er sagt dir, du müsstest erst einmal abnehmen.
- Du zahlst für deine Krankenversicherung erhöhte Beiträge, und wenn du irgendwohin fliegst, musst du wegen des Mehrgewichts ein bisschen drauflegen.
- Deine Chancen, im Beruf aufzusteigen oder eine Gehaltserhöhung zu bekommen, sind schlechter als die deiner schlankeren Kolleginnen.[68]
- In deiner Gegenwart macht immer irgendwer einen Witz über Dicke.
- Für die Medien bist du mit deiner Figur Teil einer »Epidemie«.
- Im Kaufhaus findest du keine Kleidung in deiner Größe.

Wenn du dick bist, weißt du nur zu gut, dass das Glück der Dünnen nicht für dich bestimmt ist. Dir ist es nicht vergönnt, durchs Leben zu gehen, ohne dass deine Figur Aufmerksamkeit erregt. Du spürst die Blicke, die Verurteilungen, die verdrehten Augen, die Schuldzuweisungen, die ganze unfreundliche Lieblosigkeit. Vielleicht magst du schon gar nicht mehr zum Arzt gehen oder fliegen oder auch nur unter die Leute gehen, die alle meinen, sie wüssten etwas über dich (wie du isst, wie du lebst), und dir unter dem Vorwand, um deine Gesundheit besorgt zu sein, ihre Meinung aufdrängen.

Das Schlankheitsprivileg umfasst ein riesiges Spektrum. Sogar Leute, die nie ausgesprochen schlank waren, profitieren davon. Auch wenn du mit deiner Figur irgendwo im Mittelfeld liegst, hast du noch etwas vom Schlankheitsprivileg. Mir zum Beispiel ging es auch in der Zeit meines höchsten Körpergewichts noch so. Ich konnte in jedem Laden Kleidung in meiner Größe finden, kein Arzt kam je auf den Gedanken, meine Beschwerden auf mein Körpergewicht zurückzuführen, und ich war nie den Urteilen und Einschätzungen ausgesetzt, die mit einem üppigen Körper verbunden sein können. Beim Schreiben dieses Buchs über Ernährung und Körpergewicht genieße ich sogar zwei Privilegien: Ich stehe im Windschatten der neu entstehenden positiven Haltung zum Dicksein und gleichzeitig unter dem Schutz des Schlankheitsprivilegs. Genau deshalb sind die Stimmen all derer so wichtig, denen solche Privilegien verwehrt werden (mehr dazu im nächsten Kapitel).

Wenn du schlank oder sogar dünn bist, gilt es als irgendwie unangebracht oder sogar gefährlich, wenn du zu wenig isst und dich zu viel bewegst. Bei Dicken wird genau dasselbe Verhalten als notwendig und verantwortungsbewusst eingestuft.

Viele Übergewichtige sind eigentlich Anorektiker. Sie erlegen ihrem Körper eine extreme Kalorienbeschränkung auf, wie ihnen ja auch nahegelegt wird, aber sie sehen nicht so aus, weil ihr natürlicher Gewichts-Sollwert so hoch liegt. Die Diagnose Anorexie an irgendeinem Zahlenwert des Körpergewichts festzumachen, das ist völlig überholt. Nicht Gewicht und Figur bestimmen darüber, ob du eine Essstörung hast, entscheidend ist dein Verhalten. Dicke und Dünne geraten in den gleichen hormonell bedingten Hungermodus, sie unterscheiden sich nur durch ihren Gewichts-Sollwert.

Eine meiner Schülerinnen erzählte mir, dass sie irgendwann morgens, mittags und abends nur noch Gemüse und fettfreien Joghurt aß. Sie nahm zwar deutlich ab, aber ihrem BMI nach fiel sie immer noch in die Kategorie »übergewichtig«. Sie sah nicht aus wie jemand, der eine Essstörung hat. Aber sie zeigte alle Symptome des Hungermodus: niedrige Körpertemperatur, trockene Haut, Schlafstörungen. Ihre Ärzte lobten sie, weil sie so brav abnahm, und redeten ihr zu, bei ihrer Diät zu bleiben. Sie sagten sogar, ihre Schwindelanfälle und die ausbleibende Regel hätten damit zu tun, dass sie immer noch zu dick war. Keine Rede davon, dass sie einfach nicht genug aß.

Wir leben in einer Gesellschaft, die dicke Menschen für ihre verzweifelten Abnehmversuche lobt, auch wenn sie dabei Essstörungen entwickeln. Man erwartet von den Dicken, dass sie auch extreme Maßnahmen auf sich nehmen – gefährliche, unnatürliche und gesundheitsschädigende Maßnahmen –, und zwar angeblich für ihre Gesundheit. Diese Scheinheiligkeit!

Bei der sogenannten Adipositaschirurgie beispielsweise kommt es anschließend zu einer Hungerreaktion, die oft zu einer schnellen und drastischen Gewichtsabnahme führt. Hinzu kommen Fehlernährung und ein dauerhaft gestörter Stoffwechsel, was schließlich Gesundheitsschäden und trotz der Operation erneute Gewichtszunahme nach sich zieht. Na und? Das sind die Werte in unserer Gesellschaft: Abnehmen um jeden Preis.

Gesundheit hat weitaus mehr mit unserer gesellschaftlichen und finanziellen Stellung als mit unseren persönlichen Gewohnheiten zu tun.[69] Wie stark stehst du unter Druck? Wie wenig wahrgenommen fühlst du dich? Wie schwer hast du es, finanziell über die Runden zu kommen und alles am Laufen zu halten? Kannst du dir überhaupt je Zeit für dich nehmen? Einmal durchatmen? Wie stark wirst du ausgegrenzt oder an den Rand gedrängt? Wie hilflos und machtlos fühlst du dich? Wie sehr fühlst du dich von anderen Teilen der Bevölkerung gehasst? Wie stark fühlst du dich gefährdet? Mit wie viel Nachdruck wird dir beigebracht, dir selbst die Schuld zu geben und dich dafür zu hassen?

Im Rahmen eines in den Neunzigerjahren durchgeführten Experiments erhielten Diabetespatienten der ärmsten Bevölkerungsschichten Berechtigungsscheine für besseren Wohnraum. Wie sich herausstellte, ging es mit ihrer Gesundheit allein dadurch aufwärts.[70] Nicht durch bessere Gesundheitsversorgung, nicht durch Medikamente, nicht durch mehr Bewegung. Einfach durch bessere Lebensumstände und weniger Stress. Eine andere Studie stellte fest, dass Heimkinder bei ungefähr gleicher Ernährung unterschiedlich schnell wuchsen, je nachdem, ob ihre Hauptbezugspersonen eher freundlich und herzlich oder streng waren.[71] Wie wir behandelt werden, ist von ganz erheblicher Bedeutung.

Wenn dicke Menschen wie der letzte Dreck behandelt werden und ihre Gesundheit darunter leidet, sagt man ihnen, das komme alles nur von ihrem Übergewicht, und dafür seien sie schließlich selbst verantwortlich. Sie werden beschämt, und man rät ihnen abzunehmen, aber den größten Schaden richtet nicht das Übergewicht an, sondern die Beschämung und der damit verbundene Stress. Damit beginnt ein verhängnisvoller Kreislauf aus Diät, Stress und versagender Gesundheit. Dabei hat niemand etwas zu gewinnen. Dagegen, meine Lieben, kommt ihr auch mit grünen Säften nicht an.

Die Angst vor dem Dicksein

Wenn nun das Gefühl, selbst etwas bewirken zu können, so wichtig für unsere Gesundheit ist, wieso wissen das dann nicht alle? Tja, wenn es alle wüssten, könnten wir nicht mehr einfach sagen, die Leute trügen selbst die Schuld an ihren Gesundheits- oder Gewichtsproblemen. Wir müssten umdenken und die Gesellschaft ändern, wir müssten endlich anerkennen, dass Lebensqualität und Freundlichkeit entscheidend wichtige Faktoren in der großen Gesundheitsgleichung sind. Die Frage ist ja, wie sich Menschen aus ihrer gesellschaftlichen und finanziellen Lage befreien können, wenn diese sie nicht gesund werden lässt.

Ich habe nicht immer so gedacht, wie du inzwischen weißt. Früher habe ich wirklich geglaubt, ich könnte nur glücklich sein und mein Leben voll im Griff haben, wenn ich schlank wäre. Ich dachte, ich könnte nur als schlanker Mensch schön, akzeptiert und erfolgreich sein. Man hätte den Schlankheitswahn geradezu als meine Religion bezeichnen können. Ich hatte die in dieser Gesellschaft grassierende Angst vor dem Dicksein verinnerlicht, und sie richtete sich nicht nur gegen mich selbst, sondern letztlich auch gegen andere, denn ich bildete mir ein, ich sei besser dran als sie. Wir neigen zu solchen Gedanken, wenn wir verängstigt und verunsichert sind, und sie sind wirklich so daneben, dass ich mich noch im Nachhinein dafür entschuldigen möchte.

Bei meinem großen Aha-Erlebnis, aus dem die Fuck-it-Diät entstand, ging es ebenfalls um das Körpergewicht: Ich sagte mir, dass ich mein Gewicht und meine Figur so akzeptieren musste, wie sie waren, sonst würde ich niemals glücklich werden. Ganz tief in mir drin war mir das völlig klar. Ich hatte keine Ahnung, wie es zu verwirklichen war, aber auf jeden Fall hatte es zu geschehen. Trotzdem hatte die Frage des Gewichts für mich noch eine ganze Weile etwas Bedrohliches. Ich wagte mich nicht an sie heran, obwohl ich glaubte, bereit zu sein.

Mir war nicht klar, wie weit diese Angst vor dem Dicksein in unserer Gesellschaft verbreitet ist. Sie überwuchert förmlich alles, sodass wir oft nicht sehen, dass wir ein Teil davon sind. Doch tatsächlich sind wir alle von dieser Angst vor Übergewicht und Fett betroffen. Alle. Wir haben Angst vor dem Dicksein, ob wir dick sind oder nicht.

Besonders heilsam war für mich, dass ich Follower von Fett-Aktivistinnen im Internet wurde und ihre Geschichten erfuhr und ihre Bücher las. Ich las Berichte von Leuten, die wirklich sehr dick waren, die von ihren Erfahrungen erzählten und Fotos zeigten. Es waren auch Sportler und Models und Autorinnen darunter, und die meisten von ihnen wissen sehr gut, was es heißt, den eigenen Körper zu hassen und abnehmen zu wollen, es jedoch nicht zu schaffen.

Nichts untergrub meine alten Vorurteile über Gewicht, persönlichen Wert und Glück wirksamer, als Menschen von ganz unterschiedlichem Körperumfang zu erleben, die entschlossen glücklich, schön und selbstbewusst waren, obwohl sie das wegen ihres Gewichts eigentlich nicht sein dürften. Sie führten mir vor Augen, dass Dicksein nicht das ist, was uns darüber beigebracht wird. Wirklich, niemand ist gezwungen, so zu fühlen, wie er nach Ansicht anderer fühlen sollte. Daraus ergibt sich auch, dass die Meinung anderer über dich keine Rolle spielt. Entscheidend ist, was *du* über dich denkst.

Wenn du dich für Selbstliebe entscheidest, bleibt das Leben in einer Gesellschaft, die Dicksein verurteilt, natürlich trotzdem schwierig. Die unverhohlene Angst vor der Fettleibigkeit führt zwangsläufig zu unangenehmen Erfahrungen. Ich kann dir nur raten, dich für die großartigen Fett-Aktivisten zu interessieren, die darüber berichten, wie man in einer Welt überleben und zurechtkommen und sogar gut zurechtkommen kann, die einem immer wieder unbarmherzig, wenn nicht grausam begegnet. Ein paar meiner Lieblinge sind auf meiner Website www.fuckitdiet.com

unter »Resources« aufgeführt. Und Vorsicht vor all dem Body-Positivity-Rummel in den Medien, der doch nur poetisch verbrämt vom Abnehmen schwurbelt. Vergewissere dich, dass deine positive Haltung dem Körper gegenüber auch fett-positiv ist.

Mach es dir nicht unnötig schwer

Ich bin mir ziemlich sicher, dass du dir die Latte bei so gut wie allem zu hoch legst. Vor allem Kontrollfreaks mit perfektionistischen Tendenzen haben immer das Gefühl, dass alles gleich auseinanderfällt, wenn sie es nicht genau im Auge behalten. Aber solange du nicht das Leben eines Menschen buchstäblich in der Hand hast – als Chirurg beispielsweise –, steht meist gar nicht so viel auf dem Spiel, wie du meinst. Bei der Frage, ob deine alte Jeans noch passt, geht es nicht um Leben oder Tod.

Schauspieler und Schriftsteller sollen es immer so spannend wie möglich machen, damit das Publikum interessiert bleibt. Je dramatischer die möglichen Folgen einer Szene sind, desto höher ihr Unterhaltungswert, weil plötzlich alles doppelt so wichtig ist. In deinem realen Leben brauchst du das echt nicht. Überlass die dramatischen Einsätze der Mattscheibe, deiner dramatischen Seele kannst du beim Gesangsunterricht oder im Improvisationstheater Ausdruck verleihen. Es gibt keinen Grund, dein reales Leben mit künstlichen Stress noch anstrengender zu machen.

Wir halten uns gern für verantwortungsbewusst, wenn wir bei allem so tun, als ginge es um viel. Das gibt uns ein gutes Gefühl:

Wir geben alles und sind unglaublich umsichtig. So zeigen wir, dass uns etwas wirklich am Herzen liegt. Tatsächlich pumpen wir uns damit nur voller Stresshormone, machen uns das Leben schwer und überziehen Jahr für Jahr unser Kräftekonto. Dieser dauerhaft volle Einsatz für nicht besonders wichtige Dinge setzt uns einer ständigen Anspannung mit erheblichen Stressspitzen aus.

Im Grunde sind wir darauf getrimmt zu glauben, unsere Gesundheit, unser Glück und unser Liebesleben stünden mit jedem Happen, den wir uns gönnen, auf dem Spiel. Irgendwie geht es da wohl doch um Leben und Tod. Wirklich, es gibt Leute, die sich wegen ihrer Vorliebe für Nachos vorzeitig ins Grab sinken sehen. Aber du weißt jetzt, dass das alles nur Hype ist, alles Angstmacherei. Darauf haben es die Marketingabteilungen der großen Pharma- und Diätunternehmen angelegt, und jetzt meinst du wahrhaftig, du bräuchtest ihre hirnrissigen Programme und Appetitzügler. Sie haben dir eingeredet, dass viel auf dem Spiel steht, und prompt überlässt du ihnen dein Geld.

Ob du im hässlichen Brautjungfernkleid deiner Cousine schlank wirkst, spielt doch im Grunde keine Rolle. Ehrlich, wen interessiert es, wie du aussiehst? Wen interessieren diese Fotos? Wer gibt etwas auf die Gedanken anderer? Fuck it! Scheiß auf das ganze Drama, das Tamtam, die Diätindustrie – und wenn wir schon mal dabei sind, auch auf die Heiratsbranche mitsamt den von ihr geschürten blödsinnigen Erwartungen.

Ja, schon klar, wir alle möchten unsere Sache gut machen und glücklich sein. Aber wir brauchen uns nicht einzubilden, dass mit unserer Ernährung oder Kleidergröße oder dem Beifall irgendwelcher Schönwetterfreunde alles steht und fällt.

Es gibt natürlich Sachen, bei denen es wirklich um sehr viel geht, und du kennst einige davon. Essstörungen. Wenn du nicht isst, bringt dich das um. Und wenn du zu wenig isst, untergräbt das deine Gesundheit und deinen Hormonhaushalt und sorgt überhaupt dafür, dass du nicht richtig tickst. Für deine Gesundheit und Lebensqualität steht also tatsächlich einiges auf dem Spiel, also ernsthaft: Fuck it.

Wie kannst du ohne Vertrauen vertrauen?

Bist du bereit, auf das große Ganze zu vertrauen, hängt von den einzelnen Dingen nicht mehr so viel ab. Das kann aber schwierig sein, vor allem wenn du dir angewöhnt hast, auf gar nichts mehr zu vertrauen. Solltest du nach deinen bisherigen Erlebnissen davon überzeugt sein, es sei besser, nicht zu vertrauen, bist du kaum noch vom Gegenteil zu überzeugen. Wie kann ich dich zum Vertrauen überreden, wenn du einfach keins hast? Wie war das mit den einschränkenden Überzeugungen?

Wenn du zum Vertrauen zurückfinden möchtest, dann am ehesten durch Körpervertrauen. Dein Körper möchte dich heil und ganz machen. Seine Signale, sein Appetit und seine Gelüste sind dazu da, dich am Leben zu erhalten und dich gut zu versorgen. Deine Erschöpfung, dein Hunger, deine Stressreaktion, deine Immunantwort – alle zusammen sorgen sie für dein Wohlergehen. Auch wenn du einstweilen noch nicht auf das große Ganze vertrauen kannst, dann schenk zumindest deinem Körper ein bisschen Vertrauen.

Nach all den Jahren, in denen du gegen deinen Körper ange-kämpft hast und im Clinch mit ihm warst, fällt es dir schwer, ihm zu vertrauen. Das geht vielen so. Wir sind uns ganz sicher, dass unser Körper uns im Stich gelassen hat. Und wenn wir ihn einfach machen lassen, auch da sind wir uns ganz sicher, wird er uns im-mer und immer wieder verraten. Würden wir nicht alles daran-setzen, unseren Appetit mit kalorienarmen Kleiemahlzeiten zu beschwichtigen und uns durch zermürbende Workouts zu quälen, würde alles aus dem Ruder laufen. So denken wir.

Alles, wirklich alles, was dein Körper je getan hat, war zu dei-nem Schutz bestimmt. Zu dumm, dass wir geglaubt haben, es sei etwas nicht in Ordnung mit unserem Appetit oder mit unserem nicht gar so schmalen Körper.

Ich kann dir tausendmal erzählen, dass dein Glück, deine Ge-sundheit und dein Wert als Mensch nicht von deiner Figur abhän-gen, aber ich kann dich nicht dazu zwingen, mir zu glauben. Ich kann dich nicht dazu zwingen, mir oder auch nur deinem eigenen Körper zu vertrauen. Um zum Vertrauen zurückzufinden, musst du einen Vertrauensvorschuss geben. Frag dich, was du tief in dir drin glaubst, und dann handle danach. Nimm deinen Appetit ernst. Geh deinen Gelüsten nach. Vertrauen lernst du, indem du auf die Signale deines Körpers hörst. Dein Körper wird dich nicht in die Irre führen.

Es ist erlaubt, Bammel und Zweifel und einschränkende Über-zeugungen zu haben, die erst einmal aufgearbeitet werden müs-

sen. Das haben wir alle. Aber du musst dich wirklich darauf einlassen, zu vertrauen. Deinem Körper und darauf, dass dein Leben
mehr ist als nur ein langer Kampf ums Abnehmen.

Dann eben verrückt

Ich verwende gern den Ausdruck »Sich selbst lieben wie ein Psycherl«. Ich drücke das so aus, weil manche meinen, es wäre be-
scheuert, uns so zu lieben, wie wir jetzt sind. »Kein Mensch, der bei
klarem Verstand ist, würde sich so lieben, wie ich bin. Es steht mir
nicht zu. Ich könnte das auch gar nicht. Die Leute würden sich
doch totlachen.«

Sollen sie. Weshalb meinst du, es stünde dir nicht zu, dich zu
lieben? Zu den destruktivsten Glaubenssätzen, die uns eingetrichtert werden, gehört der, dass wir vom Zunehmen hässlich werden
und dann nichts mehr wert sind. Natürlich haben wir dann Angst
vor dem Zunehmen.

Solche kaputten Glaubenssätze, die längst die ganze Gesellschaft erfasst haben, sind noch relativ jung. Es ist noch keine acht-
zig Jahre her, dass Pulver und Nahrungsergänzungen und alles
mögliche andere Zeug angeboten wurden, damit die Frauen nicht
gar so mager aussahen. Wie dein Körper auszusehen hat, hängt
immer vom jeweils gerade gängigen Geschmack ab. In der Fuck-it-
Diät kommt es vor allem anderen darauf an, alles wieder zu verlernen, was man dir über Schönheit und deinen davon abhängi-
gen Marktwert beigebracht hat.

Du setzt genau da an, wo du gerade bist. Lass nur die Selbstbe-
zichtigungen, den Selbsthass und die Scham weg, steig aus der
Schublade, in die du dich hast stecken lassen. Nimm dir Zeit, deine
Glaubenssätze zu Gewicht und Schönheit zu erkennen, sie aufzuarbeiten und sie dann zu entlassen.

Du bist genau da, wo du sein sollst. Du hast genau den richtigen
Körperbau. Du bist nicht darauf angewiesen, dass irgendwer dich
gutheißt. Es steht dir zu, dein Leben nach deiner Fasson zu leben.
Du darfst dich schön fühlen, auch wenn sie dir sagen, dass du es
nicht darfst.

O ja, das ist verdammt unheimlich. Du musst dich deinen größten Ängsten und Befürchtungen stellen und die Identität ablegen,
in der du dich immer einigermaßen sicher gefühlt hast. Aber du
musst das in Angriff nehmen, sonst ändert sich nie etwas, da
kannst du dich mit normalem Essverhalten und Body Positivity
beschäftigen, bis du schwarz wirst. Der Wunsch nach echter Heilung muss einfach stärker sein als dein Bestreben, die Dinge irgendwie im Griff zu haben. Die Bereitschaft, Unbehagen und
Schmerz auf dich zu nehmen, muss stärker sein als der Impuls, sie
unter Verschluss zu halten. Der Wunsch nach Gesundheit muss
stärker sein als der nach einem schlanken Körper. Am Ende läuft
es darauf hinaus, dass du lieber glücklich als schön sein möchtest.
Denn sobald du auch dann an deinen Wert glaubst, wenn du dich
nicht unbedingt schön fühlst, hast du schon gewonnen.

Solltest du im Moment noch nicht in der Lage sein, dich wie ein
Psycherl zu lieben, ist das okay. Hab einfach ein bisschen mehr
Mitgefühl mit dir, sag dir, dass das Leben wirklich nicht leicht ist.

Das fühlt sich für dich verrückt an? Lass es verrückt sein. Bejahe dich einfach entschlossener, als du für zulässig hältst. Sei radikal in deiner Selbstbejahung, auch wenn du dir dabei ein bisschen blöd vorkommst. Irgendwann wird dir aufgehen, dass es überhaupt nicht blöd oder verrückt ist.

Sich wie ein Psycherl lieben

Schreib alle Gründe auf, die dagegen sprechen, dich selbst zu bejahen. All das an dir, was nur jemand lieben würde, der nicht ganz richtig im Kopf ist. Halte dich dabei an deine emotionalen Reaktionen auf deinen Körper. Was du hier notierst, muss nicht rational sein. Dann geh deine Liste durch und schau, ob du dir vorstellen kannst, dumm und verrückt genug zu sein, um dich trotz alledem zu lieben.

Keinen Hunger mehr haben?

Viele sehen den Hunger als das Problem, das gelöst werden muss. Selbst erfahrene Fuck-it-Diäter merken irgendwann, dass sie immer noch auf den Tag warten, an dem sie keinen Hunger mehr haben. Irgendwo im Hinterkopf rechnen sie immer noch damit, vom Hunger *geheilt* zu werden, als wäre Hunger krankhaft. Uns wurde eingebläut, dass Hunger und Appetit von ungesunder

Schwäche zeugen, daher nehmen immer noch viele an, es gehe letzten Endes um die Abschaffung des Appetits.

Das leuchtet ein. Die meisten Einsteiger in die Fuck-it-Diät gehen mit einer Diät-Mentalität an die Sache heran und hoffen folglich, die Fuck-it-Diät werde sie von dem heilen, was sie als das eigentliche Problem sehen.

Und das ist eben Hunger. Wir meinen, wir müssten uns nur wieder gut ernähren und den Stoffwechsel in Ordnung bringen, dann würden wir schon irgendwann so weit sein, dass wir keinen Hunger mehr haben. Lass dir von mir sagen, dass es dazu nie kommen wird.

Mit dem »intuitiven Essen« läuft es in vielen Fällen ähnlich. Wir bilden uns ein, wir müssten nur *richtig* intuitiv sein, dann würden wir gar nicht mehr so viel essen wollen. Wenn wir nur wirklich auf unseren Körper lauschen würden, hätten wir gar nicht mehr so viel Appetit. Oder wie durch ein Wunder hätten wir nur noch Lust auf Grünkohl.

Auch ich sage ja Dinge wie »Iss dich gesund«. Damit meine ich, dass du über den Hungersnot-Modus hinwegkommen musst, um die Gier hinter dir zu lassen und nicht mehr so aufs Essen fixiert zu sein. Wir wollen einfach dieses Leben im Hungersnot-Modus hinter uns lassen.

Aber wenn du dich gesund gegessen hast und Essen einfach nur noch Essen ist, hast du natürlich immer noch Appetit. Appetit ist gesund und zeigt an, dass der Stoffwechsel funktioniert. Appetit haben und etwas essen wollen ist kein Zeichen der Schwäche, sondern sagt nur, dass du lebendig bist. Es wird auch nie weggehen, und wenn doch, dann gehst du besser zum Arzt, es könnte nämlich ein Zeichen dafür sein, dass du gerade stirbst.

Es darf ruhig chaotisch sein

Für den mentalen Aspekt deiner Rückkehr zu einem normalen Essverhalten gibt es keine Methode, die alles umfasst. So wenig, wie es Allheilmittel gibt. Was du bisher an Bewältigungsstrategien gelernt hast, wirst du für den Rest deines Lebens brauchen. Du bist ein Mensch und wirst immer wieder vor Herausforderungen stehen und Stresssituationen ausgesetzt sein und herausfinden müssen, was die alten Glaubenssätze schon wieder in dir auslösen. Du wirst für den Rest deines Lebens immer wieder einschränkende Glaubenssätze aufspüren und auflösen. Mit dem Lernen sind wir nie fertig.

Der Weg zur Selbstbejahung verläuft nicht geradlinig. An manchen Tagen wirst du dich ganz toll fühlen, als wärst du völlig geheilt, aber dann fallen plötzlich wieder die alten Selbstzweifel und Selbstverurteilungen und Ängste über dich her. »Was werden die Leute von mir denken? Spinn ich jetzt? Wie bin ich nur auf die Idee gekommen, mit meiner Diät aufzuhören? Sie werden sich alle das Maul über mich und meine neue Hose zerreißen!«

Abnehmen als Patentlösung für all deine Probleme – dieses Muster ist tief in deinem Gehirn und in unserem kollektiven Bewusstsein verankert. Rechne damit, dass dein Gehirn in Stresszeiten versuchen wird, auf untaugliche alte Muster zurückzugreifen.

»Wenn ich jetzt nur ein bisschen abnehme, wird sich alles andere fügen. Vielleicht bekomme ich dann auch mein übriges Leben endlich mal besser in den Griff.«

Wir wissen es besser, und doch bilden wir uns immer wieder ein, wir bräuchten nur den Beifall anderer, um in Sicherheit und glücklich zu sein. Und um diesen Beifall zu bekommen, müssten wir nur weniger essen und ein bisschen abnehmen. Doch das sind letztlich alles alte Bewältigungsmechanismen, die noch nie etwas getaugt haben und auch jetzt nur Hunger und Frust und eine gestörte Beziehung zum Essen hinterlassen.

Solltest du es doch wieder mit einer Diät versuchen, wirst du feststellen, dass sie immer schneller in eine Sackgasse führt. Eliza schrieb mir: »Ich bin jetzt seit ungefähr zehn Monaten auf Fuck-it-Diät. Durch den neuen Umgang mit dem Essen und durch die Energiearbeit sind meine Intuition und mein Vertrauen stark gewachsen, man kann schon von einer Verwandlung sprechen. Zwischendurch hatte ich auch meine Ausrutscher, habe versucht, weniger zu essen, aber das geht inzwischen sofort nach hinten los. Ich falle sofort in die alte Suchtbeziehung zum Essen zurück, und das ist wirklich unangenehm, aber es zeigt mir auch, wie wichtig es für meine Intuition und meine körperliche und psychische Gesundheit ist, alle Nahrungsmittel einfach zuzulassen.«

Also keine Panik, wenn Panik aufkommt, keine Gewissensbisse wegen eines schlechten Gewissens. Manchmal geht es einfach nur darum, entschlossen einen neuen Anfang zu machen. Fehler sind normal. Zwei Schritte vorwärts und einer zurück, auch das ist normal. Mal viel und mal wenig Selbstbewusstsein bedeutet nicht, dass die Sache bei dir nicht anschlägt. Es bedeutet lediglich, dass der Weg zu deiner Bestform und deine Suche nach Glück nicht geradlinig verlaufen. Es ist ein gewundener Weg.

Das blühende Leben

Dein Leben wartet geduldig (und gähnend) darauf, dass du endlich aufhörst, dir wegen alberner Belanglosigkeiten graue Haare wachsen zu lassen.

Deshalb möchte ich dich jetzt noch einmal neu mit deinem Leben bekanntmachen. Der körperliche, der emotionale und der mentale Teil bilden zusammen die Anlaufstrecke für deinen Sprung aus dem Überlebensmodus ins blühende Leben. Alles, was du dir bis hierher erarbeitet hast, um deine Fixierung auf Ernährung und Körpergewicht hinter dir zu lassen, deine Gefühle körperlich zu verankern und deine mentalen Blockaden zu durchbrechen, schafft den Raum, den du für ein selbstbestimmtes und deutlich intuitiveres Leben brauchst, das hoffentlich auch noch saumäßig Spaß macht.

Jetzt steigen wir richtig ein: in unsere tatsächlichen Wünsche, Bedürfnisse und Gedanken, in das, was wir wirklich sind und wofür wir eigentlich hier sind.

Es wird auch darum gehen, Nein zu Leuten und Aktivitäten zu sagen, bei denen wir kein gutes Gefühl haben oder die uns nichts bringen. Wir werden lernen, wie wir Grenzen ziehen können, um wirklich gut für uns selbst zu sorgen.

Das sollten sie uns eigentlich in der Schule beibringen, tun sie aber nicht.

Wofür stehst du?

Wenn du einmal einen Standpunkt ganz weit draußen einnimmst und dein Leben als ein kleines Aufblitzen in der großen Menschheitsgeschichte wahrnimmst, was könnte es dann sein, wozu du hier bist? Doch sicher nicht, um Mandeln oder Kalorien zu zählen. Du bist nicht auf dieser Erde, um Low-Carb-Meisterköchin zu sein. Der Sinn und Zweck deines Lebens, deine Bestimmung geht weit über leeres, stumpfsinniges Diäthalten hinaus. Das wissen wir zwar irgendwo, aber wir vergessen immer wieder, dass unser Leben mit solchen Dramen eigentlich vergeudet ist.

In der Anfangszeit meiner eigenen Fuck-it-Diät habe ich heftig damit gerungen, wie es beruflich mit mir weitergehen soll und was meine Bestimmung ist. Diese Fragen waren bei mir schon immer mit einer Menge Perfektionismus, Enttäuschung und Gewissensnot verbunden. Monate nach dem Entschluss, meine Beziehung zu Essen und Körpergewicht zu normalisieren, stieß ich auf das Buch *Der Weg des Künstlers*. Das Buch hat zwar nichts mit Ernährung und Körperbild zu tun, aber seine Auseinandersetzung mit Perfektionismus und Kontrolle hat mein Leben wirklich verändert und auch meine Gestaltung der Fuck-it-Diät beeinflusst. Meine Übung »Gehirn entrümpeln« lehnt sich sogar direkt an die »Morgenseiten« in diesem Buch an. Mit kaum etwas anderem behindern wir selbst uns so sehr wie mit Perfektionismus und dem Bemühen, alles unter Kontrolle zu halten. Wir haben so viel Angst davor, etwas Unvollkommenes oder gar Verhunztes abzuliefern, dass wir lieber gar nicht erst anfangen. *Der Weg des Künstlers* hat mir klargemacht, dass alles, was wir tun, ruhig auch misslingen darf, weil es auf das Ergebnis eigentlich nicht ankommt. Die Freude liegt allein im Tun.

Du hältst dieses Buch jetzt in der Hand, weil ich vor Jahren, in einer Zeit der Ratlosigkeit, der Not und der Angst vor Tortillachips ein Buch gelesen habe, das mir Mut machte, irgendetwas zu tun, selbst wenn es misslingen würde. Also richtete ich eine Website ein, nannte sie »The Fuck It Diet« und fing an, über das zu schreiben, was ich über die Gefährlichkeit von Diäten herausfand.

Lass dich von dem Ausdruck »Bestimmung« nicht abschrecken. Du brauchst nichts Großartiges zu liefern. Du musst nicht einmal wissen, wozu du hier bist, das kann sich von Monat zu Monat und von Jahr zu Jahr ändern. Deine Bestimmung kann leise und unaufdringlich sein und dir einen sicheren Stand in etwas verschaffen, was nicht ganz so seelenlos ist wie die Frage, ob du in deiner neuen trendigen Hose cool genug aussiehst. Du wirst dein Leben etwas anders führen, und das teilt sich deiner Umgebung irgendwie mit. Mach dir also keinen Kopf um den großen Gesamtzusammenhang und deinen Platz darin, sondern frag dich einfach: »Wofür stehe ich heute?«

Das, wofür du stehst, wird ganz unauffällig die Art und Weise prägen, wie du durch die Welt gehst, dafür musst du weder extrovertiert noch eine Kämpfernatur sein. Sicher, du kannst Märsche und Demonstrationen organisieren, subversive Installationen entwerfen oder für irgendeine gute Sache kämpfen. Aber wofür du stehst, kann auch in der Art und Weise zum Ausdruck kommen, wie du Weihnachtsgeschenke für Freunde bastelst oder Menschen zum Lachen bringst oder Pflanzen eintopfst. Es kann etwas Kleines sein. Es kann ganz unscheinbar wirken, aber das ist es nicht.

Falls du doch wieder den Sog des Diät-Schwarmbewusstseins verspürst, kannst du dir in Erinnerung rufen, dass es in deinem Leben um mehr als um deine Figur und dein Gewicht geht. Das lässt sich unter spirituellen, aber auch unter ganz alltäglichen praktischen Gesichtspunkten betrachten. Was sollen deine Lebensweise und dein Umgang mit Menschen für die Welt und für die nächste Generation bewirken? Kurz, wofür stehst du heute?

Wir wissen kaum noch, worauf es wirklich ankommt. Wir haben uns von unseren Figurproblemen und vom Kalorienzählen von der wichtigeren Frage ablenken lassen, wie wir überhaupt unser Leben führen wollen und warum. Fass doch mal die Möglichkeit ins Auge, dass du deine Kräfte sinnvoller einsetzen könntest, um ein erfülltes Leben zu gestalten und auch noch etwas für deine Heilung zu tun.

Wofür stehst du?

Gibt es Dinge in deinem Leben, bei denen du dir im Rückblick wünschen würdest, du hättest ihnen einen höheren Stellenwert eingeräumt? Falls dir eine Antwort darauf schwerfällt, dann stell dir vor, wie deine Gedanken über dich selbst und wie all das, wofür du stehst, auf ein Kind wirken würden. (Falls du selbst Kinder hast oder als Lehrerin oder Lehrer mit Kindern zu tun hast, ist es ja wirklich so.) Wird dir dadurch in irgendeiner Weise klarer, was für dich wichtig ist?

Grenzen setzen

Sollten deine Freunde und Angehörigen gern über Ernährung und Gewicht (ihres und deins) sprechen, erklärst du ihnen am besten, was du bei der Fuck-it-Diät tust. Du kannst um Verständnis und Unterstützung bitten oder die Leute auffordern, dir zumindest ihre Kommentare zu ersparen. Und danach erwartest du am besten gar nichts.

Wirklich, erwarte gar nichts. Wenn du glaubst, du könntest sie zur Fuck-it-Diät bekehren, wirst du mit Sicherheit enttäuscht. Jeder kommt durch seine eigene Erfahrung an diesen Punkt – oder eben nicht. Denk an deinen eigenen Weg zurück. Du bist ganz aus dir selbst an diesen Punkt gekommen, nachdem du dich lange und ergebnislos mit Ernährung und Gewicht herumgeschlagen hast. Irgendwann warst du dann bereit für eine wirklich radikale Alternative. Du hattest deine eigene Phase des pseudointuitiven Essens, bis dir klar wurde, wie schnell auch das wieder zu einer Diät wird. Und Jahr für Jahr machtest du deine kalorienarme Atkins-Diät, bis dir endlich dämmerte, dass es gar nicht an dir lag.

Gespräche über Ernährung und Gewicht können leicht etwas unangenehm werden, daher kommt hier eine Anregung für den Einstieg.

»Also, ihr wisst ja sicher, dass ich seit Jahren ziemlichen Stress mit dem Essen und meiner Figur habe und immer auf der Suche nach Lösungen bin. Ich war ziemlich mies drauf und ständig mit dem Thema beschäftigt, und deshalb bin ich jetzt dabei, etwas Neues auszuprobieren. Ich lerne gerade, all das Zwanghafte und die Fixierungen hinter mir zu lassen und wieder ganz normal zu essen. Ich lerne, auf meinen Körper zu hören, und deswegen gestatte ich mir alles, wonach mir gerade ist. Das funktioniert sogar, und meine Beziehung zum Essen fühlt sich schon wieder viel normaler an. Ich habe ein bisschen zugenommen, und es wird vielleicht noch mehr, aber das gehört dazu. Ich möchte auch gern eine neue Haltung zu meiner Figur bekommen und würde mich freuen, wenn ihr mich darin insoweit unterstützen könntet, dass ihr über andere Dinge als Ernährung und Körpergewicht mit mir redet. Falls ihr mehr über die wissenschaftliche Seite wissen möchtet, kann ich euch gern was darüber erzählen.«

Wenn sie sich aufgeschlossen und hilfsbereit zeigen, kannst du dieses Buch und die Studien zu »Health at Every Size« erwähnen. Rechne aber nicht damit, dass jemand mitmachen will. Möchte jemand sich dir anschließen, ist es wunderbar, aber wenn nicht, ist es genauso gut. Auf jeden Fall hast du jetzt deine Grenze gezogen.

Man wird deine Bitte auch mal wieder vergessen oder sie einfach nicht respektieren wollen, aber du kannst deinen Wunsch dann einfach wiederholen und deine Grenze neu ziehen:

»Ich weiß, dass ich früher ständig über Ernährung und Gewicht geredet habe, aber im Moment ist es für mich wichtig, dass ich mich mit meinen Gefühlen beschäftige und nicht mit meiner Figur. Seid so lieb und fangt nicht davon an, ich muss mich jetzt wirklich um meine Gesundheit und mein Glück kümmern und nicht um mein Gewicht.«

Falls die anderen gesundheitliche Bedenken haben, kannst du sagen:

»Lieb, dass ihr an meine Gesundheit denkt, aber mir ist tatsächlich aufgefallen, dass es mir gesundheitlich umso schlechter geht, je mehr ich mich mit Gewichtsfragen beschäftige. Falls ihr Näheres darüber wissen wollt, könnt ihr gerne das Buch *Die Fuck-it-Diät* lesen.«

Wenn deine Gesprächspartner einfach nicht von diesem Thema lassen mögen, hast du zwei Möglichkeiten. Du kannst immer wieder deinen Wunsch formulieren und deine Grenze neu ziehen. Dir stehen Verständnis und Respekt zu für die Entscheidungen, die du im Sinne deine Lebens und deiner Gesundheit triffst. Die zweite Möglichkeit: Du triffst dich seltener oder gar nicht mehr mit diesen Leuten. Das ist nicht einfach, wenn es sich um deine Eltern oder Kollegen handelt, aber Grenzen sind nun mal Grenzen.

Leute, die du nicht näher kennst, kannst du natürlich einfach ignorieren. Du weißt, dass du selbst einmal so warst, und du weißt, dass sie in einer elenden Parallelwelt der Schlankheitswut und Schlankheitskonkurrenz leben, in der man nur besteht, wenn man sich irgendwie in seine Teenie-Jeans zwängen kann. Sei ruhig trotzig, sag dir, dass du verdammt noch mal dein eigener Herr bist und cool und total toll.

Neben dem ganz praktischen Grenzensetzen ist es sehr wichtig herauszufinden, was diese Leute eigentlich in dir auslösen. Wenn sie dich mit ihren Worten unter Stress setzen können, musst du dich fragen, ob du vielleicht fürchtest, sie könnten doch Recht haben. Auf welche *deiner* einschränkenden Überzeugungen stoßen sie dich und zwingen dich dazu, dich damit auseinanderzusetzen?

Dann geht es wie immer darum, diese Überzeugungen mit dem Werkzeug »Glaubenssätze entlassen« aufzuspüren und aufzulösen.

Je sicherer du dich bei deinen Entscheidungen und in deinem Körper fühlst, desto entspannter bleibst du in der Gegenwart von Leuten, die bei den Themen Ernährung und Gewicht nicht auf deiner Linie sind. Schon dafür ist es wichtig herauszufinden, an welchen Stellen du befürchtest, sie könnten Recht haben. Und schon deshalb ist es wichtig, den energetischen Teil der Arbeit zu tun, damit du wirklich aus deiner Kraft heraus agierst und darauf vertraust, das Richtige zu tun.

Verbummelte Freizeit

Du brauchst Freizeit (auch »Selbstfürsorge« oder »Psychohygiene« genannt). Die meisten Diäter neigen zu Arbeitswut, und wenn wir das heilen wollen, müssen wir uns nicht nur mit Ernährung und Bewegung befassen, sondern uns auch deine Haltung zu ... eigentlich allem ansehen.

Produktivität, Energie und Kreativität versiegen nämlich, wenn du dir keine Auszeiten gönnst, um dich zu erholen, um deiner Seele Nahrung zu bieten, um dir einfach Freiräume für all das zuzugestehen, was du gern tust. Nichts füllt deine Reserven schneller auf, als etwas zu tun, das dir wirklich Freude macht.

Etwas zu tun, das dir einfach nur Freude macht, ohne irgendeinen Zweck – damit handelst du sehr verantwortungsbewusst. Es ist wichtig für dich und dein Glück und deine Schaffenskraft überhaupt. Nicht dass ich dich mit hehren Begriffen wie Verantwortungsbewusstsein und Produktivität ködern möchte, aber wenn es bei dir funktioniert, dann mach ich es.

Hier geht es in allererster Linie um dein Glück. Was hättest du davon, dir kein Glück zuzugestehen? Was möchtest du damit beweisen? Dass du es schaffst, bis zu deinem letzten Stündlein sehr ernsthaft und sehr unglücklich und sehr produktiv zu bleiben? Na toll. Geht es wirklich darum?

Ich habe lange geglaubt, »Selbstfürsorge« sei etwas sehr Weibliches und Kostspieliges, wie zum Beispiel eine kosmetische Gesichtsbehandlung oder lange Schaumbäder oder der Duft aromatherapeutischer Kerzen, alles in wunderschönen seidenen Nachtgewändern und zu sanfter Musik.

Sollte das deiner Idealvorstellung von Selbstfürsorge entsprechen, dann tu es um Himmels willen. Aber Selbstfürsorge muss gar nicht so abgehoben sein. Und wenn das Wort selbst für dich keinen guten Klang hat, nimm einfach einen anderen Ausdruck, zum Beispiel »Tage/Nachmittage/Zeit für meine seelische Gesundheit«. Wenn du im Bewusstsein behältst, dass es um deine innere

Gesundheit geht, vergisst du nicht so leicht, wie sehr wir diese Auszeiten brauchen.

Für mich bezeichnet »Selbstfürsorge« einfach alles, was wir mit Vergnügen oder Begeisterung tun und was uns ganz grundlegend nährt. Frag dich also, was du wirklich gern tust und was du immer schon mal ausprobieren wolltest. Ich zum Beispiel liebe ganz unspektakuläre Spaziergänge, bei denen ich Musik höre. Ich sitze gern vor dem Fernseher, und ich liebe es, mich über Fernsehsendungen und die Entwicklung bestimmter Charaktere zu unterhalten. Mir macht es Spaß, nach und nach zu lernen, dass manche Pflanzen, die ich kaufe, im Schatten nicht gedeihen. Vor ein paar Jahren hatte ich noch andere Vorlieben, sie werden sich auch wieder ändern. Du darfst ruhig ein bisschen experimentieren, und du kannst auch ganz neue Vorlieben entwickeln.

Selbstfürsorge bedeutet, dass du dir Auszeiten nimmst, in denen du dir das gönnst, was du gerade brauchst. Du sorgst so für dich, wie du es dir immer gewünscht hast, und du kümmerst dich um Bedürfnisse, die du vielleicht bisher gar nicht erst wahrgenommen hast. Das kann zum Beispiel bedeuten, dass du einfach mal ein Schläfchen machst und dafür andere Pläne über den Haufen wirfst. Ein andermal heißt es, dass du etwas mit Freunden planst oder jemanden anrufst oder eine Therapiestunde nimmst oder dich der edlen Kunst des Nichtstuns widmest. Tagebuch schreiben, schlafen, Massage, Stretching, spazieren gehen, fernsehen, ein Buch lesen, in die Natur eintauchen, ein Fußbad nehmen, Musik hören oder das essen, worauf du gerade besonders Lust hast – es gibt unendlich viele Möglichkeiten. Wichtig ist nur, dass du herausfindest, was du gerade brauchst, und es dir auch wirklich zugestehst, anstatt diese Bedürfnisse zu übergehen und einfach weiterzuwursteln.

Sich hinzulegen, dein zweites Werkzeug, ist Selbstfürsorge, aber im Idealfall haben wir zusätzlich noch andere Arten, für uns selbst zu sorgen. Sie können dein Gehirn beanspruchen oder eben nicht. Es geht einfach darum, für dich herauszufinden, wie du am besten für dich sorgen kannst.

Ein Glaubenssatz, der dir überhaupt nichts bringt, lautet: »Selbstfürsorge ist egoistisch und unnütz.« Oder: »Es zeugt von Schwäche, wenn wir Zeit für uns selbst brauchen.« Tatsächlich hat niemand etwas von dir, du erst recht nicht, wenn du fix und fertig und ganz mies drauf bist. Jeder hat seine ganz eigene Art, sich zu erholen, und das kann sich von Situation zu Situation oder von Woche zu Woche ändern. Aber egal, wie du gestrickt bist, du brauchst auf jeden Fall Zeit für dich. Und diese Zeit kann durchaus auch mal anders gefüllt sein, als du dir das immer vorgestellt hast.

Ich empfehle mindestens zwanzig Minuten jeden Tag, und zwar zusätzlich zum Hinlegen. Dehne das ruhig aus. Und wenn du magst – und wenn es sich irgendwie einrichten lässt –, steig einfach mal für zehn Jahre aus deinem Leben aus, zehn Jahre, die du nur für Selbstfürsorge nutzt. Doch auch in kleinen Portionen wirkt Selbstfürsorge Wunder. Frag dich, was gerade nach deiner Zuwendung ruft oder was jetzt gerade schön sein könnte. Schreib fünf Sachen auf. Ist etwas dabei, das du heute für dich tun könntest? Vielleicht sogar alles?

In diesen Zeiten der Selbstfürsorge lässt du dir wirklich Zeit. Kein Druck, etwas zu leisten oder zu erreichen. Keine Ziele, kein gar nichts. Diese Auszeiten haben sehr viel mit der Fuck-it-Diät gemein, denn es geht hier letztlich gar nicht so sehr um Ernährung, sondern um etwas Grundsätzlicheres, nämlich dass wir manchmal uns selbst gegenüber ganz schön hart sind. Ich möchte, dass du deine Art zu leben überprüfst und gegebenenfalls änderst.

Selbstfürsorgefantasie

Wenn es keinerlei Hindernisse gäbe und du einen Zauberstab hättest, was wäre dann deine Art von Selbstfürsorge? Schreib dir ein paar Punkte auf. Lass deiner Fantasie freien Lauf. Du bist Milliardärin und außerdem im Besitz eines Zauberstabs.

Jetzt geh die Liste durch und sieh zu, ob etwas dabei ist, das du jetzt tatsächlich ausprobieren könntest. Vielleicht musst du es nur ein wenig abwandeln, damit es praktikabel wird. Angenommen, du würdest gerne eine Wellnesswoche buchen. Welche deiner Vorstellungen von dieser Wellnesswoche könntest du jetzt herauslösen und für einen Tag oder ein Wochenende nutzen? Eine Massage vielleicht? Lavendelöl kaufen? Ein Saunabesuch? Dann tu es doch einfach mal!

Bessere Gesundheit ohne Diät, ohne Abnehmen, ohne Fitnessstudio

Falls dich manchmal Fragen der Gesundheit umtreiben, habe ich hier ein paar Möglichkeiten für dich, wie du auch ohne Diät etwas für deine Gesundheit tun kannst. Probier sie aus, auch um dir zu versichern, dass du dir wichtig bist, dass du gut für dich sorgst und dass alles in Ordnung kommen wird. Und dass du eines Tages sterben wirst, egal, was du bis dahin unternommen oder unterlassen hast.

Iss und sieh zu, dass dein Stoffwechsel in Ordnung kommt.

Lass deinen Körper ruhig ein bisschen zunehmen.

Iss Kohlenhydrate.

Schlaf viel.

Leg dich jeden Tag für ein paar Minuten hin.

Sag Nein zu allem, was du nicht gerne tust.

Sag Ja zu dem, was nach Vergnügen klingt.

Nimm dir freie Tage, die ganz dir gehören.

Triff dich mit Freunden.

Iss Probiotisches und fermentierte Nahrungsmittel.

Nimm ein Nahrungsergänzungsmittel, um die Ausschüttung von Stresshormonen zu regulieren.

Atme tief durch.

Streck dich.

Sieh zu, dass es genug zu lachen gibt.

Sieh dir lebensbejahende und herzwärmende Filme an oder lies entsprechende Bücher.

Sofern du genügend Energie hast, beweg deinen Körper so, wie es dir guttut.

Falls du zum Arzt musst, geh nur zu einem »gewichtsneutralen«.

Lass dich massieren oder akupunktieren.

Geh zu einer Therapeutin / einem Therapeuten deines Vertrauens.

Probier neue Nahrungsmittel und Gerichte aus.

Geh raus in die Natur.

Geh in die Sonne.

Hol Pflanzen ins Haus.

Seelisches und existenzielles Ausruhen

Du kennst sicher diese Apps, die man vergisst zu schließen und die einem dann den Akku leersaugen, obwohl man sie gar nicht benutzt. Genau das machen auch dein Stress und deine Sorgen über all die Dinge, die du befürchtest, falsch zu machen: Sie bleiben im Untergrund aktiv, ziehen dir die Lebenskraft ab, und du fragst dich immer, weshalb du ständig fix und fertig bist.

Nach ein paar Jahren Fuck-it-Diät hatte ich das ganz entschiedene Gefühl, jetzt erst einmal zwei Jahre Pause und Erholung zu brauchen. Gewiss, körperliche Ruhe hatte ich mir gegönnt, aber es hatte ein paar Jahre gedauert, bis mir aufging, dass ich auf jedem anderen Gebiet meines Lebens noch im Sollte-Modus war und wie ferngesteuert agierte – Jahr für Jahr. Dieses Sollte raubte mir alle Kraft und hielt Ängste am Köcheln, die ich gar nicht recht benennen konnte. Mir war immer noch nicht richtig klar geworden, wie zehrend einschränkende Überzeugungen tatsächlich sind.

Die Ursachen dieser existenziellen Auszehrung kann man ganz gut mit Fragen aufspüren, wie: »Befürchte ich, dass ich mein Leben irgendwie nicht richtig anpacke? Was ist das eigentlich, was ich tun sollte oder müsste? Weshalb meine ich, dass ich es vermassele, zu langsam bin, die Leute enttäusche, mich enttäusche und hässlich und allein sterben werde?« All diese Dinge sind wie ein gedanklicher und seelischer Marathonlauf, und sie belasten den Körper mit chronischem Stress. Stresshormone waren jahrelang der Brennstoff unseres Lebens, und sie wirken zermürbend auf einer grundlegenden körperlichen Ebene.

Als das klar wurde, wusste ich auch gleich, dass ich existenzielle Ruhe brauchte, und zwar dringend. Ich erkannte, dass die Fuck-it-Diät meine ganze Art zu leben und mich zu ernähren, aber auch, wie ich mich selbst sah, grundsätzlich veränderte. Ich dachte: »Dann sollte ich sie auf alles, wirklich alles anwenden.« Denn ich konnte es nicht ignorieren: Ich war unglaublich müde und hatte endlich erkannt, dass meine einschränkenden Überzeugungen über Ernährung und über meinen Körper auch für Liebe und Beruf galten, für Erfolg und Geld, für meine Fähigkeit, ein umgänglicher und produktiver Mensch zu sein. Ich hatte so viele Glaubenssätze über Erfolg und Verantwortungsbewusstsein und wann und auf welche Art ich ausspannen durfte – es machte mich alles so müde.

Der ursprüngliche Plan war, einfach nur rumzuhängen – ungefähr so wie in der guten alten Zeit, wenn man vom Arzt einen Monat Sommerfrische am Meer verordnet bekam. Genau das brauchte ich, nur eben für zwei Jahre. Auf zwei Jahre hatte ich mich festgelegt, weil mir das lange genug für einen radikalen Neuanfang erschien. Es ging bei dieser Auszeit darum, einmal *allen* Druck wegzunehmen und dem ganzen Sollte den Mittelfinger zu zeigen. Ich würde die Schauspielerei sausen lassen und das Geld, das ich im Vorjahr verdient hatte, nutzen, um dieses Buch zu schreiben. Weiter nichts.

Im ersten Jahr zog ich in eine andere Stadt und suchte mir ein Haus, das ich dann kaufte. Noch ein Umzug. Parallel hatte ich drei Onlinekurse laufen und stand auch noch Vollzeit auf der Bühne – den ganzen Tag Proben und acht Aufführungen die Woche. Nebenbei erfuhr ich, dass die Heizung in meinem Haus jederzeit explodieren konnte, ganz abgesehen davon, dass es mir im Bett auf den Kopf tropfte, wenn es regnete. Und zwischen allem versuchte ich mein Buch zu schreiben. Im Grunde war es der ganz normale Wahnsinn. Und es war nicht sehr erholsam.

Also, wie ruhst du dich aus, wenn du ums Verrecken keine Zeit hast? Mir ist klar, dass es den meisten von euch ähnlich geht. Arbeit, Kinder, Partner, Geldsorgen, dazu Verpflichtungen, denen man sich nicht entziehen kann – und irgendwo tropft es immer rein. Man kann sich nicht auf eine Insel absetzen oder sich einfach mal für zwei Jahre ausklinken. Aber zum Glück kann man lernen, sich mitten im Hexenkessel des Lebens auszuruhen, statt abzuwarten, bis das Leben irgendwann mal locker-flockig dahinplätschert.

So kannst du Freiräume für existenzielle Ruhepausen schaffen:

1 **Lerne Grenzen zu ziehen** und Nein zu Dingen zu sagen, die du nicht brauchst oder auf die du dich nicht festlegen möchtest.

2 **Gewöhn dir an, dir immer wieder Zeit frei zu halten**, die du für Ruhepausen oder Freizeitaktivitäten nutzen oder auch ungenutzt lassen kannst – selbst wenn dein Tagesplan das nicht herzugeben scheint. Zehn Minuten hier und eine Stunde da brauchst du einfach, und du musst lernen, sie dir zuzugestehen.

3 **Mach dir klar, dass existenzielles Ausruhen ganz besonders existenziell ist.** Hier geht es darum, wie du deinen Terminplan, deine Verpflichtungen und deine Produktivität siehst. Es geht um deine Antwort auf die Frage, inwieweit du findest, dass dir Ruhephasen und Grenzen zustehen. Es geht darum, dass du dir beim Blick auf deine To-do-Liste trotzdem die nötigen Freiräume lässt, dass du deine Dinge voranbringst, aber dir den Druck ersparst. Dass du einsiehst, wie wichtig dieser Urlaub ist, wie wichtig Spaß und Freizeit für deine Seele, dein Glück und deine Gesundheit sind. Dass du alles Sollte samt den einschränkenden Überzeugungen aktiv löst und entlässt und dich in jeder Weise von Druck entlastest. Ruhe ist zum Teil auch eine geistige Haltung.

Niemand kann das alles auf einmal in Angriff nehmen, aber im Übergang zu dieser Phase des »Blühens«, jenseits der zwanghaften Beschäftigung mit Essen und Körper, hast du jetzt den Raum und die Fähigkeit, dir all die anderen einschränkenden Glaubenssätze anzusehen, unter deren Einfluss du stehst und agierst.

Ich schreibe dieses Buch während meiner beiden Ruhejahre, und zwar weil ich das möchte, nicht weil mein Sollte mir im Nacken sitzt. Es ist ungefähr so, als würdest du dich aus einer bestimmten Ernährungsform entlassen, um dann, nachdem der Druck weg ist, festzustellen, dass du ganz von selbst zu einer Ernährung neigst, die deinem Körper bekommt.

Ich habe beschlossen, mich nicht mehr wie früher unter Druck zu setzen, um irgendetwas zu erreichen. Ich muss nichts mehr unbedingt erreichen. Ich muss nicht mehr anderswo oder »schon weiter« sein. Ich muss nicht glücklicher oder reicher oder gesünder sein oder alles total gecheckt haben. Du auch nicht.

Was nagt an dir?

Gibt es in deinem Leben Leute, die dich aussaugen? Lässt du Dinge geschehen, die dir Kraft rauben? Wo würdest du gern öfter Nein sagen?

Höchste Zeit, dein eigener Guru zu werden

Dieses Buch möchte dich dazu motivieren, deinem Körper zu vertrauen, ihn gut zu ernähren, zu fühlen, wie es ist, in ihm zu leben, und dich von Glaubenssätzen freizumachen, die dein ureigenes Wissen vernebeln – um so schließlich deine Beziehung zum Essen zu normalisieren. Du weißt am besten, was dir wirklich guttut. Die Meinungen anderer spielen nur in dem Maße eine Rolle, wie sie in dir einen Widerhall finden und mit deinem eigenen Wissen übereinstimmen.

Hüte dich vor Leuten, die meinen, sie wüssten, was dir guttut, und das gilt auch für mich. Wirklich, du musst alles an deinem eigenen Wissen und deiner Intuition messen. *Du* entscheidest. Die Werkzeuge und Übungen in diesem Buch sind eine einfache Möglichkeit, wieder Zugang zu deiner Intuition und Weisheit zu finden. Das Werkzeug »Einfach essen« holt dich körperlich und geistig aus dem Überlebensmodus mit seiner Fixierung aufs Essen heraus. Das »Hinlegen« gibt dir Gelegenheit, Tempo wegzunehmen. Mit dem »Atmen und Fühlen« wirst du *bemerken*, was gerade vorgeht. Das Werkzeug »Gehirn entrümpeln« ist eine wunderbare Möglichkeit, den ganzen Lärm einmal aus dem Kopf zu bekommen, damit sich deine Klarheit und Intuition zu Wort melden können.

Deine Intuition ist eher gelassen, wohingegen der denkende Verstand aufs Überleben programmiert ist und überall Unheil lauern sieht. Im Grunde ist das Denken ein misstrauischer blöder Angsthase, der ständig jammert, klagt und schimpft, randvoll mit einschränkenden Überzeugungen und Sorgen und dem ganzen Sollte. Und dann blitzt manchmal ganz ruhig und selbstgewiss ein Goldkörnchen Weisheit durch.

Es kann eine Weile dauern, bis du gelernt hast, dich selbst zu hören. Das ist nicht anders zu erwarten. Am besten probierst du ein wenig herum, um zu sehen, wie sich die Dinge anfühlen. Es macht nichts, wenn du mal falsch abbiegst oder Umwege machst. Irrtümer sind erlaubt. Halte nur bei allem daran fest, dass *du* weißt, wo und wie es weitergeht. Solltest du mal nicht wissen, was gerade das Richtige für dich ist, empfiehlt es sich fast immer, einfach abzuwarten. Entrümple dein Gehirn. Leg dich in dein Bett. Auch ein Spaziergang kann weiterhelfen. Warte ab. Du wirst dann schon wissen, was zu tun ist. Deine Intuition ist einfach und bestimmt, freundlich und ruhig. Es sind die ruhigen Dinge, denen du vertrauen kannst.

Wo halte ich mich immer noch an die Regeln anderer?

Wie viel von dem, was du tust und denkst und worüber du dir Sorgen machst, ist immer noch von gesellschaftlichen oder familiären Glaubenssätzen beherrscht, die dein ganzes Lebensumfeld prägen? Schreib alles auf. Sind Glaubenssätze dabei, für deren Entsorgung eine eigene Gehirnentrümpelung notwendig ist? Diese markierst du und fügst sie deiner bereits vorhandenen Liste von Glaubenssätzen hinzu, die du später abarbeiten wirst. Dann geh die anderen Punkte noch einmal durch, schreib die Sätze um, und passe sie an deinen heutigen Stand an. Noch einmal: Du bist hier der Chef, *du* formulierst die Regeln für *dein* Leben.

Das war's

Na bitte, du hast es geschafft! Ich vermute mal, dass du bei deiner eigenen Fuck-it-Diät noch irgendwo auf halbem Weg zur Normalisierung deiner Beziehung zu Ernährung und Körpergewicht stehst. Aber jetzt hast du Werkzeuge an der Hand, mit denen du dich wirklich vom Überlebensmodus wegbewegen kannst, weg von einem Leben, das nicht wirklich deins ist. Setz diese Werkzeuge weiter ein, und nicht nur auf dem Gebiet der Ernährung und des Körpers, sondern in allen immer noch trüben und unklaren Bereichen des Lebens. Du kannst immer auf die Weisheit deines Körpers zählen, überall da, wo du dir mehr Anleitung aus deinem Inneren wünschst.

Glaub an deine Impulse. Glaub an deine Wünsche und deine Wahrheit. Halte an dem fest, was du *weißt*, lass die Dinge nicht gar so wichtig sein. Und iss was.

Dank

Dieses Buch baut auf den Forschungen anderer, dem Feminismus anderer und dem Trotz anderer auf, die vor mir aktiv waren. Ich bin ewig dankbar für alles, was bereits geleistet wurde und diesem Buch den Weg bereitet hat.

Ich bin nicht die Erste, die über dieses Thema schreibt, und werde bestimmt nicht die Letzte sein. Dieses Buch profitiert davon, dass es in einer Zeit entstand, in der »Body Positivity« mehr und mehr Mainstream wurde (und immer mehr Bücher mit »Fuck« im Titel erscheinen).

Zu danken habe ich:

Allen Wissenschaftlern und Forschern, die nicht dem Trend folgen, sondern über Vorurteile auf dem Gebiet der Ernährung und des Körpergewichts gesprochen haben. Sie haben Bücher und frei zugängliche Artikel verfasst, ohne die mein Buch nicht das sein könnte, was es ist.

Allen Fett-Aktivistinnen und Aktivisten, die dazu auch noch Schriftsteller, Sportler, Models, Comedians und Schauspieler sind, die es viel schwerer haben als ich und zum Vorbild geworden sind.

Ich habe so unglaublich viel von euch gelernt. Mit euren freimütig mitgeteilten Erfahrungen habt ihr der Welt sehr viel gegeben. Ich werde euch immer dankbar sein.

Allen Therapeuten, Diätassistenten, Ernährungswissenschaftlern, Pflegekräften und Ärzten, die für eine ernährungs- und gewichtsneutrale Haltung bei Heilung und Gesundheit stehen. Ihr seid es, die vor Ort agieren. Eure Arbeit ist unglaublich wichtig.

Allen, die je für intuitive Ernährung und diätfreie Ansätze eingetreten sind.

Allen meinen bisherigen Schülern und Lesern. Ohne euren Glauben an die Fuck-it-Diät und ohne euer Feedback wäre dieses Buch nicht möglich. Danke. Danke. Danke.

Elisa, Corey und Maryellen für die Lektüre des Buchs im Frühstadium; Sam für die Fotos und für Dogsitting; Alexis für die Magie; Susan und Annie für den Nude Lipstick; Melanie für die Anrufe. Matt entwickelte Kurznachrichten zu einer Kunstform; Margaret und Shane brachten mich zum Lachen. Meine Eltern mögen zwar keine Kraftausdrücke, stehen aber voll hinter mir; Hungry Pigeon ließ mich *bei der Arbeit* frühstücken; meinem Hund Molly Weasley habe ich zu danken, dass sie mir meinen Tag und meine Papiere durcheinanderbringt.

Dann dem ganzen Team von Harper Wave für die Realisierung dieses Buchs. Meine Lektorin Hannah Robinson und meine Verlegerin Karen Rinaldi haben das Allerbeste aus diesem Buch gemacht. Danke. Schließlich danke ich auch dem Produktionsteam mit Brian Perrin, Yelena Nesbit und Sophia Lauriello. Vielen, vielen Dank.

Susan Raihofer, meiner wunderbaren Agentin, die an das Buch und seine Aussage glaubte, obwohl sie noch nie Gewichtsprobleme hatte oder Diät halten musste. Sie beherrscht ihr Metier wirklich. Sie sorgte dafür, dass sich niemand an meiner Stimme und Schreibe zu schaffen machte.

Emma Lively, die immer an dieses Buch und seine Botschaft und meine Art zu lehren geglaubt hat: Dieses Buch würde es ohne dich als Kreativ-Hebamme und Buchengel so nicht geben. Danke. Du gehörst zu meinen liebsten Menschen in dieser Welt.

Über die Autorin

Caroline Dooner ist Schriftstellerin, Geschichtenerzählerin, Performerin und Yogalehrerin (die ganz überwiegend vermittelt, wie man sich ausruht). Als frühere Jo-Jo-Diäterin hat sie die Fuck-it-Diät entwickelt. Sie hat an der University of California in Berkeley Improvisation studiert und an der New York University den Titel eines Bachelor of Fine Arts erworben. Einen großen Teil ihrer frühen Zwanzigerjahre hat sie in Trikots verbracht und sich von Castingleuten sagen lassen, wem sie ähnlich sah.

Nach zehn leidvollen Jahren des zwanghaften Diäthaltens und ebenso zwanghaften Binge Eatings – einer Zeit, in der sie nie zum gewünschten Ergebnis kam und in der es ihr immer schlechter ging – fing sie an zu forschen und diesen Weg systematisch zu hinterfragen, um schließlich einen völlig anderen Ansatz zu entwickeln: die Fuck-it-Diät. Caroline unterhält einen eigenen Podcast zu ihren Anschauungen über Ernährung und Gesundheit und veranstaltet Onlinekurse über intuitives Essen und Selbstbejahung. Dies ist ihr erstes Buch.

www.thefuckitdiet.com

Anmerkungen

1   L. Villazon: »Who Would Die First of Starvation – A Fat or a Thin Person?« *Science Focus*, https://www.sciencefocus.com/the-human-body/who-would-die-first-of-starvation-a-fat-or-a-thin-person.

2   M. Nestle: »Why Does the FDA Recommend 2,000 Calories Per Day?«, *Atlantic*, 4. August 2011, https://www.theatlantic.com/health/ar-chive/2011/08/why-does-the-fda-recommend-2--000-calories-per-day/243092.

3   T. Mann: *Secrets from the Eating Lab.* New York, HarperCollins, 2015.

4   L. Bacon und L. Aphramor, *Body Respect.* Dallas, BenBella, 2014.

5   Ebenda.

6   »23andMe Releases First-of-its Kind Genetic Weight Report«, *23and-Me*, 2. März 2017, https://blog.23andme.com/23andme-and-you/23andme-releases-first-of-its-kind-genetic-weight-report.

7   T. Mann: »You Should Never Diet Again: The Science and Genetics of Weight Loss«, *Salon*, 12. April 2015, https://www.salon.com/2015/04/12/you_should_never_diet_again_the_science_and_genetics_of_weight_loss.

8   Bacon und Aphramor, *Body Respect.*

9   A. Park: »When Exercise Does More Harm than Good«, *Time*, 2. Feb-ruar 2015, http://time.com/3692668/when-exercise-does-more-harm-than-good.

10 R. J. S. Costa, R. M. J. Snipe, C. M. Kitic und P. R. Gibson: »Systematic Review: Exercise-Induced Gastrointestinal Syndrome–Implications

for Health and Intestinal Disease«, *Alimentary Pharmacology and Therapeutics* 46, 7. Juni 2017, https://doi.org/10.1111/apt.14157.

11 »Too Much Prolonged High-Intensity Exercise Risks Heart Health«, News Release, American Association for the Advancement of Science, 14. Mai 2014, https://www.sciencedaily.com/releases/2014/05/140514205756.htm.

12 American Psychological Association: »Work, Stress and Health & Socioeconomic Status«, http://www.apa.org/pi/ses/resources/publications/work-stress-health.aspx.

13 M. Seeman und S. Lewis: »Powerlessness, Health and Mortality: A Longitudinal Study of Older Men and Mature Women«, *Social Science and Medicine* 41, August 1995, https://www.ncbi.nlm.nih.gov/pubmed/7481946.

14 V. Felitti et al.: »Relationship of Childhood Abuse and Household Dysfunction to Many of the Leading Causes of Death in Adults«, *American Journal of Preventive Medicine* 14, Mai 1998, https://www.ajpmonline.org/article/S0749-3797(98)00017-8/fulltext.

15 E. Pascoe und L. Richman: »Perceived Discrimination and Health: A Meta-Analytic Review«, *Psychological Bulletin* 135, Juli 2009, https://www.ncbi.nlm.nih.gov/pmc/articles/PMC2747726.

16 J. N. Ablin, H. Cohen, M. Eisinger und D. Buskila: »Holocaust Survivors: The Pain Behind the Agony; Increased Prevalence of Fibromyalgia Among Holocaust Survivors«, *Clinical and Experimental Rheumatology* 28, November–Dezember 2010, https://www.ncbi.nlm.nih.gov/pubmed/21176421.

17 K. Schultz: »Are Childhood Trauma and Chronic Illness Connected?«, *Healthline*, 18. September 2017, https://www.healthline.com/health/chronic-illness/childhood-trauma-connected-chronic-illness.

18 »Pounding Away at America's Obesity Epidemic«, transcript from *Fresh Air*, NPR, 14. Mai 2012, https://www.npr.org/2012/05/14/152667325/pounding-away-at-americas-obesity-epidemic.

19 F. Q. Nuttall: »Body Mass Index: Obesity, BMI and Health: A Critical Review«, in *Nutrition Today*, 7. April 2015, https://www.ncbi.nlm.nih.gov/pmc/articles/PMC4890841.

20 K. Flegal und K. Kalantar-Zadeh: »Overweight, Mortality and Survival«, *Obesity* 21, September 2013, https://onlinelibrary.wiley.com/doi/full/10.1002/oby.20588; M. Harrington, S. Gibson und R. Cottrell: »A Review and Meta-Analysis of the Effect of Weight Loss on All-Cause Mortality Risk«, *Nutrition Research Reviews* 22, Juni 2009, https://www.cambridge.org/core/journals/nutrition-research-reviews/article/a-review-and-meta-analysis-of-the-effect-of-weight-loss-on-all-cause-mortality-risk/26226C6DF1BA32BEB00AAC87FC416667.

21 L. Bacon und L. Aphramor: »Weight Science: Evaluating the Evidence for a Paradigm Shift«, *Nutrition Journal* 10. Januar 2011, https://nutritionj.biomedcentral.com/articles/10.1186/1475-2891-10-9.

22 A. Carroll: *The Bad Food Bible*. New York, Houghton Mifflin Harcourt, 2017.

23 C. Jones, J. Fauber und K. Fiore: »Slippery Slope: $$ in, Diet Drugs Out, How Five Drugs Came to Market«, *MedPage Today*, 19. April 2015, https://www.medpagetoday.com/special-reports/slippery-slope/51058.

24 P. Marsh und S. Bradley: »Sponsoring the Obesity Crisis«, Social Issues Research Centre, 10. Juni 2004, http://www.sirc.org/articles/sponsoring_obesity.shtml.

25 A. Erdman Farrell: *Fat Shame: Stigma and the Fat Body in America*. New York, New York University Press, 2011.

26 S. McLeod: »Maslow's Hierarchy of Needs«, Simply Psychology, 21. Mai 2018, https://www.simplypsychology.org/maslow.html.

27 Bacon and Aphramor, *Body Respect*.

28 D. Ciliska: »Set Point: What Your Body Is Trying to Tell You«, National Eating Disorder Information Centre, http://nedic.ca/set-point-what-your-body-trying-tell-you.

29 M. Nestle: »Why Does the FDA Recommend 2,000 Calories Per Day?«, *Atlantic*, 4. August 2011, https://www.theatlantic.com/health/archive/2011/08/why-does-the-fda-recommend-2--000-calories-per-day/243092/.v

30 D. Drummond und M. S. Hare: »Dietitians and Eating Disorders«, *Canadian Journal of Dietetic Practice and Research* 73, Sommer 2012, special international issue, https://www.ncbi.nlm.nih.gov/pubmed/22668844.

31 M. Weig et al.: »Limited Effect of Refined Carbohydrate Dietary Supplementation on Colonization of the Gastrointestinal Tract of Healthy Subjects by Candida albicans«, *American Journal of Clinical Nutrition* 69, Juni 1999, https://www.ncbi.nlm.nih.gov/pubmed/10357735.

32 V. Podgorskiĭ et al.: ‹Yeasts–Biosorbents of Heavy Metals›, *Mikrobiolohichny ĭ Zhurnal* 66, Januar–Februar 2004, https://www.ncbi.nlm.nih.gov/pubmed/15104060.

33 N. Barnard: »Does Sugar Cause Diabetes?« in *Dr. Barnard's Blog*, 7. August 2017, https://www.pcrm.org/news/blog/does-sugar-cause-diabetes.

34 J. Lott: *In Defense of Sugar.* Venice, FL, Archangel Ink, 2015.

35 J. Hari: *Drogen – die Geschichte eines langen Krieges.* Frankfurt, Fischer, 2015.

36 S. Pappas: »Oreos as Addictive as Cocaine? Not So Fast«, *LiveScience*, 16. Oktober 2013, https://www.livescience.com/40488-oreos-addictive-cocaine.html.

37 D. Benton: »The Plausibility of Sugar Addiction and Its Role in Obesity and Eating Disorders«, *Clinical Nutrition* 29, Juni 2010, https://www.ncbi.nlm.nih.gov/pubmed/20056521.

38 M. L. Wolraich, D. Wilson und J. White: »The Effect of Sugar on Behavior or Cognition in Children: A Meta-Analysis«, *Journal of the American Medical Association* 274, November 1995, https://www.ncbi.nlm.nih.gov/pubmed/7474248.

39 Lott, *Defense of Sugar*.

40 S. Fallon und M. Enig: »Why Butter Is Better«, Weston A. Price Foundation, 1. Januar 2000, https://www.westonaprice.org/health-topics/know-your-fats/why-butter-is-better.

41 A. Price: »What Is Butyric Acid? 6 Butyric Acid Benefits You Need to Know About«, Dr. Axe: Food Is Medicine, 15. Juni 2017, https://draxe.com/butyric-acid.

42 M. Satin: »Salt and Our Health«, Weston A. Price Foundation, 26. März 2012, https://www.westonaprice.org/health-topics/abcs-of-nutrition/salt-and-our-health.

43 M. Morris, E. Na und A. Johnson: »Salt Craving: The Psychobiology of Pathogenic Sodium Intake«, *Psychology and Behavior* 94, 6. August 2018, https://www.ncbi.nlm.nih.gov/pmc/articles/PMC2491403.

44 J. Stamler: »The INTERSALT Study: Background, Methods, Findings, and Implications«, Feb. 1997, https://www.ncbi.nlm.nih.gov/pubmed/9022559.

45 C. Kresser: »Shaking up the Salt Myth: The Human Need for Salt«, C. Kresser: *Let's Take Back Your Health*, 13. April, 2012, https://chriskresser.com/shaking-up-the-salt-myth-the-human-need-for-salt.

46 I. A. Marin et al.,: »Microbiota Alteration Is Associated with the Development of Stress-Induced Despair Behavior«, *Scientific Reports* 7, 7. März 2017, https://www.nature.com/articles/srep43859.

47 C. Kresser: »How Stress Wreaks Havoc on Your Gut – And What to Do About It«, C. Kresser: *Let's Take Back Your Health*, March 23, 2012, https://chriskresser.com/how-stress-wreaks-havoc-on-your-gut.

48 C. Gillespie: »Being Overweight Can Actually Be Good for You – Especially After a Heart Attack«, *Reader's Digest*, 23. Juli 2017, https://www.rd.com/health/conditions/can-you-be-overweight-and-healthy.

49 M. Fabello: »5 Social Theories That Prove Health Is Constructed«, *Everyday Feminism*, 29. September 2017, https://everydayfeminism.com/2017/09/proof-that-health-is-constructed.

50 G. Olwyn: »Part II: What Does BED Really Look Like?«, Eating Disorder Institute, 10. Juli 2015, https://edinstitute.org/paper/2015/7/10/part-ii-what-does-bed-really-look-like.

51 G. Olwyn: »Binges Are Not Binges«, Eating Disorder Institute, 31. Oktober 2012, https://edinstitute.org/blog/2012/10/31/bingeing-is-not-bingeing.

52 Bacon und Aphramor, *Body Respect*.

53 Ebenda.

54 J. Okwerekwu: »In Treating Obese Patients, Too Often Doctors Can't See Past Weight«, *Stat*, 3. Juni 2016, https://www.statnews.com/2016/06/03/weight-obese-doctors-patients.

55 S. Cohen et al.: »Chronic Stress, Glucocorticoid Receptor Resistance, Inflammation, and Disease Risk«, *Proceedings of the National Academy of Sciences* 109, 17. April 2012, https://doi.org/10.1073/pnas.1118355109.

56 A. Seballo: »Health Benefits of Rest«, *Florida Hospital*, 12. Februar 2014, https://www.floridahospital.com/blog/health-benefits-of-rest.

57 A. Tomiyama et al.: »Low Calorie Dieting Increases Cortisol«, in *Psychosomatic Medicine* 72, Mai 2015, https://www.ncbi.nlm.nih.gov/pmc/articles/PMC2895000.

58 M. Pohl: »Chronic Pain: It's All in Your Head, and It's Real«, Psychology Today, 2. Januar 2013, https://www.psychologytoday.com/us/blog/day-without-pain/201301/chronic-pain-it-is-all-in-your-head-and-it-s-real.

59 P. Chödrön: *Die Weisheit der Ausweglosigkeit*. Freiamt im Schwarzwald, Arbor, 2004.

60 A. Mayyasi: »The Surprising Reason Why Dr. John Harvey Kellogg Invented Corn Flakes«, *Priceonomics*, 17. Mai 2016, https://www.forbes.com/sites/priceonomics/2016/05/17/the-surprising-reason-why-dr-john-harvey-kellogg-invented-corn-flakes.

61 H. Markel: »The Secret Ingredient in Kellogg's Corn Flakes Is Seventh-Day Adventism«, *Smithsonian*, 28. Juli 2017, https://www.

smithsonianmag.com/history/secret-ingredient-kelloggs-corn-flakes-seventh-day-adventism-180964247.

62 P. Levine: *Trauma-Heilung. Das Erwachen des Tigers.* Essen, Synthesis, 1998.

63 P. Payne, P. Levine und M. Crane-Godreau: »Somatic Experiencing: Using Interoception and Proprioception as Core Elements of Trauma Therapy«, *Frontiers in Psychology* 6, 4. Februar 2015, https://www.ncbi.nlm.nih.gov/pmc/articles/PMC4316402.

64 C. Pert: *Moleküle der Gefühle. Körper, Geist und Emotionen.* Reinbek bei Hamburg, Rowohlt, 1999.

65 A. Crum, zitiert in A. Spiegel: »Mind over Milkshake: How Your Thoughts Fool Your Stomach«, *Morning Edition,* NPR, 14. April 2014, https://www.npr.org/sections /health-shots /2014/04/14/ 299179468/mind-over-milkshake-how-your-thoughts-fool-your-stomach.

66 D. Ingram und M. Mussolino: »Weight Loss from Maximum Body Weight and Mortality: The Third National Health and Nutrition Examination Survey Linked Mortality File«, in *International Journal of Obesity* 34 (9. März 2010), https://www.nature.com/articles/ijo201041.

67 D. Lancer: »Shame: The Core of Addiction and Codependency«, *Psych Central,* 17. Juli 2016, https://psychcentral.com/lib/shame-the-core-of-addiction-and-codependency.

68 C. Baum: »The Wage Effects of Obesity: A Longitudinal Study«, *Health Economics* 13, September 2004, http://onlinelibrary.wiley.com/doi/10.1002/hec.881/abstract.

69 Bacon and Aphramor, *Body Respect.*

70 J. Ludwig et al.: »Neighborhoods, Obesity, and Diabetes – A Randomized Social Experiment«, *New England Journal of Medicine* 365, 20. Oktober 2011, http://www.nejm.org/doi/full/10.1056/NEJMsa 1103216.

71 D. Skuse, S. Reilly und D. Wolke: »Psychosocial Adversity and Growth During Infancy«, *European Journal of Clinical Nutrition* 48, 1994, suppl. 1, S. 113–130.